GUIDE TO
Minimally Invasive
Aesthetic Procedures

微创美容治疗指南

原著　[美] M. Laurin Council

主审　潘　宁

主译　郎桂荣　王　琳　曾令寰

中国科学技术出版社
·北京·

图书在版编目（CIP）数据

微创美容治疗指南 / (美) M. 劳林·康斯尔 (M. Laurin Council) 原著 ; 郎桂荣 , 王琳 , 曾令寰主译 . — 北京 : 中国科学技术出版社 , 2024.1

书名原文：Guide to Minimally Invasive Aesthetic Procedures

ISBN 978-7-5236-0403-8

Ⅰ . ①微… Ⅱ . ① M… ②郎… ③王… ④曾… Ⅲ . ① 显微外科学—美容术—指南 Ⅳ . ① R625–62

中国国家版本馆 CIP 数据核字 (2023) 第 234022 号

著作权合同登记号：01–2023–5055

策划编辑	王久红　　孙　超
责任编辑	王久红
文字编辑	魏旭辉
装帧设计	佳木水轩
责任印制	李晓霖

出　　版	中国科学技术出版社
发　　行	中国科学技术出版社有限公司发行部
地　　址	北京市海淀区中关村南大街 16 号
邮　　编	100081
发行电话	010–62173865
传　　真	010–62179148
网　　址	http://www.cspbooks.com.cn

开　　本	889mm×1194mm　　1/16
字　　数	292 千字
印　　张	11.5
版　　次	2024 年 1 月第 1 版
印　　次	2024 年 1 月第 1 次印刷
印　　刷	北京盛通印刷股份有限公司
书　　号	ISBN 978–7–5236–0403–8/R・3146
定　　价	198.00 元

版权声明

This is a translation of *Guide to Minimally Invasive Aesthetic Procedures*.

ISBN: 978-1-975141-28-8

Wolters Kluwer Health did not participate in the translation of this title and therefore it does not take any responsibility for the inaccuracy or errors of this translation.

免责声明：这本书提供药物的准确标识、不良反应和剂量表，但是它们有可能改变。请读者务必查看所提及药物生产商提供的包装信息数据。此书的作者、编辑、出版商、分销商对于应用该著作中的信息而导致错误、疏漏或所产生后果不承担任何责任，并不对此出版物内容做出任何明示或暗指的担保。此书的作者、编辑、出版商、分销商对出版物所引起的人员伤害或财产毁坏不承担任何责任。

Accurate indications, adverse reactions, and dosage schedules for drugs are provided in this book, but it is possible that they may change. The reader is urged to review the package information data of the manufacturers of the medications mentioned. The authors, editors, publishers, or distributors are not responsible for errors or omissions or for any consequences from application of the information in this work, and make no warranty, expressed or implied, with respect to the contents of the publication. The authors, editors, publishers, and distributors do not assume any liability for any injury and/or damage to persons or property arising from this publication.

Published by arrangement with Wolters Kluwer Health Inc., USA.

本翻译版受世界版权公约保护。

译者名单

主　审　潘　宁

主　译　郎桂荣　王　琳　曾令寰

副主译　洪　伟　郑　丹　黄剑美

译　者（以姓氏笔画为序）

　　　　王　琳　方晓娟　刘国权　刘艳华

　　　　李　宏　李　黠　林哲旭　郑　丹

　　　　郎桂荣　洪　伟　徐　爽　高　亮

　　　　黄剑美　曾令寰　谢辰爽

内容提要

　　本书引进自 Wolters Kluwer 出版集团，由美国华盛顿大学医学院皮肤科专家 M. Laurin Council 教授领衔编写，是一部系统介绍微创美容治疗相关内容的实用指南。全书共 11 章，细致阐释了肉毒杆菌毒素、软组织填充剂、脱氧胆酸、激光和光设备、硬化疗法、微创手术等在医疗美容领域的具体应用。本书内容翔实、图文并茂、阐释简洁，兼具实用性与指导性，非常适合皮肤科、整形科医生及医疗美容相关从业人员阅读参考。

中文版序

1987年，在一次应用注射肉毒杆菌毒素治疗眼睑痉挛后，偶然发现患者眉间的皱纹也消失了，随后在1990年，医学期刊发表了用A型肉毒杆菌毒素治疗眉间纹的研究。从此微创注射美容登上了医疗美容的舞台，进而开辟、整合出了全新的医疗美容理念和技术，形成了微创美容技术集群。2015年，"微创美容技术"正式成为医学规范术语。

随着微创美容的内涵和外延不断丰富、拓展，以微创注射美容为核心的微创美容技术迅速发展，包括历史悠久的化学换肤术、有着明显现代科技特征的激光美容术等，诸多"微创医疗手段"、含"美容目的"的技术都汇聚到微创美容这一领域，使其迅猛发展，很快成为医疗美容的重要组成部分，特别是在我国，有报告显示，2020年前后，微创美容（非手术）用户占比已达70%～80%。

在这一时代潮流下，微创美容技术不断演化。在需求端从被动的雪中送炭（基于两次世界大战人体战损修复的需求急速发展形成整形美容外科体系）到主动的锦上添花（以自己更美或对抗衰老为需求导向的多层次、多角度的复合型满足，这种满足往往是通过微创甚至无创手段来实现的），这一意识变化过程开拓了微创美容的广阔空间，也为医疗美容不断注入新的活力，创造出新的增长极。在供给端从单一手段改善单一部位逐渐发展为以整体观着手有机整合多种手段，实现整体和谐平衡之美。

对医疗美容医生而言，供给端、需求端的变化对执业水平提出了更高要求，需要通过T型能力的延伸来实现美的诉求这一最终目的；横轴以理论为指导，不断丰富自己的认知体系，在发展中探索医疗美容的"可能性"，为求美者的需求提供更多支撑，还可以通过实现"可能性"激发出新的需求，比如扩展A型肉毒杆菌毒素在美容中的应用以不断促进微创美容需求的增长；纵轴以临床实操技能为突破口，在某一领域，甚至某一项技术上不断做精做强，将来自各个细分技术上的成就汇成行业合力，不断推动行业发展。

本书对微创美容技术进行了概括性描述，丰富了微创美容的理论体系。欧美的现代医疗美容技术发展较早，积累了相当丰富的经验，本书是对欧美微创美容技术的精练总结，通过学习此书可帮助我国该领域从业者拓宽视角，更加系统地认识微创美容，同时还可以了解欧美国家对微创美容的见解，再结合我国微创美容的实际情况，特别是我国《医疗美容服务管理办法》等政策制度、国内求美者人种特征及其对微创美容的社会需求，为自己的医疗美容职业生涯做出有利的规划，进而更好地服务于我们的求美者，服务于我国的医疗美容事业。

四川省美容整形协会会长　潘　宁

译者前言

  阳春三月，万物复苏，一切美好如期而至。2023年的医美领域迎来了新的发展机遇，作为四川华美紫馨医学美容医院美容微创科的创始人，自创建科室以来一路求索，10余年一直在微创领域深耕细作，切身体会到国内微创美容市场的蓬勃发展及对专业人才的渴求，尤其是对青年医生的规范化培训尤为重要。如今，在基础理论和临床实操方面还缺乏相对成熟完善的知识体系，更多是依靠团队的协力探索，同时积极向有学术影响力的公立机构、业内大咖请教学习，才使得科室团队在学术影响力和科技产出等方面得到行业的认同。

  在与各地各级医美同仁的交流中发现，大家都有共同的渴求，无论是基础理论还是临床实践，都需要有一套完善成熟的知识体系来帮助大家迅速提升。随着市场对微创美容需求的激增，对相关知识的渴求也更加迫切，本书正好可以满足广大医美同仁们现阶段的需求，我也更希望将此良作推荐给广大同仁。

  本书内容丰富，涵盖了从医患沟通，到肉毒杆菌毒素、软组织填充剂、激光和光设备、硬化疗法和微创手术等在医学美容领域的具体应用，囊括了目前我们涉及的基础、解剖、材料应用等众多微创美容板块。英文原著介绍了国外微创美容的先进经验，但限于语言隔阂，并未被国内广大医疗美容工作者所熟知。此次引进翻译出版中文译本的译者团队成员均为西南片区医疗美容行业的顶尖学者及具有丰富临床经验的大咖，如成都中医大健康管理中心的郎桂荣教授、四川省中西医结合医院的曾令寰主任、成都晶肤医疗美容医院的洪伟院长，以及四川华美紫馨医学美容医院的王琳主任等。他们在翻译过程时，不仅保留了原书的专业著述，还结合自身多年的临床工作经验，使中文译本更具临床指导性和适用性，请允许我代表广大对知识迫切需求的医美工作者对他们的辛勤付出表示感谢。

  再次感谢四川省美容整形协会的各位同仁历时数月的辛劳付出，与国内广大医疗美容同仁分享这本经典著作并借鉴于临床，相信能够为求美者带来更好的求美体验。

四川华美紫馨医学美容医院院长 黄剑美

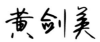

原书前言

微创美容是当今发展最快的医学领域之一。美国皮肤外科学会（American Society for Dermatologic Surgery，ASDS）2017 年的一项调查显示，仅其成员就进行了超过 800 万次的整容手术，比上一年的数据增加了 19%。随着对这些治疗多样化的需求不断攀升，技术水平与美容医学领域的进步保持同步至关重要。

本书提供了肉毒杆菌毒素、软组织填充剂、脱氧胆酸、激光和光设备、硬化疗法和微创手术等如何用于医疗美容的基础知识。我们希望您能像我们一样喜欢这些内容。

M. Laurin Council

献　词

谨以此书献给我的导师 Elizabeth McBurney、Murad Alam 和 George Hruza。感谢你们一直以来的支持、指导和友谊。

目 录

第1章 求美者沟通
Approach to the Aesthetic Patient

Deirdre Hooper 著

本章重点

- 广泛培训您的员工。考虑创建一个医美团队，让患者了解您所提供的产品和服务。
- 明确有效地制订目标。
- 功能齐全的候诊室和咨询室会给人留下无可挑剔的第一印象。
- 进行自信而友好的介绍。
- 倾听并更深入地了解患者的需求。
- 评估患者的个性及他们身体的解剖结构。
- 教育患者并提出明确的建议。
- 在处理预算时保持透明。
- 清楚介绍后续步骤。
- 保持随访。

专业的评估和有效、安全的技术是终身学习的过程，这对于您作为美容皮肤科医生的成功至关重要。然而，要成功建立审美意识，您需要的不仅仅是熟练的手和敏锐的眼睛，还需要能够接触并保留您想要治疗的患者（求美者）类型。要意识到您的求美者的体验包含了许多接触点，其中许多发生在你们两人见面之前。当您有效地进行营销，具备有吸引力的办公室，并很好地培训您的员工时，您就可以为患者提供他们终生想要的体验。同样重要的是找到那些能与您一起成功进行治疗的患者，而不是治疗那些因各种原因不会成功的患者。本章应作为成功咨询的指导，从而获得终生患者。

首先考虑您将提供哪些服务，以及您希望治疗的患者类型。医生应当问问自己：我喜欢做什么？我提供这些治疗的费用是多少？您可能希望提供产品、疗程和设备来改善皮肤的质地、色素和整体质量。如果您喜欢用您的艺术眼光和熟练的双手来恢复患者青春或改善面部比例，您将提供注射用神经调节剂和填充剂。医美市场巨大，有许多潜在的患者，市场正在增长。根据2019年的数据[1]，美国有6500万人是"有求美需求者"，这意味着他们考虑过进行整容手术。2019年，有400万人接受了注射治疗，预计到2025年这一数字将翻一番。患者群体也更加多样化，每年接受治疗的男性越来越多。我们治疗的患者年龄分布也在扩大，年轻和年老患者都存在。这意味着顾客就在那里。不要专注于竞争，专注于如何变得更好，自然会有求美者找上您。

如何获得新患者？很有可能，您的许多最佳美容患者已经在办公室里等您或带着家人来咨询您了。皮肤健康和美丽是可以互换的术语，没有人比皮肤科医生更了解皮肤健康。进行美容治疗是您为现有患者提供护理的自然演变。考虑使用问卷（表1-1）来筛选患者对美容服务是否有兴趣。这些信息对于发现患者的需求和愿望，以及为患者设置合适的选项非常有帮助。对内部（您的办公室或数据库中的患者）进行营销非常有效。

您可以将信息放在办公室的传单或屏幕上，提供服务菜单以便让人们了解您所提供的服务。当然还要有一个有吸引力且信息丰富的网站。您可以在办公室举办活动，向人们介绍您提供的服务。为了接触到新的患者，口碑也很重要，因此您也应该考虑一些对外营销。在谨慎和真实的情况下，社交媒体既有效又便宜。除了媒体（实际上是社交），积极参与当地社区的医疗活动，就是自己最好的广告。在转向付费广告之前要谨慎，包括在线付费广告、纸质媒体广告、广告牌等。无论您使用哪种营销手段，确保您有方法来跟踪它是否对您有利。在设计任何营销材料时，请牢记您的品牌。证明自己是专家，使用能够传达人们对您的体验的语言和图像，并保持一致。品牌（在这种情况下，您和您的机构）不是一个徽标或口号。这确实是人们听到您的名字时所想到的，您的美容患者与您的每一个接触点及您的行为都应该有意地反映您的品牌。

好好培训您的员工。在进入检查室面诊之前了解患者的医美经历将会是好的开始。如果您进行了有效的营销，患者就会了解您的审美实践和风格，您的员工也是您的直接反映。有效的员工培训将帮助合适的患者找到您，并使每个人的整个体验都更加成功。首先，确保您的员工了解您，我建议您让所有员工定期跟着您。在我的经验中，我要求每个不经常在房间里的员工每季度花半天时间跟着并观察我。这有助于我的员工更好地了解我的个性，以及我与患者的互动方式。他们通过聆听了解我推荐的产品和我所做的操作。患者向您提出的问题通常与他们向您的员工提出的相同。观察您注射或使用设备可以揭开治疗的神秘面纱，并让您的员工深入了解您做了什么以及您是如何做的。您应该治疗您的所有员工，并确保他们采用有效的皮肤护理方案，因为这些反映了您的专业知识，还可以反馈给您关于您推荐方案和治疗的日常患者体验。

在考虑针对特定角色的培训时，请从预约人

表 1-1　患者问卷

您今天想了解些什么?（选出所有适用项）

- 皮肤护理
- 填充剂
- 其他注射治疗
- 雀斑
- 红血丝
- 瘢痕
- 皱纹
- 脱毛
- 其他 _____

您过去接受过哪些治疗?（选出所有适用项）

- 填充剂
- 微针疗法
- 肉毒杆菌毒素 / 神经调节剂
- 激光脱毛
- 面部拍照
- 其他激光治疗
- 化学换肤
- 整容手术（如 _____ ）

您对治疗后恢复期有何期望?（选出一项）

- 我可以接受最短时间，甚至没有恢复期
- 我可以接受1～2天的恢复期
- 我可以接受1周的恢复期

您是怎么得知我们的?

- 我的医生 _____
- 我的朋友或家人 _____
- 互联网
- 广告

员开始。这类员工非常关键。这通常是患者的第一体验，这种体验应该是友好、热情、专业且信息丰富的。目的是让患者感到宾至如归，并对他们选择你充满信心。培训这些预约人员以证明您的身份，为患者预定他们需要的适当时间，并设定就诊期望。为了正确认识您，您的员工应该了解您的教育程度、工作经验及您操作的治疗数量。他们应该了解您的继续教育，包括发表的文章、开展的讲座和您拥有的特殊才能。在让您的员工认识您的过程中，教他们的目标是让您和您的治疗与众不同，让患者知道为什么您的机构是他们想要选择的地方。他们可以就您、您的技术或他们在治疗过程中的个人经历提供反馈。当工作人员和患者讨论预约的类型时，他们可以说，"哦，某医生刚刚从一个关于这个主题的会议回来"，或者他们可以说"某医生在注射方面非常出色！他/她刚刚发表了一篇关于这项技术的文章"。要让您的员工尽量将您或您的业务运用到每次谈话中。

在将患者登记在您的记录本上时，确保您的员工准确了解患者进来的原因，并教育患者在就诊期间会发生什么。您可以将咨询和治疗分开，也可以提供当日治疗。许多患者已经做了研究，评估了预算，并做好了准备，他们希望在当天接受治疗。其他人则完全不知道想要什么，而且很多人还在犹豫。培训您的员工提出相关问题，并教育患者对他们的预约的期望。我们提供在机构花费的平均成本和平均时间，并指出这些东西总是可变的。如果患者没有治疗预算，他们可以只预约皮肤护理咨询。如果患者希望当天完成治疗，我们会提供一份治疗计划文件，其中包括治疗禁忌证和恢复期。当患者完全了解情况后，大多数情况下预约咨询的当天会得到治疗，但我们始终建议患者，当天能否治疗完全取决于医生的判断。正如我将在本章稍后讨论的那样，到时候您可能会认为这不符合您的最大利益。一旦预约了患者，您的员工应预估患者在机构所需的时间并做好安排。例如，在我的治疗中，我聘请了一位皮肤护

理专家和操作设备的美容师，因此大多数求美者可以与更多的人会面，而不仅仅是我。我的工作人员会告诉患者，接下来的60min左右，将首先和医疗助理谈谈您的病史，需要拍照。医生会进来，倾听患者的意见并讨论其目标。医生会评估并提出建议。接下来，患者将与我们的皮肤护理师和美容师会面，他们将回顾细节并确保回答每个问题。最后，确认我们的方案和预算。患者知道整个流程体验感会更好，而您会在做自己喜欢的事情时获得更多乐趣。

最后，预约时间到了，此时，您的患者可能已经浏览了您的网站和社交媒体。他或她已经和您的员工谈过了，对将要发生的事情及感受有一个期望。确保您的办公环境支持这些期望，这就是您的品牌。当患者进入您的办公室时，只需几秒钟即可形成正面或负面的印象。您不必花很多钱，但您的接待区必须干净且有吸引力。考虑与室内设计师合作选择颜色，并确保您的家具与空间搭配。鲜花、水和茶可以改善心情。办公室装饰应干净且状况良好，向患者（和您的员工）表明细节对治疗非常重要。

定期提醒您的前台员工，他们是第一印象的CEO，当您听到他们的友善回复或者当患者给您良好的反馈时，一定要感谢他们的工作态度。前台应该知道他们在哪里欢迎患者并回答任何问题。不要疏忽为患者提供WiFi密码、冷饮或热饮，当然您还可以为他们提供相关服务的信息供他们阅读。应提供有关治疗理念、医生及其背景，以及所提供治疗的信息。清晰简洁的患者信息表是必须的，这表明治疗是在乎细节的。草率的文件会让求美者认为医疗机构对医疗细节也不在意。

时机合适时，您的助手应该为您的患者办理手续，欢迎他们，并了解他们的期望。登记手续的一部分应包括高质量的摄影。好的照片需要良好的设备和一致性[2]。在治疗后再现之前设置的照片可以更准确地评估治疗结果。工作室、摄像机、摄影师、患者和取景的标准都是这个过程的一部

分。照片背景应该是纯色（我更喜欢黑色），背景中没有设备或家具。只能使用人造光。自然光会受天气条件和季节变化的影响。要求患者摘下耳环并卸妆。使用发带将头发从脸上拉回，让患者坐或站在您的背景前。正对患者的面部，拍摄一系列照片，根据患者的问题和您将提供的治疗采用照片角度。一般来说，对于注射患者，拍摄正面和侧面照片（左右45°和90°）；对于侧面照片（45°），鼻子可以与颧骨或颧颊对齐（图1-1），以便于照片的复制。拍摄全脸时，摄影师必须将焦点对准发际线和下颌下缘之间的区域（图1-2）。对于面部上1/3（上面部）的照片，摄影师必须聚

焦在鼻尖和发际线之间的区域（图1-3A）；对于面部中1/3（中面部），聚焦在眉毛和嘴巴之间（图1-3B）；对于面部下1/3（下面部），聚焦在鼻尖到下颌缘之间（图1-3C）。也可以拍摄其他特定区域的照片。值得注意的是，当这些照片的目的是

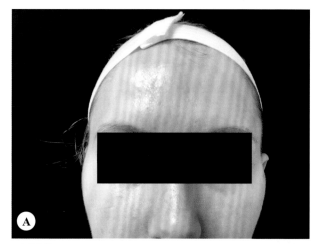

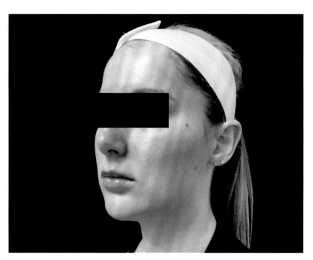

▲ 图1-1　侧面照片标准（45°），鼻尖与颧骨或颧颊对齐

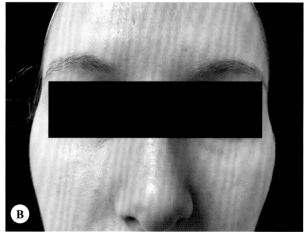

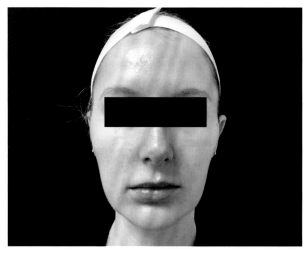

▲ 图1-2　全脸照片标准
该标签可以定位在其他地方。面部应进行对齐和集中

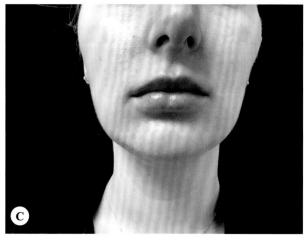

▲ 图1-3　每1/3面部的标准照片
A. 上面部；B. 中面部；C. 下面部

记录动态皱纹治疗的演变时，必须拍摄两张不同状态的照片：一张是面部肌肉放松，另一张是每个区域的面部肌肉同时收缩（表1-2）。如果可能的话，设置一个有专职员工的摄影室。在与患者一起评估结果及发布或呈现数据时，摄影是必不可少的。向患者展示他们之前和之后的图像很有趣，当患者回来说他们看起来与之前完全一样时，您会一遍又一遍地感谢自己。如果您擅长自然的效果，他们的脸会完全相似—即使从5年前开始摄影也有助于向患者展示他们多年来的来访情况。

表 1–2 摄影检查表

面部区域	面部表达
全面	放松（无肌肉运动）
眉间纹	皱眉
额纹	抬眉
鱼尾纹	挤眼
横向鼻纹（"兔子纹"）	皱鼻
口周纹	噘嘴
颈纹	咬紧牙关

当您进入房间会见您的患者时，请记住他们也在评估您。注重自己的外貌，记得对您的员工和蔼可亲。患者会注意到您与办公室人员的互动。自我介绍并欢迎患者来您的诊所。现在是建立融洽关系和信任的时候了。做您自己，记住第一印象很重要。在开始与患者会面时，请意识到面诊的关键部分是倾听患者的意见。从求美者那里获取病史与您进行的其他患者访谈确实没有什么不同。医学面谈是医学的一个支柱，部分原因是它可以让您与患者建立关系。了解患者的想法可以增强和促进沟通。当您了解患者在寻找什么，并且您的患者了解您可以提供什么时，就更容易制订计划，从而实现集中、高效和以患者为中心的诊疗。不幸的是，当我们在真正倾听之前打断并提出建议时，医生有时会失去基本的沟通技巧。

在1984年发表的一项具有里程碑意义的临床交流研究[3]中，Beckman等发现，在69%的初级保健机构就诊中，医生打断了患者，平均中断时间为18s。20年后，Dyche等[4]发现，在普通内科就诊中，只有26%的患者不间断地完成了初始陈述，平均中断时间为16.5s。未能了解患者的需求将导致医生对咨询的主要目的的理解降低24%。这些相隔数十年进行的研究表明，临床医生通常无法引出患者的意见，即使这样做了，他们也往往会立即打断患者，这导致咨询不太成功。在医美环境中，不了解患者的需求可能会导致患者不开心。一般来说，当调查[4]他们希望从医疗服务提供者那里得到什么时，患者的目标包括及时、友善、希望和确定性。他们希望被认真对待，首先被理解，然后去理解。倾听是这个过程中的关键步骤，因为它是所有交流的基础。如果做得好，它将提供患者所需的信息，使您能够满足患者需求并发现患者价值观和动机。很少有感觉自己没有被倾听的患者会安排手术。良好聆听的关键包括暂停判断、避免打断、与患者提供眼神交流。使用非言语行为，如在患者说话时微笑和点头。这些提示让患者知道您正在倾听并鼓励交流。提出开放式问题以收集信息并使患者参与该过程。提出开放式问题最重要的部分是提问后需要倾听。开放式问题的例子包括："您想达到什么目标？""最让您烦恼的是什么？""您能帮我理解一下吗？""您介意告诉我一些您目前的护肤方案吗？"承认患者的担忧可以向患者传达您理解他或她的想法，并有助于减轻患者的焦虑。承认包括总结和口头重复患者的陈述，使用诸如"我听到您说……"或"让我确保我明白您所说的……"之类的短语，并体谅患者的担忧，使用诸如"我能理解您可能会担心……"之类的陈述，如果患者真正感到被理解，他或她会更有可能接受传递给他们的信息。

重要的是，找出是什么促使您的患者愿意遵循您的治疗方案。美容患者有多种目标。在一项调查寻求美容治疗动机的研究中[5]，给出的最常见的原因是对遇到的问题、无法处理的问题或即将发生的事件而感到沮丧。患者经常会给出前来的社会心理基础，其中许多原因都有您可以评估的直接解剖学参考。当患者说"我看起来很生气"时，通常是他们的前额/眉间需要治疗，而那些说他们看起来疲惫或悲伤的人通常需要分别治疗他们的中面部或下面部。倾听患者的提示可以帮助您有效地考虑哪种方案会对他们产生最大的影响。在制订计划时，请牢记患者的目标。如果您给患者一些他们不想要的东西，即使是个好结果，他们也不会高兴。如果您不同意患者的目标，或者以不同的方式对其进行优先排序，请将其作为谈话的一部分。如果您的意见不一致，请记住您始终可以拒绝并将患者转介给其他人。在考虑首先做什么时，患者之间存在一些共同点可能有助于指导您。在 Narurkar 领导的一项针对女性审美的调查[6]中，分析显示，最令患者烦恼的特征也是最有可能首先治疗的特征，这强调了您应该倾听并解决患者的主要关注点的观点。鱼尾纹可能是最令人烦恼的，也是最先治疗的（82%），其次是嘴角纹（74%）、泪沟（72%）、额纹（66%）和眉间纹（65%）。在 45 岁以下的女性中，上面部的特征更可能首先得到治疗；而 50 岁或以上的女性更倾向于治疗下面部，而对上面部的偏好则减少。有趣的是，在这项研究中，只有 22% 的患者抱怨他们的脸颊，这是我在治疗早期经常提到的一个区域。

当您继续咨询时，一定要评估患者的个性和他们的解剖结构。请记住，有很多潜在的患者，您希望培养的是一个能愉快地拜访您多年的群体。您最喜欢和谁一起工作？谁会乐意支付您的价值？谁将从您提供的服务中获得出色的结果？培养这些人和他们推荐的人，您就会尽量减少您害怕见到的患者。这是美学，您有权（在某些情况下还有责任）来消除麻烦。您可能想要避免的一些群体，包括不愿意沟通的、消极/永远不满意的患者，以及交易/退货者。当您开始治疗时，接受

每一位走进门来的患者是很有诱惑力的，但请记住，能够处理并发症也是治疗的一部分。如果有人告诉您，他们已经看过镇上的每一位注射医生，但没有人能够取悦他们，您可能也无法让他们满意。如果患者不断退回产品、要求折扣或试图与您达成交易，请意识到这永远不会改变，并决定您是否要继续治疗该患者。如果有人以任何方式惹怒了您，请记住：停下来，了解正在发生的事情，思考这是否是您想与之建立关系的患者，然后以计划作出回应，这可能需要将患者转诊出去。

您必须能够识别躯体变形障碍（body dysmorphic disorder，BDD）患者。BDD 是一种心理障碍，患者痴迷于其外表的感知或想象缺陷。我们需要了解 BDD 以识别这些患者，并将其转介给心理健康专业人员。BDD 患者似乎主要从精神科医生以外的人那里寻求治疗，通常是皮肤科医生[7]。BDD 患者经常对美容治疗的结果不满意，因为事实上，他们寻求的是针对精神问题的美容解决方案。尽管基于人口样本中的 BDD 患病率约为 2%[8]，但在皮肤科患者中为 8.5%～15.0%，寻求美容治疗的患者中为 2.9%～53.6%。因此，第一个接触这些患者的医生很可能是皮肤科医生或整形外科医生。由于非精神科治疗通常被认为对这些患者无效，因此从事美容医疗治疗的专业人员越来越需要认识到这种疾病。治疗这些患者可能也对您的业务无益。在最近的一篇综述中[9]，医美患者 BDD 的患病率较高（14.2%），而且似乎那些患有 BDD 的患者更可能对美容医疗治疗的结果不满意。治疗 BDD 患者可能会令人沮丧。BDD 患者经常因为他们认为的缺陷而去看一些医生，并且经常对先前的治疗不满意。他们可能会要求对他们感知到的缺陷进行不适当的、有时甚至过于激进的治疗。他们经常被认为治疗困难或要求很高，尤其是考虑到他们的缺陷很小甚至根本不存在。如何检测 BDD？躯体变形障碍检查（body dysmorphic disorder examination，BDDE）[10]是一项专门针对身体形象功能障碍的特定测量方法（图 1-4）。完

整的问卷包括 34 个项目，用于评估不满意程度，并协助医生诊断 BDD。考虑使用此筛查问卷以尽量减少不满和投诉，至少能了解这种疾病并准备为这些患者推荐精神科转诊。当您筛选出不适合您治疗的 BDD 患者时，您可以期待充实的一天。美容治疗对于提高正确患者的自尊心非常有帮助。

在同一项研究中[9]，当患者没有患 BDD 时，他们不仅外表有所改善，而且在自尊和生活质量方面也有改善。当被问及美容治疗的动机时[5]，患者通常表示他们的动机不仅仅是为了看起来有吸引力，而是为了解决心理和情绪问题。情绪方面的考虑可以是严重的或更温和的，如社会信心不足。在

您是否非常在意身体某些部位的外观，您认为这些部位特别不吸引人？　　　　　　　　　　　是　　　　否

如果没有，感谢您的时间和关注。您已完成此问卷。

****

如果是，这些担忧是否困扰着您？也就是说，您会想很多这些问题且难以停止？　　　　　是　　　　否

这些担忧是什么？这些身体部位的外观让您特别烦恼的是什么？ _____

_____

_____

_____

您对自己外表的关注对您的生活有什么影响？ _____

_____

_____

您的缺陷是否经常给您带来很多沮丧、折磨或痛苦？什么程度？（圈出最佳答案）

1	2	3	4	5
无痛苦	轻度且不太令人不安	中度且令人不安，但仍可控制	严重且非常令人不安	极度且失控

您的缺陷是否导致您在社交、职业或其他重要领域受损？什么程度？（圈出最佳答案）

1	2	3	4	5
无痛苦	轻度干扰，但整体表现未受损	中度、明显干扰，但仍可控制	严重干扰，会造成重大损害	极度干扰，丧失能力

您的缺陷是否经常严重干扰您的社交生活？　　　　　　　　　　　是　　　　否

如果是，是怎样的？ _____

_____

您的缺陷是否经常严重影响您的学业 / 工作或履职能力？　　　　　　　是　　　　否

您会因为这次的检测发现而避免做什么事情吗？　　　　　　　　　　是　　　　否

_____

_____

▲ 图 1-4　躯体变形障碍调查问卷（摘录部分）

经许可转载，引自 Defresne RG, Phillips KS, Vittorio CC, et al. A screening questionnaire for body dysmorphic disorder in a cosmetic dermatologic surgery practice. *Dermatol Surg.* 2001;27(5):457-462

本次调查中，69.5% 的受访者表示需要增强信心，完全缺乏信心可能会造成严重后果。

如果您确定这是您想要治疗的患者，并且您认为已经倾听并理解了患者的目标，那么现在是完成您的评估并提出治疗建议的时候了。您应该在您进来时开始对患者进行身体评估，并在与患者交谈时继续进行。注意面部在动态中是如何变化的，哪些特征是突出的，以及是好是坏。使用镜子来帮助说明您注意到的内容。一些医生会在房间里摆放道具，包括填充凝胶材料的示例、解剖插图、前后对比照片。在提出建议时，请保持友善和积极。每个人都有好的品质，一定要指出这些。解释您的建议背后的原因。患者通常对实现目标需要什么有先入为主的观念，而您的建议在帮助他们实现目标的同时，是一种完全不同的产品或疗法。例如，一些患者希望他们的嘴唇得到治疗，但实际上他们需要隆下颏，或者他们要求填充鼻唇沟，而实际上更多的是需要中面部增强。随着美容治疗变得越来越普遍，越来越多地在媒体和互联网上被引用，患者可能会对此类治疗产生误解和不切实际的期望。必须设定切合实际的期望，并教育患者哪种整容治疗可能最适合他们的个人需求。通常，患者最初考虑的美容治疗实际上并不是实现他们所寻求的结果的最有效方式。在 2014 年美国皮肤外科学会（American Society for Dermatologic Surgery，ASDS）消费者调查中，15 名消费者对可注射皱纹治疗（93%）和可注射填充剂治疗（91%）的总体满意度最高。在这项调查中，患者实际上最满意的治疗（注射剂）并不是他们最初考虑的方式（基于能量的设备）。当您提出建议时，请确认您的审美眼光，并使用自然、清新和保守等词语。这将帮助您克服患者接受治疗的常见障碍：害怕看起来不自然。强调您不希望您的患者看起来过度治疗。一定要谈谈另一个常见的问题，即疼痛。讨论麻醉选择，以及在任何治疗期间和之后的预期情况。认识到患者有一些恐惧，并确保您让他们感到舒适。

当您推荐治疗方案时，要意识到不同的患者需要不同的谈话方式。看待这个问题的一种方法是，想一想您会遇到的四种基本人格类型[11]，每种类型都需要稍微不同的互动方式。注重安全的患者持怀疑态度，注重细节和技术。他们需要数据、可用性、保证和统计数据。他们想知道医生的经验和资格。您将从这些患者那里听到的问题是：是否有任何并发症？有没有什么不良反应？恢复多长时间？医生在哪里完成他 / 她的培训？医生会做这个手术吗？你们完成了多少个这样的治疗？另一方面，和善的患者对他们与您的关系非常感兴趣。这些人往往非常友好、顾家，充满信任。他们经常想和您保持熟络的关系。他们喜欢情感滋养，会避免对抗。您可以通过这些语言识别这些患者：您的睫毛看起来很棒，您是怎么做到的？我的朋友上个月来找您，她认为您很棒。您认识我的朋友 Leslie Crane 吗？这些患者需要关系，他们需要这种关系。他们需要感觉到您真的对他们感兴趣。实现型患者是关键导向。人际关系对他们来说很重要（他们想了解您对待的其他人），并且他们想跟上潮流。这些患者需要坦诚，承认自己是第一位的。您会听到这些患者的陈述，例如：我多久能看到效果？使用的最新技术是什么？最后是权威型患者，这些人具有进取心、权威性和专注于自己。他们倾向于主导谈话。他们的需求包括外部批准、认可和高调服务。您与这些患者的咨询需要散发出信心。权威型患者的陈述包括："我有一个会议 / 活动要参加，必须看起来最好。我的工作要求我看起来最好。Smith 医生会亲自监督我的进展吗？"。如果您能根据每种患者类型调整您的对话和建议风格，您将获得更大的成功。这需要您的情商，值得您在本章之外进行研究。

男性患者需要与女性患者不同的方法。虽然男性仍只占非手术美容治疗的一小部分（10%～20%），但这一领域正在增长，特别是在注射神经毒素方面[16]。当然，您必须熟悉男性美学的性别特定解剖和生理特征。此外，行为和心理因素会影响您与男性的咨询。男性对恢复期的容忍度较低，这可能是由于社会羞辱感和职业问题的共同作用。男性也往往更加保守，一次只选择一个治疗，尤其是在第一次治疗期间。尽管尚未进行研究，但较高比例的男性美容患者对医美可能是无知的，因此他们可能对受益的治疗不太清楚。他们不太可能从同性别同伴那里听说过具体的治疗。因此，新的男性美容患者可能比女性患者需要更多的咨询。尝试美容治疗的主要障碍，如对不自然结果和不良反应的担忧，这源于缺乏教育。因此，需要向男性提供关于医美治疗的有效性和安全性的继续教育。这对于皮肤填充剂的应用可能特别重要，因为男性对这种美容治疗的认识水平最低。此外，接受治疗的另一个主要障碍是"认为他们还不需要"。对此的一些解释包括男性可能不像女性那样关注与年龄相关的变化和（或）他们可能不知道在较早年龄开始使用 A 型肉毒杆菌毒素治疗以帮助预防皱纹的好处。

男性倾向于关注特定问题，通常是身体轮廓、脱发或面部老化。倾听男性最关心的问题，并始终先处理它。当您与他建立关系时，您可以介绍其他问题，并询问他是否希望这些问题也得到处理。在提出具体的注射建议时，要意识到眶周区域，尤其是鱼尾纹和泪沟，是审美导向男性最关心的问题，并且可能优先考虑治疗。在一项针对审美型男性的调查中[17]，鱼尾纹和泪沟被评为最有可能首先治疗的（80% 的首选），其次是额纹（74%）、下颌脂肪袋（即双下巴，70%）和眉间纹（60%）。当我咨询男性患者时，我发现他们在寻找预测疗效的特定语言和数字。与我的女性患者相比，他们需要更多的指导和更少的来回交谈。当您建立一种使男性患者感到舒适的关系时，他们可能是最值得治疗和最顺从的患者。

另一个需要改变方法的人群是"千禧一代"，即出生于 1982—2000 年的人群。他们是美国历史上人数最多的一代，在自我保健方面的支出比婴儿潮一代高出 2 倍。2016 年 ASDS 年度调查报告称，在前一年，30 岁以下的患者在神经调节剂方面增长了 20%，注射填充剂治疗方面增长了 100%。因此，他们代表了皮肤患者群重要组成部分，了解如何与该群体最佳沟通是在您的美容治疗中提供最佳护理质量和体验的关键[18]。千禧一代倾向于将他们选择围绕自己的品牌视为他们生活中的重要标识。他们会想要了解您的价值观，以及您为他们带来的价值。千禧一代会进行大量在线研究，并且会比其他患者更多地质疑您的专业知识。他们喜欢与您建立伙伴关系。自我保健是千禧一代日常生活的重要组成部分。每次见面时，您都应该考虑如何照顾他们的整体皮肤和他们自己。对您给的产品和治疗的建议充满信心且明确。要意识到这一群体寻求预防性治疗，并且比其他群体更有可能成为神经调节剂和填充剂的双重使用者。当您与他们建立稳固的关系时，就代表着获得了美好结果的绝佳机会。如果您想建立自己的千禧一代业务，忠诚度计划、样品和折扣会受到这个群体的欢迎。

我将我的建议分为三个主要方面，即皮肤护理、注射和其他。作为一名皮肤科医生，我强调健康的肤色是看起来年轻美丽的基础。我论述环境压力源如何影响皮肤健康，并解决任何影响肤色的医疗状况。在推荐疗程时，我提出了一个包含短期和长期组成部分的简明计划。有大量的技术、产品和问题会让患者和您都感到难以承受。当心立即想要这"一切"的患者。这是一场马拉松，而不是短跑。您的短期计划需要以问题为中心并创造一个惊喜，例如眉间或鱼尾纹神经调节剂、强脉冲光治疗或颧骨填充剂。长期计划需要注重预防和维护，应参考您每年预期的到访次数，强调您作为指导专家的角色。我认为我的长期计划是全面的。它允许可预测的、自然的结果。我告诉患者让他们随着时间推移保持最佳状态，而不仅仅为了一个事件或一个重要的生日。长期计划的一个例子是，患者每 3～4 个月见我一次，进行神经调节剂治疗。每次就诊时，我会与患者一起检查皮肤护理情况，每隔一次就诊时，我们将在患者最需要的部位注射1～2针填充剂。此外，我希望患者预约三个疗程激光治疗现有的雀斑和毛细血管扩张症，以及一系列射频治疗患者的下颌线。当然，这可能是无止境的。

为您的患者编辑选项将受到赞赏，并带来成功[12]。您的建议是基于您的经验、专业知识及您从患者那里听到的信息。为了完整起见讨论可替代方案，但推荐您认为最好的方法。您是专家，患者希望获得您的专家意见。

我建议您在提出总体建议之前不要讨论具体预算。当然，并非所有患者都有无限的时间和金钱，但我相信在讨论局限性之前听取您的专家意见对他们来说是最好的。提出计划后，了解患者的一般局限性。获得您所提供的治疗的障碍不仅限于成本，还包括所花的时间，以及患者所能忍受的怠工时间和不适感。当我提出我理想的短期和长期计划时，我会为患者优先考虑我更高度推荐计划的哪些方面。我总是告诉他们，我尊重他们的金钱和时间，我不希望我的患者不满意或失望。如前所述，知道会发生什么的患者总是更愉悦。

Sobanko等[13]表明，财务限制是患者寻求治疗的最大障碍。大多数时候，您将面临财务限制并在这些限制内管理期望。如果您无法在患者的预算范围内解决他们的担忧，请明确指出来。您的医美专业知识是您建议的优先部分，并给出明确、现实的期望。在预算限制范围内工作时，患者期望变得更加重要。在处理预算时，建议始终解决患者的主要问题[14]。您必须平衡创造即时效果和治疗基本原因。考虑充分处理一个领域，以避免将资源过于分散。在预算不允许时推迟治疗也是一种选择。重要的是要告知患者，如果他们不花足够的钱，他们可能会不满意。如果有人只能负担得起一针注射剂，而他们需要六针，那么您的工作就是说"好吧，让我们看看能否做点别

的来靠近您的预期效果"。

不要让咨询成为对您时间的巨大浪费。利用您的团队来提高效率。我认为自己是宏观指导／美学专家，我的工作人员会提供细节、支持信息、价格和日程安排。如果您适当地证明了您团队的可靠性，患者会信任他们并提供有用的信息，您可以将时间花在您最擅长的事情上，即评估和治疗。我简要介绍我的短期和长期计划，包括如果时间或金钱限制了我的选择，我会优先考虑什么，然后告诉患者，我将把他们交给我的护理师和美容师，他们将回答关于日程安排、成本、如何、何时和为什么使用产品，以及对患者的治疗有什么期待的每个问题。我确保患者了解我随时可以回答其他问题，我尽量保持平易近人和包容而不被利用。我确实会对价格进行粗略的估计，尤其是在患者直接询问的情况下，但我允许我的美容团队与患者坐在一起，讨论价格并最终确定计划。我相信这让患者有时间减轻压力，并向我的团队提问以帮助他们做出决定。当然，这需要对您的团队进行良好的培训。

一旦患者有机会与我的团队讨论所有的细节，我们就可以实施最终确认计划并实际治疗患者或安排预约。在进行任何咨询或治疗后，患者离开时必须知道下一步是什么。我总是告诉患者，他们可以随时打电话给我。首先，也是最重要的，我不想错过任何并发症。我希望我的患者有任何问题都可以抱怨，并知道他们应该来找我或我的工作人员（而不是互联网或他们的朋友）。在患者离开之前，让您的助手回答他们的任何问题并提供书面说明。如果患者正在接受治疗，请彻底解释他们在接下来几小时或几天内的感受或所见。如果购买了产品，请提供具体的使用说明，包括产品的使用频率、数量及使用顺序。打印或通过电子邮件发送护肤方案、术前和术后建议及价格。

提供口头和书面交流很重要，因此同时采用这两种方法时，信息保留率会飙升。此外，对患者进行良好的教育将减少就诊后问题和电话的数

量。最后，我建议每位患者在离开前预约下一次治疗。这增加了依从性，使患者能够更灵活地在他们想要的时间或日期来就诊，并提供了一条通往持续性的途径。

始终跟进患者。随访的时间范围将取决于所进行的治疗。为提供的每种治疗制订后续方案。跟进新产品，这有助于提高依从性和患者满意度。回顾之前和之后的照片，当您了解患者时，您将更好地理解是什么促使他们来找您。有些患者想要追求完美，有些人只要处理他们的痣就很开心。

每年将当前照片与初次访问时的照片进行比较。这是非常有益的，因为患者会被提醒他们最初的样子，并意识到已经取得了进步。最成功的咨询最终会造就终生患者。

总之，您对待美容患者的方法不仅仅是一种好的、安全的技术。永远不要低估训练有素的员工和设备完善的办公室在提升患者体验方面的力量。指导患者做出正确选择，并且知道预期结果的患者会看起来更好，感觉更自信，并为您提供更好的推荐。享受您的美容工作经历吧！

参 考 文 献

[1] Allergan. *Allergan 360° Aesthetic Report*. 2019. Available at https://www.allergan.com/medical-aesthetics/allergan-360–aesthetics-report.

[2] Hexsel CL, Dal'Forno T, Schilling de Souza J, Silva AF, Siega C. Standardized methods for photography in procedural dermatology using simple equipment. *Int J Dermatol*. 2017;56(4):444–451.

[3] Beckman HB, Frankel RM. The effect of physician behavior on the collection of data. *Ann Intern Med*. 1984;101:692–696.

[4] Dyche L, Swiderski D. The effect of physician solicitation approaches on ability to identify patient concerns. *J Gen Intern Med*. 2005;20:267–270.

[5] Maisel A, Waldmen A, Furlan K, et al. Self-eported patient motivations for seeking cosmetic procedures. *JAMA Dermatol*. 2018;154(10):1167–1174.

[6] Narurkar V, Shambam A, Sissins P, et al. Facial treatment preferences in aesthetically aware women. *Dermatol Surg*. 2015;41:S153–S160.

[7] Wang Q, Cao C, Guo R, et al. Avoiding psychological Pitfalls in aesthetic medical procedures. *Aesth Plast Surg*. 2016;40:954–961.

[8] Phillips KA, Dufresne RG Jr, Wilkel CS, Vittorio CC. Rate of body dysmorphic disorder in dermatology patients. *J Am Acad Dermatol*. 2000;42:436–441.

[9] Conrado LA, Hounie AG, Diniz JB, et al. Body dysmorphic disorder among dermatologic patients: prevalence and clinical features. *J Am Acad Dermatol*. 2010;63:235–243.

[10] Dufresne RG, Phillips KA, Vittorio CC, Wilkel CS. A screening questionnaire for body dysmorphic disorder in a cosmetic dermatologic surgery practice. *Dermatol Surg*. 2001;27:457–462.

[11] VGuin. Personality types and the patient consultation. Allergan Presentation.

[12] Swenson SL, Buell S, Zettler P, White M, Ruston DC, Lo B. Patient-centered communication: do patients really prefer it? *J Gen Intern Med*. 2004;19:1069–1079.

[13] Sobanko JF, Tagleint AJ, Wilson AJ, et al. Motivations for seeking minimally invasive cosmetic procedures in an academic outpatient setting. *Aesthet Surg J*. 2015;35(8):1014–1020.

[14] Black JM, Pavicic T, Jones DH. Tempering patient expectations and working with budgetary constraints when it comes to a single versus multimodal approach. *Dermatol Surg*. 2016;42(suppl 2):S161–S164.

[15] American Society for Dermatologic Surgery Survey. *ASDS Survey: 52 Percent of Consumers Considering Cosmetic Procedures*. 2014. Available at http://www.asds.net/consumersurvey/.

[16] Frucht CS, Ortiz AE. Nonsurgical cosmetic procedures for men: trends and technique considerations. *J Clin Aesthet Dermatol*. 2016;9(12):33–43.

[17] Jagdeo J, Keaney T, Narurkar V, et al. Facial treatment preferences among aesthetically aware men. *Dermatol Surg*. 2016;42:1155–1163.

[18] Sherber NS. The millennial Mindset. *J Drugs Dermatol*. 2018;17(12):1340–1342.

第 2 章　肉毒杆菌毒素
Botulinum Toxin

Katherine Glaser　Dee Anna Glaser　著

本章重点

- 肉毒杆菌毒素抑制神经肌肉接头处释放乙酰胆碱，导致肌肉松弛性麻痹，在医学和美容方面有许多应用。
- 美国有四种可用于美容的肉毒杆菌毒素：A 型肉毒杆菌毒素（Botox®）、前肉毒杆菌毒素（Jeuveau®）、A 型肉毒杆菌毒素（Dysport®）和 A 型肉毒杆菌毒素（Xeomin®）。
- 治疗的绝对和相对禁忌证包括已知的配方过敏和注射部位感染，以及妊娠、哺乳、年龄小于 18 岁、神经肌肉疾病和药物相互作用。

一、历史

神经毒素的出现彻底改变了现代医学，在许多专业中都有大量的临床和美容应用。神经毒素的发现可以追溯到 19 世纪 00 年代初，当时被称为"香肠毒药"的致命性食物中毒席卷欧洲。1895 年，Emile Pierre Van Ermengem 确定革兰阳性、厌氧、产芽孢的细菌肉毒杆菌是肉毒杆菌中毒的罪魁祸首。在七种不同的肉毒杆菌毒素血清型中，最有效的血清型 A 型肉毒杆菌毒素（BoNT-A）由 Edward Shantz 于 1946 年首次分离和纯化[1]。

从历史上看，摄入肉毒杆菌毒素会导致弛缓性麻痹，因此建议少量用于功能亢进的肌肉疾病。Alan Scott 最初于 1980 年在患有斜视的人身上测试了 BoNT-A，效果令人感到倍受鼓舞。这种 A 型肉毒杆菌毒素产品，当时称为 Oculinum，于 1989 年被美国食品药品管理局（Food and Drug Administration，FDA）批准用于治疗斜视、眼睑痉挛和面肌痉挛等多种肌肉疾病。不久之后，该配方被 Allergan 公司收购并更名为 Botox®[1-3]。

在使用 BoNT-A 治疗眼睑痉挛时，眼科医生 Jean Carruthers 开始认识到其减少皱纹的次要效果，她随后进行了两项具有里程碑意义的确认性临床试验[2, 3]。许多补充的试验也都证实了 Botox® 减少皱纹的安全性和有效性，FDA 在 2002 年批准用于中度至重度眉间纹的治疗[4, 5]。从那时起，该产品获得了更多的医美类适应证，并被用于各种适应证外的医美用途。

二、基础科学

已从各种肉毒杆菌菌株中分离出 A～G 的七种肉毒杆菌毒素血清型[1, 3, 6, 7]。虽然每种血清型都会产生化学去神经作用，但它们的细胞结构和作用机制存在一些差异[6, 7]。最有效的类型 A 和 B 主要用于临床治疗[7]。

在结构上，肉毒杆菌毒素都是 150kDa 的多肽，由一条 100kDa 的重链和一条特有的 50kDa

的轻链组成，通过不耐热的二硫键连接。毒素通过共价键与无毒蛋白（主要是非毒素非血凝素蛋白 NTNH+ 红细胞凝集素蛋白 HA）络合并二聚化形成更大的最终化合物[3, 6, 7]。在美国，有四种市售的 BoNT-A：重量为 900kDa 的 A 型肉毒杆菌毒素（Botox®），重量为 900kDa 的 A 型肉毒杆菌毒素（Jeuveau®），重量为 500kDa 的 A 型肉毒杆菌毒素（Dysport®），重量为 150kDa 的 A 型肉毒杆菌毒素（Xeomin®）（一种不含任何复合蛋白的单体蛋白）[4, 5, 8-10]。在本文中，这些产品分别被称为 OnabotA、PrabotA、AbobotA 和 IncobotA。

肉毒杆菌毒素抑制骨骼肌收缩的机制是由于抑制了神经肌肉接头（neuromuscular junction，NMJ）释放乙酰胆碱[1, 3, 6, 7]。注射后，复合物迅速且不可逆地与突触结合蛋白结合，这是 NMJ 突触前末端的一种对接受体。毒素通过内吞作用被内化，二硫键被裂解，游离轻链易位进入细胞质中。当游离轻链与突触融合复合物中的蛋白质融合并通过蛋白水解锌依赖的内肽酶使其失活时，就会抑制乙酰胆碱的释放。几种关键蛋白构成突触融

合复合物，称为 SNARE（可溶性 N- 乙基马来酰亚胺敏感因子附着蛋白受体）。具体来说，A、C 和 E 型肉毒杆菌毒素切割 25kDa 突触体相关蛋白（SNAP25），而 B、D、F 和 G 型毒素切割突触融合蛋白，也被称为囊泡相关膜蛋白[6, 7]。最终，乙酰胆碱囊泡的结合、融合和释放被永久破坏，从而抑制下游肌肉收缩（图 2-1）。

临床上，尽管临床效果及维持时间可能因剂量、治疗区域和个体而异，肌肉无力通常在注射后 2～3 天出现，8～10 天出现完全反应[3]。虽然化学去神经支配被认为是永久性的，但由于神经形成，肌肉活动通常在注射后 3～6 个月恢复[3, 7]。外周神经芽凸形成，与肌肉建立新的连接，并且在较小程度上 SNAP25 蛋白在原始 NMJ 中再生，从而恢复肌肉功能[7]。因此，针对面部皱纹需要每隔 3～6 个月注射一次肉毒杆菌毒素[3]。一些数据表明，通过重复规律性治疗，未来治疗之间的时间间隔可能会延长[11]。

免疫原性在文献中是一个有争议的话题，但一般来说，虽然已经报道了针对 BoNT-A 的中

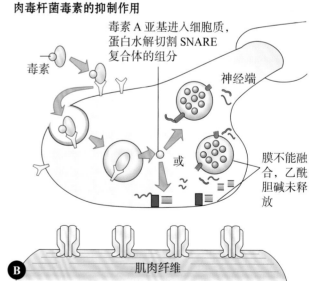

▲ 图 2-1　肉毒杆菌毒素的作用机制

A. SNARE 机制的组装，该机制介导含乙酰胆碱的囊泡与细胞膜融合，在正常兴奋性刺激后将乙酰胆碱释放到神经肌肉接头处；B. 肉毒杆菌毒素的抑制作用：小突触蛋白、突触融合蛋白或 SNAP-25（SNARE 复合物的主要成分）的蛋白水解（经许可转载，引自 Engleberg C, Dermody T, DiRita V. *Schaechter's Mechanisms of Microbial Disease*. 5th ed. Philadelphia, PA: Lippincott Williams and Wilkins; 2013）

和抗体形成，但这种现象很少（如果有的话）在用于美容目的的剂量中出现[3, 7]。然而，接受150～300U 治疗的其他神经肌肉疾病患者可能已经对毒素的作用产生了耐药性[7]。在这些情况下，改用肉毒杆菌毒素 B（BoNT-B），在美国获批的 RimabotulinumtoxinB（Myobloc®）可能有帮助[3, 6, 7]。使用最低有效剂量和更长的注射间隔，可以最大限度减少抗体形成的可能性[3, 7]。

三、美国市售的肉毒杆菌毒素

迄今为止，美国 FDA 批准了四种 BoNT-A 产品和一种 BoNT-B 产品（表 2–1）[4, 5, 8–10, 12]。几种产品存在一些相似之处，但每种配方都具有独特的理化性质，因此不可互换。产品之间的剂量不能标准化或以任何精确的换算比率计算，因为 1U 毒素对应于计算得出的小鼠腹腔致死剂量（LD$_{50}$），这在不同制造商之间存在差异[7]。为了获得安全和临床有效的结果，医生了解这些差异是至关重要的。

OnabotA（Botox®）最初于 1989 年获得批准，是一种无菌冻干 A 型肉毒杆菌外毒素，以真空干燥的一次性小瓶分装，不含防腐剂。每个小瓶中含有 0.5mg 人白蛋白和 0.9mg 氯化钠。OnabotA 具有最多的 FDA 适应证，包括治疗眉间纹、鱼尾纹、额纹和腋窝多汗症[4, 5]。

AbobotA（Dysport®）最初于 2009 年获得批准，也是一种无菌冻干 A 型肉毒杆菌外毒素，但采用不同的纯化技术制造。每瓶含有 0.125mg 人白蛋白和 2.5mg 乳糖[8]。大多数研究表明，使用 2∶1～3∶1（AbobotA∶OnabotA）的转换率具有相似的疗效[13]。FDA 唯一批准的是眉间纹的治疗[8]。

IncobotA（Xeomin®）于 2011 年获批，是一种无菌冻干 A 型肉毒杆菌外毒素，不含任何复合蛋白，理论上免疫原性较低。每瓶含有 1mg 人白蛋白和 4.7mg 蔗糖[9]。临床和临床前数据表明，使用 1∶1 或 1.2∶1 的转化率时，IncobotA 和 OnabotA 具有相似效力[13]。与 AbobotA 一样，FDA 唯一批准的美容适应证是眉间纹的治疗[9]。

PrabotA（Jeuveau®）于 2019 年获批，是另一种无菌冻干 A 型肉毒杆菌外毒素，以真空干燥的一次性小瓶分装，不含防腐剂。与 OnabotA 类似，每瓶含有 0.5mg 人白蛋白和 0.9mg 氯化钠[10]。将其与 OnabotA 的效力对比的数据有限，但在眉间纹和鱼尾纹的 3 期临床试验中，使用 1∶1 的转化率确定了非劣效性[14, 15]。FDA 唯一的适应证是治疗眉间纹[10]。

2000 年获批的 RimabotulinumtoxinB（Myobloc®）是唯一可用的 BoNT-B 和唯一的非冻干稳定液体制剂。根据瓶的大小，每瓶都含有一定浓度的人白蛋白、氯化钠和琥珀酸钠[12]。据报道，其剂量是可变的，治疗肌肉疾病的转化率高达 1∶100（OnabotA∶RimabotB）。RimabotB 注射通常更痛，作用时间更短，并有更多的自主神经方面的不良反应[16]。目前没有获批美容方面的适应证[12, 16]。

1. 弥散 神经毒素弥散是指毒素缓慢扩散到原注射部位以外。通过布朗运动使毒素到达注射部位，并通过浓度梯度决定的一种物理运动现象。设计肉毒毒素注射后运动方式的术语在文献中有多种描述方式[17]。在某些情况下需要更高的弥散，如治疗多汗症。相比之下，对于面部肌肉注射，可能会首选最小的弥散度，以最大程度地减少不良反应。影响弥散速率的因素包括剂量、皮肤类型、解剖位置和肉毒杆菌毒素受体的密度[17]。尽管一些使用前额无汗作为终点的研究显示，与注射量相同的 OnabotA 相比，AbobotA 弥散度更高[18, 19]，但目前尚缺乏明确的数据。

2. 配制 除 RimabotB 外，在美国销售的所有产品都需要在注射前重新配制[4, 5, 8–10, 12]。FDA 推荐使用不含防腐剂的生理盐水进行配制；然而，由于防腐剂苯甲醇及其麻醉特性，大多数注射者更喜欢抑菌盐水[20]。不同注射剂的配制量差异很大。OnabotA、PrabotA 和 IncobotA 最常见的配制为每瓶 100U 1～5ml 溶液，AbobotA 为每瓶 300U 1.5～6ml（表 2–2）。

几项研究评估了配制剂量和弥散度之间的关

表 2-1 美国市售的肉毒杆菌毒素

	OnabotA	AbobotA	IncobotA	PrabotA	RimabotB
商品名称®	Botox, Botox Cosmetic	Dysport	Xeomin	Jeuveau	Myobloc
制造商	Allergan Inc.	Galderma, Ipsen Biopharmaceuticals	Merz Pharmaceuticals	Evolus	Solstice Neurosciences
批准的初始年份	1989	2009	2010	2019	2000
每个单剂量小瓶的单位	50、100、200[a]	300、500	50、100、200	100	2500、5000、10000
成分	BoNT-A、人白蛋白、氯化钠	BoNT-A、人白蛋白、乳糖（可能含有微量牛奶蛋白）	BoNT-A、人白蛋白、蔗糖	BoNT-A、人白蛋白、氯化钠	BoNT-B、人白蛋白、氯化钠、琥珀酸钠
FDA批准的适应证	眉间纹、鱼尾纹、额纹、膀胱过动症、慢性偏头痛、颈肌张力障碍、腋窝多汗症、痉挛、眼睑痉挛、斜视	眉间纹、颈椎肌张力障碍、痉挛	眉间纹、颈椎肌张力障碍、痉挛、眼睑痉挛、慢性涎漏	眉间纹	颈椎肌张力障碍、慢性涎漏

BoNT-A. A 型肉毒杆菌毒素；BoNT-B.B 型肉毒杆菌毒素；FDA. 美国食品药品管理局
a. 只能作为肉毒杆菌毒素，不能作为肉毒杆菌化妆品

表 2-2	肉毒杆菌毒素的常见配置量		
OnabotA、IncobotA 和 PrabotA		AbobotA	
每 100U 添加溶液 a（ml）	浓度（以每 0.1ml 为单位）	每 300U 添加溶液 a（ml）	浓度（以每 0.1ml 为单位）
1	10	0.6	50
2	5	1.5 b	20
2.5 b	4	2.5 b	12
4	2.5	3	10
5	2	6	5

FDA. 美国食品药品管理局。a. 无防腐剂 0.9% 氯化钠是唯一经 FDA 批准的稀释剂；b. 根据 FDA 指南进行的标准稀释

系，但研究结果在患者中很少具有临床意义或可重复性 [17]。由于临床疗效和持续时间与稀释度的关联仍有待进一步研究，因此最初选择一种稀释度可能最为方便。

要将稀释剂（生理盐水）添加到肉毒杆菌毒素中，首先取下密封塑料盖，用酒精擦拭小瓶的顶部，让其有时间彻底干燥。然后，使用 18~23 号针头刺穿瓶顶。由于瓶子是真空密封的，稀释剂因压差原因会被吸入小瓶中 [4, 5, 8-10]。加入稀释剂后，以圆周运动轻轻旋转小瓶，直到所有内容物质与生理盐水充分混合。避免产品剧烈摇晃或起泡 [3, 17]。在标签上记录配制的日期、时间及最终浓度。除批号和药瓶有效期外，所有这些数据都应包含在患者治疗记录中。

3. 安全操作　未开封的肉毒杆菌毒素小瓶应在 2~8℃ 的温度下冷冻或冷藏，并在标签到期前使用 [4, 5, 8, 10, 12]。IncobotA 是一个例外，可在室温（20~25℃）下保存长达 36 个月或直到过期 [9]。配制后，所有肉毒杆菌毒素的包装说明书建议存储在冰箱中（2~8℃），并在 24h 内使用 [4, 5, 8-10, 12]。这些狭义的保质期在指南中被认为是不切实际的，很少被遵守。最近的临床研究证明，使用适当的存储技术在配制后长达 6 周内保持了安全性和产品有效性 [21]。虽然这减少了产品浪费从而降低成本，但仍然有必要使用安全的配制和存储技术来防止污染。

4. 禁忌证　FDA 批准的包装说明书中仅列

出了两个绝对禁忌证：①已知对任何肉毒杆菌毒素制剂或制剂中的任何成分过敏；②注射部位感染 [4, 5, 8-10, 12]。然而，有多种相对禁忌证需要慎重考虑，尤其是在权衡使用医美的风险和收益时。人类在妊娠期、哺乳或 18 岁以下儿童中使用的安全数据有限，因此通常建议在这些患者人群中避免使用。根据动物数据，神经毒素被标记为妊娠 C 类药物 [4, 5, 8-10, 12]。

对于已知的神经肌肉疾病、吞咽或呼吸困难的患者，由于容易出现严重的肌肉无力、吞咽和呼吸困难，建议谨慎使用 [4, 5, 8-10, 12]。这些可能危及生命的事件已在治疗后数小时到数周报道，并且几乎所有的病例都出现在非美容适应证的情况下 [22]。无论如何，FDA 已经发布黑框警告，概述了神经毒素疏忽的风险并应该与所有患者进行讨论。药物调节也很重要，因为有几种药物相互作用可能会增强毒素的作用。常见的罪魁祸首包括氨基糖苷类、抗胆碱能药物、系统性麻醉剂和肌肉松弛剂 [4, 5, 7-10, 12]。

四、注射技术

术前准备工作对患者和医生来说都是最基本的。传统上，建议患者在治疗前 1 周避免阿司匹林、非甾体抗炎药物、维生素 E 和其他补充剂的非必要使用，以尽量减少瘀伤的风险 [23]。经充分评估及沟通后，肉毒杆菌毒素仍然可以用于服用

这些药物的患者。如果神经调节剂注射是唯一的计划方案，则通常不需要麻醉药。可在注射前使用冰敷或局部麻醉药，以尽量减少敏感个体在注射中的不适。

在与患者适当沟通后，确定所有治疗区域及每个治疗区域的预期剂量。可以考虑使用标记笔或白色眉笔来定位每个注射点，特别是对于新手操作者。用 1ml 螺口注射器上的 18～23 号针头抽取配制的肉毒杆菌毒素。该产品既可以装在该注射器中进行注射，也可以装到超细 BD 胰岛素注射器中，两者都有清晰的标记，便于观察较小的注射量。可使用带有活塞的注射器以减少浪费，这也是作者使用的注射器（图 2-2）。在转换为 30～32 号半英寸针头进行实际注射之前，从针尖斜面取出所有产品将有助于最大限度地减少产品浪费。另一种可以减少产品浪费的方法是取下瓶子的瓶盖和塞子，将小瓶倾斜 45°，以抽出所有余下的液体（图 2-3）。按治疗部位分开注射器可以更有效、更准确的注射，并降低针头变钝的可能，最终提高患者的满意度。

治疗区域应用酒精或其他消毒剂清洗，并在

注射前完全干燥。患者通常直立坐着，头靠在手术椅上[3]。在整个治疗过程中，患者和注射器都必须处于符合人体工程学的舒适位置。通常情况下，注射器垂直于皮肤表面，尽管治疗技术会根据治疗区域和注射器的偏好而异（图 2-4）。注射液缓慢进入肌肉平面、某些区域的皮内或皮下[3, 22]。应当准备好纱布或棉签，在出血时可以施加温和的压力以尽量减少瘀伤。

通常认为手术后 2～4 周的常规随访是美容治疗后的标准做法，以进行修饰和调整。如果患者出现问题或并发症，还应确保向他们提供诊所的有效联系方式。

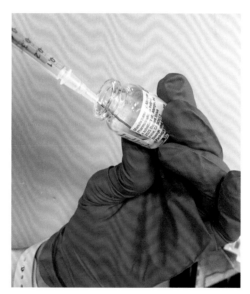

▲ 图 2-3　去除肉毒杆菌毒素瓶塞可最大限度地减少配制的产品浪费

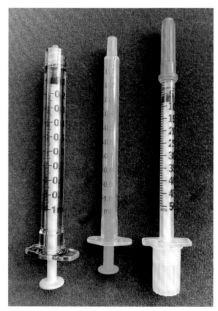

▲ 图 2-2　用于注射肉毒杆菌毒素的注射器
从左到右：1ml 螺口注射器，1ml 滑索接口注射器，1ml
BD 胰岛素注射器

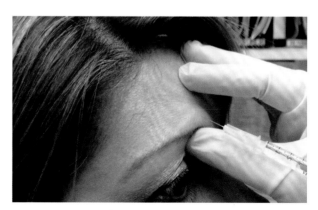

▲ 图 2-4　眉间复合体的肉毒杆菌毒素注射技术
辅助手用于支持患者和注射器以实现最佳注射位置

五、动态纹的治疗

皱纹是由面部肌肉的反复收缩而形成的。一般来说，皱纹会垂直于肌肉力量的矢状向量形成[3, 7]。用肉毒杆菌毒素减弱肌肉有助于抚平动态纹，甚至防止未来皱纹形成。然而，重点要记住，静态纹（即静止时可见的皱纹）通常不受影响，可能需要辅助的治疗方式来解决老化和皮肤弹性丧失的问题[24]。

了解面部解剖结构对于安全而有效的注射至关重要（图 2-5）。然而，不同年龄、性别和种族的个体之间存在解剖学差异，因此临床医生在设计治疗策略之前应仔细观察每个患者的肌肉运动[25]。表 2-3 列出了最常见的美容治疗区域皱纹的肌肉群。尽管许多患者希望同时治疗多个部位，我们将单独讨论每个治疗区域。许多治疗被认为是肉毒杆菌毒素说明书的超范围使用。OnabotA 已获得 FDA 批准用于治疗眉间纹、额纹和鱼尾纹，而 AbobotA、IncobotA 和 PrabotA 仅获批用于眉间[4, 5, 8-10]。除非另有说明，剂量建议以 OnabotA 为单位概述。但在临床实践中，其他神经毒素在适当的转换率下也同样有效。

1. 眉间复合体 眉间复合体由双侧皱眉肌、降眉肌、降眉间肌和部分眼轮匝肌眶部共同组成。其中降眉肌为该复合体的主要组成肌肉，随着降眉肌的反复收缩，可形成眉毛之间的水平和垂直的皱纹[26]。

降眉间肌呈锥形位于中线，起源于鼻骨，插入至真皮层的上方，并与上述其他皱眉肌的纤维交叉。降眉间肌的外侧是较深的皱眉肌，起源于

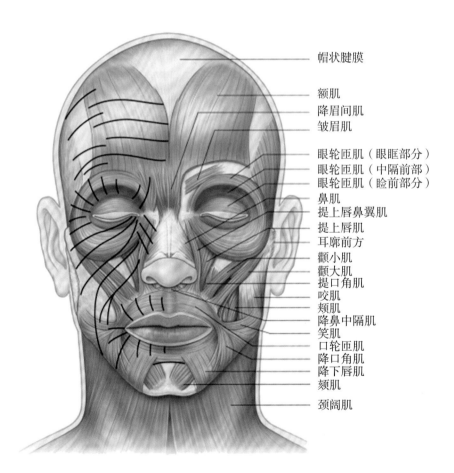

帽状腱膜
额肌
降眉间肌
皱眉肌
眼轮匝肌（眼眶部分）
眼轮匝肌（中隔前部）
眼轮匝肌（睑前部分）
鼻肌
提上唇鼻翼肌
提上唇肌
耳廓前方
颧小肌
颧大肌
提口角肌
咬肌
颊肌
降鼻中隔肌
笑肌
口轮匝肌
降口角肌
降下唇肌
颏肌
颈阔肌

▲ 图 2-5 常用肉毒杆菌毒素治疗的面部肌肉解剖

经许可转载，引自 Giordano CN, Matarasso SL, Ozog DM. Injectable and topical neurotoxins in dermatology: basic science, anatomy, and therapeutic agents. *J Am Acad Dermatol*. 2017;76(6):1013-1024.

眶缘上方的额骨，向上进入更深的真皮，并与其他眉间复合体和额肌交叉。皱眉肌长而窄，呈斜角[26]。虽然据报道，纤细的降眉肌位于皱眉肌的表面和内侧，呈垂直方向，但即使在大体解剖上也很难定位。在皱眉时触诊眶缘和观察肌肉运动是识别眉间复合体的必要条件。眉毛不应该作为替代标志，因为它们经常随着年龄的增长而下垂，而且可以通过修饰来调整[28]。

眉间复合物的注射通常有 3～7 个位点，每个点位的目标层次都在肌肉中，注射器与皮肤表面保持水平[3]。第一个注射点是降眉间肌的抑制中心，标记方式通常为眉内侧延伸到对侧内眦的两条线之间的交点[25]。每侧进行 1～3 个注射点，来抑制皱眉肌和降眉肌[25]。更内侧的注射通常在眶缘上方 1cm，与内眦对齐，位于骨膜上方。如果进行最外侧注射，则位于瞳孔中线眶缘上方略超过 1cm 的位置（图 2-6）[26]。个性化方法允许注射部位的数量变化，这取决于皱纹的形状、长度和强度，以及患者的需求。

注射剂量差异很大，但一般认为男性需要的剂量比女性更高[3, 25]。尽管 OnabotA 的说明书建议眉间复合体总共注射 20U，5 个点位各 4U，但医生可能会使用更高的剂量[4]。在部分欧洲专家共识中，建议女性的起始剂量为 10～30U，男性的起始剂量为 20～60U[25]。FDA 批准的其他毒素也概述了类似的做法。

2. 额纹 水平的额线是由两片宽阔的额肌垂直向量的张力进展而来，主要起提拉眉毛的作用。它上方起源于帽状腱膜，下插入额骨，并与眉间复合体的肌肉交叉[26]。肌肉活动的直径存在变异

表 2-3	肉毒杆菌毒素医疗美容目标肌肉群	
上面部	眉间复合物	眼轮匝肌、降眉肌、降眉间肌、额肌、眼轮匝肌眼眶部分
	额纹	额肌
中面部	外眦纹，鱼尾纹	眼轮匝肌的外侧部分
	鼻部"兔子线"	鼻肌
	鼻尖下垂	降鼻中隔肌
	口周纹	口轮匝肌
	露龈笑	提上唇鼻翼肌
下面部	口角皱褶，"木偶线"	降口角肌
	咬肌肥厚	咬肌
	颏部皱纹	颏肌
	颏部凹陷	颏肌
颈部注射	颈阔肌带	颈阔肌

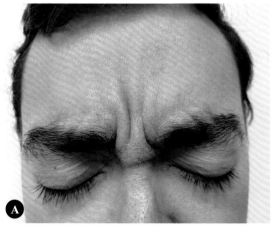 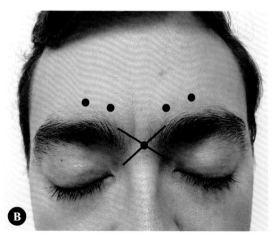

▲ 图 2-6 眉间纹除皱注射

一名男子在皱眉（A）和放松（B）时有五个计划的注射点。这种肌肉活动程度的患者需要更高的起始剂量，如 25U OnabotA 或 60U AbobotA

性；有些人中心力量为主，而另一些人皱纹的收缩范围延伸到眉毛外侧[29]。

该区域的治疗可能具有挑战性，因为轻微的过度治疗会导致压眉，而毒素放置不当会导致明显的不对称。根据肌肉的活动范围，额部注射点可分为4～10个，注射平行皮肤表面进行浅表肌肉内或皮下注射[25]。注射点通常在距离眶缘上方至少2cm处，以防止压眉[25, 26]。经典的教法是在前额最低的皱纹上方注射。应特别注意眉外侧的治疗，因为这可能产生两个极端后果。高剂量或注射点位置靠下会导致显著的压眉，但治疗不足会导致一种不自然的表情，许多人称之为"飞眉"[30]。因此，最好从小剂量、较高部位开始注射，并密切随访以及时应对可能需要的补充治疗。

再次治疗取决于患者的肌肉活动和患者的期望。OnabotA说明书建议在5个位点总共注射20U，每点4U[4]。多数作者建议以较低的起始剂量5～15U分配到4～10个注射位点[25]。这些注射应在眉间纹治疗同时或间隔不久进行，以助保持眉毛的中央位置并最大限度减少飞眉或压眉[26]。

3. 外眦纹 鱼尾纹是用于描述外眦皱纹的术语，是由眼轮匝肌外侧纤维运动引起的。肌肉呈大而表浅的环形带环绕眼眶，作用为闭眼和降低眉毛。患者的肌肉大小和在眼周的分布有一定差异[26]。

该区域的治疗通常是皮内注射，每侧2～5个皮丘，间隔约1cm，以弧形方向分布在距眶外侧边缘至少1cm处（图2-7）。浅表注射可使肌肉充分麻痹，同时可最大限度减少瘀伤的风险，因为周边血管丰富，在该区域治疗本身风险就很高[31]。特别注意靠下方的注射，以避免无意中注射颧骨复合体，这可能会导致上唇下垂[31]。在下眼睑下方约0.3cm处瞳孔中线进行额外的浅表注射，可能有助于减少眶下皱纹并提供更宽的眼睛外观[32]。但应告知患者这种注射法可能有眼睛干涩、无法完全闭眼和眶下浮肿的风险。

OnabotA说明书建议总量24U，每侧分3个注射点，每点4U[4]。上述共识文件的作者一致认为，在每侧2～5个注射点总共分配10～30U可能就足够了[25]。瞳孔中线的注射超出许可范围，每侧不应超过2～3U[32]。

4. 提眉 额肌、眉间复合体和眼轮匝肌的相互作用有助于建立自然的眉毛位置[26]。眉毛的抬高，特别是在中部和侧面可以提供更年轻的美学外观。肉毒杆菌毒素可用作临时化学提眉剂[31]。将肉毒杆菌毒素注射到降眉肌中将力的平衡转向不受抑制的方向抬高眉毛。除了眉间复合体的治疗，向眼轮匝肌的外侧上纤维注射可以提供额外的好处[30]。在一项研究中使用该技术，测量到瞳

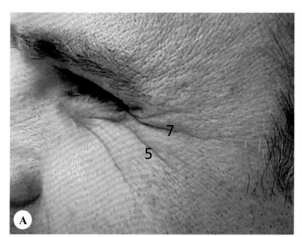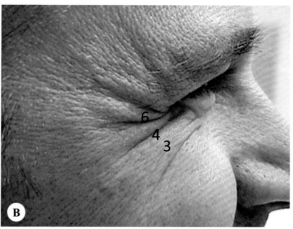

▲ 图2-7 外眦纹或鱼尾纹的注射

不管是在不同患者之间还是在同一患者身上，观察肌肉活动的自然变化都很重要。在这个人身上可以看到左侧（A）和右侧（B）的运动模式不同。数字表示在每个注射点使用OnabotA的量

孔中线平均抬高 1mm，外眦抬高 4.8mm[33]。通常在眉毛外侧眉尾注射 2～4U 就足够了[25]。

5. 鼻背纹　鼻根外侧的"兔子纹"是鼻部下方肌肉收缩的结果。肌肉分为两个区域，包括横向部分和鼻翼部分，分别负责兔子纹和鼻翼扩张[26]。在近端鼻肌表面注射 2～4U 的肉毒杆菌毒素可以弱化兔子纹，通常每侧只需要一个注射点（图 2-8）[22, 34]。注射剂应放置在鼻面沟上方，以尽量避免影响提上唇鼻翼肌导致上唇下垂[30]。兔子纹治疗通常与眉间复合体注射结合，以防止鼻肌代偿性加强[26]。

6. 鼻尖下垂　随着年龄的增长，鼻尖下降很常见，可导致鼻小柱显露更明显。过度使用或反复收缩鼻中隔肌可能会进一步加重鼻尖下垂。肌肉起源于上颌骨，沿鼻小柱走行，进入鼻翼部分[22, 26]。鼻尖下垂的治疗方法包括注射透明质酸，手术切开鼻中隔减压肌，或肉毒杆菌毒素注射鼻中隔降肌[35]。在鼻小柱的底部注射 2～3U 的肉毒杆菌毒素通常足以实现轻微、暂时但明显的鼻尖抬高[22, 35]。在这个敏感区域注射可能会很疼痛，因此可能需要冰袋或麻醉药。

7. 口周纹　垂直的口周皱纹，绰号为"吸烟纹"或"婆婆纹"，通常在上唇皮肤更明显。虽然有一些遗传和环境因素促进了口周纹的形成，但罪魁祸首是功能亢进的口轮匝肌。椭圆形的口轮匝肌环绕着口裂，外侧止于臼齿，内止于干湿唇缘。此肌肉对说话至关重要，有助于做许多需要噘起嘴唇的动作[22, 26]。因此，应避免使用肉毒杆菌毒素进行过度治疗。

给药和注射技术各不相同，通常沿唇红边缘表面注射 2～4 点，每点 1U（图 2-9）[22]。避开上唇中线可以防止丘比特弓（cupids bow）变平，这对大多数患者来说是一种不美观的外观。还应注意嘴角周围，尽量避免口角下垂或严重情况下流口水[22, 26]。应告知患者，与上面部相比，唇周的注射可能更痛，并可能需要延长治疗间隔。此外，那些同时存在深层和浅表皱纹的患者可能无法通过单独使用神经毒素进行矫正，可能需要联合其他的治疗方式，如软组织填充或面部修复治疗[22]。

8. 露龈笑　露龈笑是指微笑时牙龈过度显露（>3mm）[36]。有些肌肉有助于嘴唇抬高，包括提上唇鼻翼肌（levator labii superioris alaeque nasi，LLSAN）、提上唇肌和颧大肌[26]。这些肌肉的过度活动会导致露龈笑，会造成患者美容上的困扰。治疗通常侧重于使 LLSAN 放松，可以通过在双侧鼻唇沟外侧 1cm 处和鼻翼下方深层注射 1～2U 来实现[22]。

Mazzuco 等将露龈笑分为四种不同的亚型，每种亚型最终决定了哪些肌肉需要注射肉毒杆菌毒素。通常有前、后、混合或不对称的露龈笑。有前露龈笑的患者，使用前面提到的 LLSAN 注射点在双侧鼻唇沟各注射 2.5～5U 的 AbobotA。后露

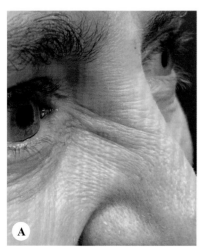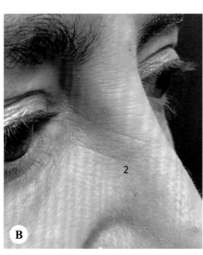

◀ **图 2-8　注射鼻背纹或"兔子线"**
一位女性患者肌肉运动（A）和放松状态（B）。数字表示注射 OnabotA 的量，该注射点位于鼻面沟内侧，尽量减少弥散影响提上唇鼻翼肌，造成不必要的上唇下垂

龈笑双侧鼻唇沟外侧点及耳屏水平颧颊处横向上方约2cm处每点2.5U（共10U）的AbobotA。混合露龈笑与后路患者相同的4个注射点治疗，但剂量减少了50%。不对称微笑也同样用2.5U的AbobotA处理强侧的两个注射点，而对侧只有鼻唇沟一个注射点[36]。无论技术或神经毒素偏好如何，口周区域都应使用较低剂量[22]。

9.嘴角纹 "木偶线"或嘴角纹是由过度活跃的降口角肌（depressor anguli oris，DAO）形成的口角皱褶。DAO是一块较深的扇形肌肉，起源于口腔联合外侧的下颌骨，并向上与口轮匝肌融合。其功能是压低嘴角，因此，注射肉毒杆菌毒素可导致颧肌无拮抗抬高[22, 26]。在每侧口腔连合外侧约1cm下颌骨角上方的DAO中注射2~7U肉毒杆菌毒素（图2-10）[22]。要求患者展示他们的下牙或抿嘴可以很容易看到DAO，并可减少对更内侧的降下唇肌（depressor labii inferioris，DLI）的不必要注射[25, 26]。随着时间的推移，患者经常会有更柔和的静息表情；然而，与口周纹类似，使用多种方式联合治疗效果最好[22]。

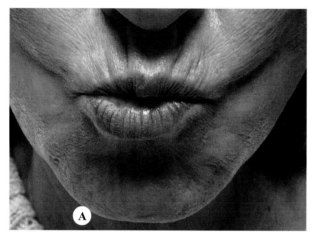
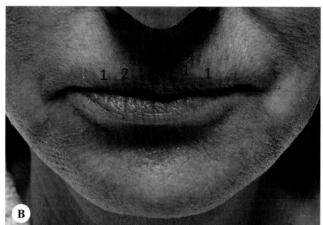

▲ 图2-9 口周纹注射

一位女性患者噘嘴（A）和静止（B）。作者在唇红边界上方的上唇总共注射了5U的OnabotA。请注意，该设计点位和剂量是基于个人的肌肉活动

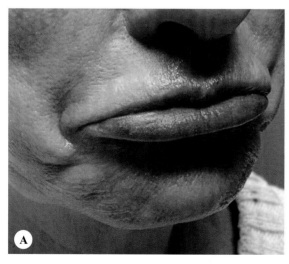
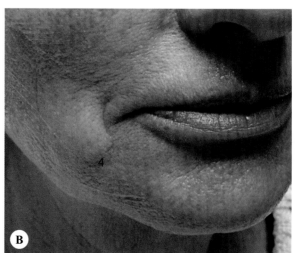

▲ 图2-10 嘴角纹或"木偶线"注射

一位女性患者抿嘴（A）和放松（B）。作者将4U OnabotA注射到每个降口角肌中。更外侧的注射有助于避免对更内侧的降下唇肌产生影响

10. 咬肌肥大　下面部的宽度取决于下颌骨的大小、咬肌的厚度和覆盖的皮下组织的体积[37]。下面部变宽通常与更男性化和不那么年轻的外表相关。女性，尤其是亚裔女性，经常在美容方面被圆润的面部轮廓所困扰，更有可能寻求治疗[30]。注射肉毒杆菌毒素到肥大的咬肌中是一种安全、微创且易实现的治疗选择，具有极高的患者满意度[37]。

咬肌是较大的菱形咀嚼肌，起源于下颌角深处，并进入颧骨上方[26]。要求患者咬紧牙关时，可以更准确地识别这块肌肉。药物应注射在 DAO 的外侧笑肌下方，可以通过从耳垂到口角连线来轻松识别。典型起始剂量为每侧 20～30U，根据肌肉大小注射到咬肌内 3～6 个点。深层和浅层都需要处理[38]。超声测量表明，即使在肌肉张力恢复后，重复使用神经毒素治疗也会由于化学性肌肉去神经化导致目标肌肉体积减小[37]。需要注意的不常见不良反应包括血肿形成、头痛、咀嚼无力、反常肌肉膨胀、不对称的微笑、口干和外侧脸颊凹陷[38]。

11. 颏唇沟　下唇和下颏连接处的水平皱褶称为颏唇沟。较深的颏唇沟可能是由于颏肌过度活跃，这有助于下唇抬高和外翻。两条颏肌起源于下颌骨中线，与口轮匝肌和降下唇肌交叉形成一个 V 形三角[26]。肉毒杆菌毒素注射可弱化这种皱褶，并经常与软组织填充剂联合[22]。通常将 3～5U 的肉毒杆菌毒素注射于颏骨突上方的颏肌下部。应注意颏唇沟附近，因为口轮匝肌或 DLI 减弱会导致口腔运动功能不全。

12. 酒窝下颏　与颏唇沟形成类似，颏肌的过度活动也会导致下颏出现酒窝或"橘皮样"外观，说话时可能会加重[22, 26]。肉毒杆菌毒素注射可以非常有效地软化凹陷的皮肤纹理，并可与软组织填充剂联合使用[22]。与颏唇沟治疗一样，肉毒杆菌毒素应注射到下颏骨突出处的下方和内侧，以尽量减少扩散到周围口轮匝肌或 DLI[22, 25]。总剂量为 5～10U 注射到颏肌层的 1 个或 2 个点并配合充分的按摩[22]。

13. 颈阔肌带　颈部老化的治疗方法在不断发展。已经确定了几种侵入性较小的治疗方法，有望推迟对更昂贵的手术技术（面部提升）的需求。然而，最合适的治疗方案取决于主要的老化特征，从皮肤光老化到皮肤松弛再到肌肉束带[28]。肉毒杆菌毒素注射有助于对抗颈阔肌束带，优化下颌线，减轻颈部横向皱纹[22]。这些特征通常出现在颈阔肌过度活动的情况下，适合用神经毒素治疗。

颈阔肌是薄薄的肌肉，呈扇形分布在颈部和领口区。它下方起源于上胸部的浅表筋膜，向上连接上颌骨，并与包括浅表肌肉腱膜系统（superficial musculoaponeurotic system，SMAS）在内的下面部许多肌肉交叉[26]。

颈阔肌下方有几个重要的解剖结构，包括吞咽肌、喉部和颈屈肌[22, 26]。该区域的治疗通常是安全的，但重要的是了解肉毒杆菌毒素过度弥散的风险，这可能导致颈部无力和吞咽困难[4, 5, 22]。大多数作者建议颈部 OnabotA 给药不超过 75～100U；然而，确实存在病例报道，即使在较低剂量下也曾出现不良事件[22, 39]。需要运用强健颈部肌肉组织的职业，如音乐家或运动员、已经有呼吸或吞咽困难倾向的患者，不适合进行该治疗[22]。

如果颈阔肌带是治疗的要点，典型的起始剂量为 30～60U，在多个注射点之间分配[25]。患者做鬼脸时，颈阔肌带最容易观察。许多患者在中线附近有两个较大的明显条带，而其他患者则在外侧有多个较小的条带。通过拇指和食指抓住更容易处理更大的条带。将条带提离更深的结构时，注射 2～5U 至其表面。通常每条带使用 3 个注射点，间隔 1～2cm，但患者的个体评估是很重要的[22]。

对于颈部横向浅表皱纹的治疗，建议采用稍微不同的方法。沿每条横向颈纹间隔约 1cm 皮内注射 1～2U，然后轻轻按摩[22]。注射应表浅，以尽量减少扩散到更深的解剖结构。每次治疗常规使用 15～20U 的总剂量[22]。颈阔肌带可在同一阶段进行治疗；但是在使用更高剂量时，建议格外小心。总体来说，肉毒杆菌注射改善横向颈纹的效果不如颈部条带。

最后，已出现新的可进一步锐化下颌线肉毒杆菌毒素的注射技术。Nefertiti 提升是以埃及王后 Nefertiti 的名字命名，她被认为拥有完美的下颌轮廓[40]。治疗的重点是沿下颌骨和下方的颈阔肌注射。通过削弱颈阔肌后上部纤维，使下面部的上提肌肉不受阻碍地收紧和上提。为了实施 Nefertiti 提升，沿下颌骨和颈阔肌后束的上方注射 2～3U。在一项研究中，每侧选择 7 个注射点，其中 2 个点放置在一条带中，5 个注射点沿下颌骨从嘴角纹后开始，在下颌角结束。每侧总剂量 15～20U，只出现轻微的不良事件[40]。

六、多汗症的治疗

多汗症（hyperhidrosis，HH）影响着大约 5% 的人口[41]。原发性局灶性多汗症可影响多个不同的身体部位，包括腋窝、手掌、足底、乳房下、腹股沟、头皮和面部[41, 42]。注射肉毒杆菌毒素可以减少出汗，提高生活质量[41]。OnabotA 已经 FDA 批准用于治疗腋窝 HH，但所有的 BoNT-A 产品和 BoNT-B 都可以减少出汗[4, 5]。如前所述，乙酰胆碱的突触前释放被 BoNT-A 和 BoNT-B 所阻断。这不仅发生在神经肌肉接头处，也发生在神经小汗腺交接处[43]。

治疗身体任何部位多汗症的关键是识别所涉及的区域，并在通常位于真皮 - 皮下交界处小汗腺的层次注射肉毒杆菌毒素[42]。注射间隔 1～1.5cm，允许药物扩散[42, 43]。通常使用螺口注射器和 30～31 号的针头。淀粉碘试验是一种简单的比色法来识别出汗区域（图 2-11）[41, 42]。颜色的强度与严重程度无关。拍照记录有助于诊疗过程的完整性。

100U OnabotA 是 FDA 批准用于腋窝 HH 的剂量，其中每侧腋窝注射 50U（表 2-4）[4, 5]。推荐每 100U 用 4ml 生理盐水配制。注射间隔约为 1.5cm，

注射点位数将根据腋窝的大小和淀粉碘试验确定的面积而不同[41, 42]。如果淀粉碘试验为阴性或未进行，则通常对毛发区域进行治疗。效果通常持续 6 个月左右，重复注射的疗效持续时间有所增加[44]。如果持续时间明显缩短，将剂量增加到每侧腋窝 100U，共 200U。

非腋下 HH 多汗症可以用任何一种 BoNT-A 产品来进行说明书外治疗，尽管作者在使用 OnabotA 方面经验最丰富。手掌和脚底会从整个掌面出汗；因此，注射前的淀粉碘试验并无参考价值。但如果患者注射后没有得到足够改善，为了确定哪些区域仍在出汗并且需要局部治疗，那么它可能会很有用。疼痛控制是关键[41-43]。可以在注射前进行神经阻滞，但作者最常用的是冰块和按压（图 2-12）。根据面积大小，剂量为每只手掌或脚掌 100～200U（表 2-4）。间隔 1cm 注射以获得最佳效果。鱼际隆起处需要非常浅表地注射，以帮助减少肌肉影响和潜在的拇指无力[43]。并发症包括疼痛、瘀伤和肌肉无力，特别是拇指，可持续数周至数月[41, 43]。

颅面出汗是另一个常用肉毒杆菌毒素治疗的部位[42]。由于汗液最终会扩散整个到头皮和面部，因而让患者确定从哪里开始出汗是有帮助的。作者最常见到的种类是前额（通常包括额头头皮和太阳穴）、匐行性脱发种类（通常包括前额），或更普遍的出汗。剂量因位置而异（表 2-4）。在治疗前额时，浅表注射将有助于减少肉毒杆菌毒素对肌肉的影响。

无论如何，额肌力量减弱或不对称都可能导致眉毛下垂[42]。味觉性出汗或 Frey 综合征对肉毒杆菌治疗反应很好[42, 46]。进行淀粉碘测试以确定受影响区域并计算必要的剂量[42]。在让患者吃最容易引起出汗的食物之前，应在整个脸颊涂上碘油并撒上淀粉[42]。出汗面积可以从几厘米至 50cm² 以上。作者使用大约 2.5U OnabotA 或等效药物每 1～2cm 浅表注射一次，以避免潜在的面部肌肉影响。有效时间为 6 个月至 3 年[42]。

淀粉碘试验概述

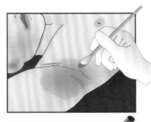

1. 腋下彻底清洁干燥
2. 用碘溶液或聚维酮碘涂抹整个腋下区域，或用预先湿润的 Betadine® 棉签或擦拭棒

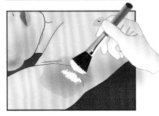

3. 用筛子、化妆棉或化妆刷均匀地擦拭细淀粉。把多余的擦掉

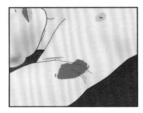

4. 等几分钟（10～15min）。汗液的存在会使混合物变成深蓝紫色，使汗液的位置可辨

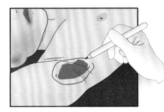

5. 用记号笔标记 / 识别出汗区域的中心点相距 1.5cm 的区域。你会拥有一个网格

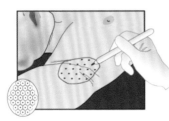

6. 用记号笔勾勒出过度出汗的区域，可能是一个圆圈、椭圆形或"岛屿"形状。擦去多余的淀粉和碘溶液

©2020 Albert Ganss for the International Hyperhidrosis Society

▲ 图 2-11　淀粉碘试验的分步的说明

同样的过程也适用于其他任何治疗区域［经许可转载，引自 Albert Ganss for the International Hyperhidrosis Society (www. SweatHelp.org)］

对于身体的其他部位，如腹股沟、乳房下、下背部和臀部，淀粉碘试验非常有助于勾勒出注射部位和可能需要多少单位（表 2-4）[42]。平均每 1.5cm 使用 2.5U。如果淀粉碘试验为阴性，我们将使用大约 200U OnabotA 或等效药物治疗双侧腹股沟。在腹股沟折痕外侧 4～6cm 和内侧 2～3cm 处进行注射[42]。同样，对乳房皱褶上下的皮肤进行治疗，剂量根据淀粉碘测试结果而不同，但通常左右两侧分别 200～300U 或等效单位。但在我们的治疗中，臀部出汗可能是最多变的，通常涉及臀沟。这个部位淀粉碘测试特别有用。在碘的应用和干燥过程中需要一个助手将臀部分开。如果注射过于靠近直肠肌，可能会发生直肠功能不全和粪便渗漏[42]。

七、肤色改善

医美方法正在不断增多，有无数的产品、设备和治疗方式可供选择。尽管神经调节剂是一种非常流行的治疗工具，但它们并不能解决所有面部老化的问题[28]。软组织填充剂和许多基于激光或光的疗法已与神经调节剂联合使用，以更好地

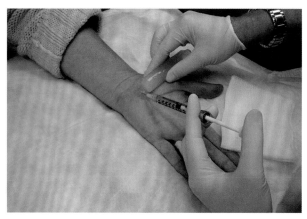

▲ 图 2-12　掌部多汗症肉毒杆菌毒素注射时使用冰块缓解疼痛

冰块以压力施加，并在每次注射前向前推进

解决容积减少和皮肤纹理异常的问题[30]。治疗方式的组合可以提供单一疗法无法实现的协同和更持久的改善[22]。对于静态纹、皮肤松弛度增加和肤色不佳的情况尤其如此。

肤色改善旨在减少汗液和皮脂腺活动，缩小毛孔，改善皮肤质地。部分研究表明，使用稀释的神经毒素与皮内微滴注射技术可以改善皮肤肤色[47-49]。注射到皮内，肌纤维附着在真皮的下表面，允许浅表肌纤维减弱而不完全麻痹，从而产生轻微的皮肤收紧。皮内注射也会导致皮脂腺和汗腺的萎缩，从而使皮肤更光滑、更清洁[47]。

Microtox 是为微滴神经毒素技术创造的术语。在一项研究中，使用 20U OnabotA（0.5ml/100U，2.5ml）和等量的利多卡因加肾上腺素（0.5ml）制备。每支 1ml 注射器预计可给予 100～120 次单独的注射，每次治疗使用 2～3 个注射器。注射至真皮浅层，间隔约 1cm。采用表面麻醉药预处理以减轻疼痛[47]。治疗已经在上面部、中面部、下面

治疗区域	OnabotA 剂量 / 侧（U）	AbobotA 每侧剂量（U）	疼痛控制	特殊注意事项
腋窝	50[a]	150	通常没有必要	不需要剃毛
手掌	100～150	300～450	冰冻，神经阻滞	间隔 1cm 注射，拇指无力
脚掌	150～200	450～600	冰冻，神经阻滞	间隔 1cm 注射，深度随角质层厚度而变化
前额 / 鬓角	总共 100	总共 300	无	前额运动不对称
前额 / 鬓角 + 斑秃	总共 200	总共 600	无	在斑秃中间隔 4～6cm 注射
头皮	总共 300	总共 900	无	间隔 2cm 注射
面部，包含鼻部、上唇、面颊	1～2/cm	2～6/cm	局部麻醉（如需要）	面部肌肉系统及潜在的肌无力
乳房下皱襞	100～150	250～400	无	注射至皱襞上
腹股沟	100	250～300	局部	注入皱襞外侧 4～6cm，内侧 2～3cm
臀部	可变的	可变的	局部	避免注射至直肠周围

表 2-4　肉毒杆菌毒素治疗多汗症的部位

a. 仅美国食品药品管理局批准的多汗症适应证是将 OnabotA 注射入腋窝，每侧注射 50U

部和颈部实施，所有这些治疗都取得良好的效果，患者满意度也很高。神经毒素可单独用于微滴技术或与透明质酸联合使用[49]。

八、并发症

神经毒素一直被证明是安全的门诊手术，并发症发生率极低[22, 25, 30]。幸运的是，通过适当的患者选择、合适的注射技术和对解剖结构充分了解，大多数并发症都可避免。一般来说，大多数不良事件都是轻微和短暂的，发病率持续下降[30]。许多患者关注点是治疗效果，如持续的肌肉活动、出汗或皱纹，因此并不是真正医学意义上的并发症[25]。术前咨询可以帮助设定期望值，并提供机会评估预期和意外结果。放松和运动时的术前照片至关重要，任何主观不良事件都可以与术前照作为基准进行比较（图 2-13）[22, 25]。例如，许多面部不对称在术前照就已存在，但只有在注射神经毒素后患者才会注意到。神经毒素的常见不良反应包括注射部位不适、红斑、瘀伤和暂时性头痛[22, 25, 30, 31]。如前所述，可以在治疗前和治疗过程中使用多种技术来尽量减少疼痛和瘀伤。如果确实出现了瘀伤，使用脉冲染料激光可以加速恢复[50]。

每个治疗区也有其独特的风险，其中许多已经在前面的章节中进行了回顾。简而言之，神经毒素进入上面部的罕见的不良反应包括上睑下垂、复视、眉毛下垂、不自然或飞眉[30, 31]。中面部和下面部注射很少会导致嘴唇下垂、微笑不对称、口干或口腔功能不全（即咀嚼困难、说话困难、流口水等）[22, 30]。颈部区域的治疗很少会导致颈部无力、吞咽困难或呼吸困难[22, 30]。同样，适当剂量和精准定位注射可以大大降低这些罕见严重事件的风险。

上睑下垂是一种罕见的并发症，最常见的原因是毒素通过眶隔扩散引起的上睑提肌麻痹。在眶缘上方至少 1cm 和瞳孔中线内侧注射可以最大限度减少这种风险[25, 30]。如果发生上睑下垂，观察等待是一个合理的选择。一些患者更喜欢使用 α 肾上腺素滴眼液来暂时刺激眼睑 Müller 肌肉收缩来改善[30]。处方强力滴剂是最有效的，包括安普乐定或去氧肾上腺素滴剂。可以使用 Naphcon-A® 或 Lumify® 等非处方药，但作者发现它们效果稍差。

最后，虽然极为罕见，对肉毒杆菌毒素及其非活性成分的严重过敏反应已有报道[4, 5, 8–10, 12]。如果出现反应，应进行对症治疗，并在直接的医疗监督下密切监测。强烈建议避免以后注射同种血清型的肉毒杆菌毒素产品。然而，真正的过敏反应极为罕见，大多数并发症都是由注射引起的。

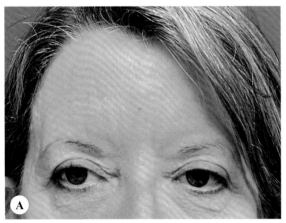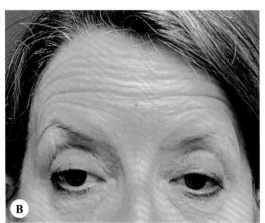

▲ 图 2-13 一位寻求额纹治疗的女性患者
肌肉放松（A）和收缩（B）时的照片。眉毛的高度不对称，放松时眉毛下垂，上睑皮肤松弛。前额未注射肉毒杆菌毒素以防止进一步的上睑下垂。取而代之的是，在眉间和侧眉中注射以优化眉毛高度

九、展望

神经调节剂的未来是令人兴奋和快速发展的。目前的研究表明，肉毒杆菌毒素在各种细胞过程中有许多有趣的生物学行为[6, 7]。其广泛的作用机制表明了许多未来的应用，包括在瘢痕、皮脂产生和紫外线诱导的皮肤色素沉着方面[51-53]。此外，还有集中独特的注射产品即将上市。DaxibotulinumtoxinA、NivobotulinumtoxinA、LetibotulinumtoxinA 和一种新的肉毒杆菌毒素 BotulinumtoxinE 是最有前途的[54]。随着肉毒杆菌毒素在全球推广的力度越来越大，制药公司将被激励开发具有独特优势的产品，以保持竞争力，最终医生和求美者都有更多的选择，治疗方案也将更加多样化。

DaxibotulinumtoxinA（Revance Therapeutics）是一种处于临床开发阶段的新型 BoNT-A，具有延长作用时间达 6 个月的潜力。两项已发表的多中心、随机、双盲、安慰剂对照的 3 期研究（SAKURA1 和 SAKURA2）和一项长期安全性研究（SAKURA3）支持其在眉间纹治疗中的疗效和更长的作用时间。150kDa 的纯化蛋白不含任何辅助蛋白，采用专有的稳定肽配制而成，可使冻干粉末不含人白蛋白，并在配制前在室温下安全保存[55]。DaxibotulinumtoxinA 局部凝胶制剂在鱼尾纹方面取得了令人鼓舞的初步结果；然而，3 期试验结果令人失望，因此停止了开发[56, 57]。

NivobotulinumtoxinA，品牌名称为 Innotox®，目前在韩国上市，是世界上第一个液体 BoNT-A 注射剂。该产品许可证以前由 Medytox 所有，最近被 Allergan 购买[58]。900kDa 蛋白质复合物不含白蛋白或其他动物来源材料，可方便地包装在无菌预装注射器中。美国国内的试验尚未发表，但韩国一项双盲、随机、3 期研究比较了 NivobotulinumtoxinA 和 OnabotA 在治疗眉间纹方面显示出相似的效果[59]。在撰写本文时，Galderma 还在进行临床试验，用一种不含白蛋白和其他动物蛋白的专用液体毒素制剂治疗眉间纹和鱼尾纹[60]。液体配方更便利，延长储存保质期，并最大限度减少配制过程中的任何不一致或污染物。然而，其明显的缺点是不能根据治疗区域或注射偏好来改变稀释度。

LetibotulinumtoxinA（Hugel），品牌名称为 Botulax®，是目前在韩国上市的另一种 BoNT-A。该产品由新菌株 CBFC26 开发而成，由于附加了去除核酸的无酶纯化处理步骤，提示具有更高的质量水平。在美国缺乏研究，但韩国进行的 3 期、双盲、随机临床试验表明，其在治疗眉间纹方面疗效不比 OnabotA 差[61]。

肉毒杆菌毒素 E 与 BoNT-A 有许多相似之处，例如作用的靶点都是 SNAP-25。然而，确实存在细微的药效差异。文献表明，与 BoNT-A 相比，它起效更快，达到峰值活性的时间更短，作用持续时间更短[6]。Ipsen 生产了第一个也是唯一一个重组肉毒杆菌毒素血清型 E 进入临床试验。在欧洲进行的一项小型 1 期随机安慰剂对照研究验证了该产品在注射到健康男性受试者的趾短伸肌时的安全性和耐受性[62]。关于美容适应证的试验尚未进行。

结论

自 1989 年获得批准以来，肉毒杆菌毒素已经彻底改变了医学发展。这些毒素的注射现在被有效地用于大量的医疗和美容适应证。重要的是，这些药物安全、易用、微创且耐受性良好。然而，对面部解剖学的深刻理解和个性化的方法对于实现美观的结果至关重要。随着人们对更年轻外表的渴望不断增加，神经调节剂的使用仍将是许多专业日常实践中的主要内容。新的神经毒素正在继续开发，并有许多令人兴奋的未来应用。

参 考 文 献

[1] Schantz EJ, Johnson EA. Botulinum toxin: the story of its development for the treatment of human disease. *Perspect Biol Med*. 1997;40(3):317–327.

[2] Carruthers JD, Carruthers JA. Treatment of glabellar frown lines with *C. botulinum*-A exotoxin. *J Dermatol Surg Oncol*. 1992;18:17–21.

[3] Carruthers A, Kiene K, Carruthers J. Botulinum A exotoxin use in clinical dermatology. *J Am Acad Dermatol*. 1996;34:788–797.

[4] Allergan Inc. Botox Cosmetic (OnabotulinumtoxinA) [package insert]. US Food and Drug Administration; 2017. Available at https://www.accessdata.fda.gov/drugsatfda_docs/label/2017/103000s5303lbl.pdf. Accessed December 5, 2019.

[5] Allergan Inc. Botox (OnabotulinumtoxinA) [package insert]. US Food and Drug Administration; 2017. Available at https://www.accessdata.fda.gov/drugsatfda_docs/label/2017/103000s5302lbl.pdf. Accessed December 5, 2019.

[6] Peck MW, Smith TJ, Anniballi F, et al. Historical perspectives and guidelines for botulinum neurotoxin subtype nomenclature. *Toxins (Basel)*. 2017;9(1):38.

[7] Huang W, Foster JA, Rogachefsky AS. Pharmacology of botulinum toxin. *J Am Acad Dermatol*. 2000;43:249–259.

[8] Ipsen Biopharmaceuticals and Galderma Laboratories. Dysport (AbobotulinumtoxinA) [package insert]. US Food and Drug Administration; 2016. Available at https://www.accessdata.fda.gov/drugsatfda_docs/label/2016/125274s107lbl.pdf. Accessed December 5, 2019.

[9] Merz Pharmaceuticals. Xeomin (IncobotulinumtoxinA) [package insert]. US Food and Drug Administration; 2018. Available at https://www.accessdata.fda.gov/drugsatfda_docs/label/2018/125360s073lbl.pdf. Accessed December 5, 2019.

[10] Evolus Inc. Jeuveau (PrabotulinumtoxinA-xvfs) [package insert]. US Food and Drug Administration; 2019. Available at https://www.accessdata.fda.gov/drugsatfda_docs/label/2019/761085s000lbl.pdf. Accessed December 5, 2019.

[11] Carruthers A, Sadick N, Brandt F, et al. Evolution of facial aesthetic treatment over five or more years: a retrospective cross-sectional analysis of continuous onabotulinumtoxinA treatment. *Dermatol Surg*. 2015;41(6):693–701.

[12] Solstice Neurosciences. Myobloc (RimabotulinumtoxinB) [package insert]. US Food and Drug Administration; 2019. Available at https://www.accessdata.fda.gov/drugsatfda_docs/label/2019/103846s5190lbl.pdf. Accessed December 5, 2019.

[13] Scaglione F. Conversion ratio between Botox®, Dysport®, and Xeomin® in clinical practice. *Toxins (Basel)*. 2016;8(3):65.

[14] Cheon HI, Jung N, Won CH, Kim BJ, Lee YW. Efficacy and safety of prabotulinumtoxin A and onabotulinumtoxin A for crow's feet: a phase 3, multicenter, randomized, double-blind, split-face study. *Dermatol Surg*. 2019;45(12):1610–1619.

[15] Rzany BJ, Ascher B, Avelar RL, et al. A multicenter, randomized, double-blind, placebo-controlled, single-dose, phase Ⅲ, non-inferiority study comparing prabotulinumtoxinA and onabotulinumtoxinA for the treatment of moderate to severe glabellar lines in adult subjects. *Aesthet Surg J*. 2020;40(4):413–429.

[16] Bentivoglio AR, Del Grande A, Petracca M, et al. Clinical differences between botulinum neurotoxin type A and B. *Toxicon*. 2015;107(pt A):77–84.

[17] Dover JS, Monheit G, Greener M, Pickett A. Botulinum toxin in aesthetic medicine: myths and realities. *Dermatol Surg*. 2018;44(2):249–260.

[18] Trindade de Almeida AR, Marques E, de Almeida J, Cunha T, Boraso R. Pilot study comparing the diffusion of two formulations of botulinum toxin type A in patients with forehead hyperhidrosis. *Dermatol Surg*. 2007;33(1 spec no):S37–S43.

[19] Hexsel D, Brum C, do Prado DZ, Soirefmann M, et al. Field effect of two commercial preparations of botulinum toxin type A: a prospective,double-blind, randomized clinical trial. *J Am Acad Dermatol*. 2012;67:226–232.

[20] Alam M, Dover JS, Arndt KA. Pain associated with injection of botulinum A exotoxin reconstituted using isotonic sodium chloride with and without preservative: a double-blind, randomized controlled trial. *Arch Dermatol*. 2002;138:510–514.

[21] Hexsel DM, De Almeida AT, Rutowitsch M, et al. Multicenter, double-blind study of the efficacy of injections with botulinum toxin type A reconstituted up to six consecutive weeks before application. *Dermatol Surg*. 2003;29(5):523–529; discussion 529.

[22] Carruthers J, Carruthers A. Aesthetic botulinum A toxin in the mid and lower face and neck. *Dermatol Surg*. 2003;29(5):468–476.

[23] Cox SE, Adigun CG. Complications of injectable fillers and neurotoxins. *Dermatol Ther*. 2011;24(6):524–536.

[24] Glogau R, Kane M, Beddingfield F, et al. OnabotulinumtoxinA: a meta-analysis of duration of effect in the treatment of glabellar lines. *Dermatol Surg*. 2012;38(11):1794–1803.

[25] Carruthers J, Fournier N, Kerscher M, et al. The convergence of medicine and neurotoxins: a focus on botulinum toxin type A and its application in aesthetic medicine-a global, evidence-based botulinum toxin consensus education initiative. Part Ⅱ: incorporating botulinum toxin into aesthetic clinical practice. *Dermatol Surg*. 2013;39(3 pt 2):510–525.

[26] Giordano CN, Matarasso SL, Ozog DM. Injectable and topical neurotoxins in dermatology: basic science, anatomy, and therapeutic agents. *J Am Acad Dermatol*. 2017;76(6):1013–1024.

[27] Cook BE Jr, Lucarelli MJ, Lemke BN. Depressor supercilii muscle: anatomy, histology, and cosmetic implications. *Ophthalmic Plast Reconstr Surg*. 2001;17(6):404–411.

[28] Cotofana S, Fratila AA, Schenck TL, et al. The anatomy of the aging face: a review. *Facial Plast Surg*. 2016;32(3):253–260.

[29] Costin BR, Wyszynski PJ, Rubinstein TJ, et al. Frontalis muscle asymmetry and lateral landmarks. *Ophthalmic Plast Reconstr Surg*. 2016;32(1):65–68.

[30] Giordano CN, Matarasso SL, Ozog DM. Injectable and topical neurotoxins in dermatology: indications, adverse events, and controversies. *J Am Acad Dermatol*. 2017;76(6):1027–1042.

[31] Monheit G. Neurotoxins: current concepts in cosmetic use on the face and neck–upper face (glabella, forehead, and crow's feet). *Plast Reconstr Surg*. 2015;136(suppl 5):72S-75S.

[32] Flynn TC, Carruthers JA, Carruthers JA. Botulinum-A toxin treatment of the lower eyelid improves infraorbital rhytides and widens the eye. *Dermatol Surg*. 2001;27(8):703–708.

[33] Ahn MS, Catten M, Maas CS. Temporal brow lift using botulinum toxin A. *Plast Reconstr Surg*. 2000;105(3):1129–1135; discussion 1136–1139.

[34] Tamura BM, Odo MY, Chang B, Cucé LC, Flynn TC. Treatment of nasal wrinkles with botulinum toxin. *Dermatol Surg*. 2005;31(3):271–275.

[35] Redaelli A. Medical rhinoplasty with hyaluronic acid and botulinum toxin A: a very simple and quite effective technique. *J Cosmet Dermatol*. 2008;7(3):210–220.

[36] Mazzuco R, Hexsel D. Gummy smile and botulinum toxin: a new approach based on the gingival exposure area. *J Am Acad Dermatol*.

2010;63(6):1042–1051.

[37] Kim NH, Chung JH, Park RH, Park JB. The use of botulinum toxin type A in aesthetic mandibular contouring. *Plast Reconstr Surg.* 2005;115(3):919–930.

[38] Peng HP, Peng JH. Complications of botulinum toxin injection for masseter hypertrophy: incidence rate from 2036 treatments and summary of causes and preventions. *J Cosmet Dermatol.* 2018;17(1):33–38.

[39] Obagi S, Golubets K. Mild to moderate dysphagia following very low-dose abobotulinumtoxin A for platysmal bands. *J Drugs Dermatol.* 2017;16(9):929–930.

[40] Levy PM. The 'Nefertiti lift': a new technique for specific re-contouring of the jawline. *J Cosmet Laser Ther.* 2007;9(4):249–252.

[41] Nawrocki S, Cha J. Botulinum toxin: pharmacology and injectable administration for the treatment of primary hyperhidrosis. *J Am Acad Dermatol.* 2020;82(4):969–979.

[42] Glaser DA, Galperin TA. Botulinum toxin for hyperhidrosis of areas other than the axillae and palms/soles. *Dermatol Clin.* 2014;32:517–525.

[43] Solomon BA, Hayman R. Botulinum toxin type A therapy for palmar and digital hyperhidrosis. *J Am Acad Dermatol.* 2000;42:1026–1029.

[44] Lecouflet M, Leux C, Fenot M, Celerier P, Maillard H. Duration of efficacy increases with the repetition of botulinum toxin A injections in primary axillary hyperhidrosis: a study in 83 patients. *J Am Acad Dermatol.* 2013;69:960–964.

[45] Kang A, Burns E, Glaser DA. Botulinum toxin A for palmar hyperhidrosis: associated pain, duration, and reasons for discontinuation of therapy. *Dermatol Surg.* 2015;41:297–298.

[46] Tugnoli V, Marchese Ragona R, Eleopra R, et al. The role of gustatory flushing in Frey's syndrome and its treatment with botulinum toxin type A. *Clin Autonom Res.* 2002;12:174–178.

[47] Wu WT. Microbotox of the lower face and neck: evolution of a personal technique and its clinical effects. *Plast Reconstr Surg.* 2015;136(suppl 5):92S-100S.

[48] Cao Y, Yang JP, Zhu XG, et al. A comparative in vivo study on three treatment approaches to applying topical botulinum toxin A for crow's feet. *Biomed Res Int.* 2018;2018:6235742.

[49] Kim J. Clinical effects on skin texture and hydration of the face using microbotox and microhyaluronicacid. *Plast Reconstr Surg Glob Open.* 2018;6(11):e1935.

[50] Mayo TT, Khan F, Hunt C, Fleming K, Markus R. Comparative study on bruise reduction treatments after bruise induction using the pulsed dye laser. *Dermatol Surg.* 2013;39(10):1459–1464.

[51] Jung JA, Kim BJ, Kim MS, et al. Protective effect of botulinum toxin against ultraviolet-induced skin pigmentation. *Plast Reconstr Surg.* 2019;144(2):347–356.

[52] Sayed KS, Hegazy R, Gawdat HI, et al. The efficacy of intradermal injections of botulinum toxin in the management of enlarged facial pores and seborrhea: a split face-controlled study. *J Dermatolog Treat.* 2020:1–7. [Epub ahead of print]

[53] Xiao Z, Qu G. Effects of botulinum toxin type A on collagen deposition in hypertrophic scars. *Molecules.* 2012;17(2):2169–2177.

[54] Hanna E, Pon K. Updates on botulinum neurotoxins in dermatology. *Am J Clin Dermatol.* 2020;21(2):157–162. doi:10.1007/s40257–019–00482–2.

[55] Bertucci V, Solish N, Kaufman-Janette J, et al. Daxibotulinumtoxin A for injection has a prolonged duration of response in the treatment of glabellar lines: pooled data from two multicenter, randomized, double-blind, placebo-controlled, phase 3 studies (SAKURA 1 and SAKURA 2). *J Am Acad Dermatol.* 2020;82(4):838–845.

[56] Glogau R, Blitzer A, Brandt F, et al. Results of a randomized, double-blind, placebo-controlled study to evaluate the efficacy and safety of a botulinum toxin type A topical gel for the treatment of moderate-to-severe lateral canthal lines. *J Drugs Dermatol.* 2012;11(1):38–45.

[57] TCampbell,. Why Revance Therapeutics is Crashing 23% Today. Available at https://www.fol.com/investing/2017/04/12/investors-in-veeva-systems-cant-miss-this.aspx. Accessed December 10, 2019.

[58] Allergan. *Allergan Highlights Key Growth Drivers for Medical Aesthetics.* PR Newswire: Press Release Distribution, Targeting, Monitoring and Marketing; 2018. Available at https://www.prnewswire.com/news-releases/allergan-highlights-key-growth-drivers-for-medical-aesthetics-300713038.html. Accessed December 10, 2019.

[59] Kim JE, Song EJ, Choi GS, et al. The efficacy and safety of liquid-type botulinum toxin type A for the management of moderate to severe glabellar frown lines. *Plast Reconstr Surg.* 2015;135(3):732–41.

[60] Galderma. Long-Term Treatment of Moderate to Severe Glabellar Lines and Lateral Canthal Lines (READY-4); 2020. Available at https://clinicaltrials.gov/ct2/show/NCT04225260?term=QM1114&draw=2&rank=1. Accessed February 23, 2020.

[61] Kim BJ, Kwon HH, Park SY, et al. Double-blind, randomized non-inferiority trial of a novel botulinum toxin A processed from the strain CBFC26, compared with onabotulinumtoxin A in the treatment of glabellar lines. *J Eur Acad Dermatol Venereol.* 2014;28(12):1761–1767.

[62] Pons L, Vilain C, Volteau M, et al. Safety and pharmacodynamics of a novel recombinant botulinum toxin E (rBoNT-E): results of a phase 1 study in healthy male subjects compared with abobotulinumtoxinA (Dysport®). *J Neurol Sci.* 2019;407:116516.

第3章　软组织填充术
Soft Tissue Augmentation

Samantha L. Schneider　Hema Sundaram　M. Laurin Council　著

本章重点

- 软组织填充术是目前美国第二大常见的微创美容手术。
- 许多软组织填充剂来源广泛，但最常用的产品是由透明质酸制成。
- 软组织填充术最常在面部进行，其他解剖位置包括手背和生殖器。
- 常见的不良事件包括水肿和瘀斑。严重的不良事件包括血管栓塞，导致组织坏死、失明和中枢神经系统后遗症。
- 对解剖学深入了解和注射的适当培训对于预防并发症和实现最大化美学效果至关重要。

美容医学在美国和全世界范围内持续增长。患者对微创手术越来越感兴趣，如用填充剂填充软组织，已被证实可以改善患者的社会心理状态[1]。2011年，美国人在选择性外科和非手术治疗上花费了104亿美元[1]，软组织填充剂是仅次于肉毒杆菌毒素的第二种最常见的微创手术[2]。医生对软组织填充剂的使用从2007年的130万次增加到2017年的270万次，增加了1倍多[3]。2000—2017年，每年执行的数量增长了300%以上[4]。所有这些统计数据表明填充剂在皮肤科治疗中的重要性。

一、历史

近1个世纪以来，求美者一直对软组织填充术感兴趣。早在20世纪初，临床医生就开始使用脂肪移植来增容；然而，与我们现在使用的软组织填充剂相比，它的存活有限，并且是一种更具侵入性的手术。这些局限性促进了对其他软组织填充术的研究，以致在20世纪50年代使用可注射液态硅胶产品[5]。对于早期的可注射液态硅胶产品，存在纯度不高和肉芽肿的形成、异物反应、产品排异从皮肤溢出等问题[6]。由于这些不良事件，美国FDA在20世纪60年代禁止销售用于美容目的的可注射液态硅胶[5]。这些问题促使人们寻找其他可注射产品，并最终在20世纪70年代第一种可注射的胶原蛋白问世[6]，即牛胶原蛋白。然而，它只是昙花一现。除此之外，在使用牛胶原蛋白填充剂之前，还需要进行皮试，以确定没有过敏反应。这些问题导致在20世纪90年代和21世纪00年代初开发了其他软组织填充剂，包括一些透明质填充剂[6]。

二、流变学和生物物理性质

为了选择合适的软组织填充产品以满足特定患者的需求，了解产品的物理特性非常重要。流变学是研究材料在机械应力下如何流动和变形的一门科学，最终有助于医生了解某些软组织填充剂的物理特征[7]。其中包括当今可用于医美用途的许多填充材料，特别是透明质酸（hyaluronic acid，HA）和羟基磷灰石钙（calcium hydroxylapatite，CaHA）。有四个主要参数，即G、黏度、G^*、Tanδ及产品的内聚力。

G'（弹性模量）是产品弹性性能的量度，它量化了材料在承受外力时恢复其初始形状的能力[7]。G'的另一种解释是，它代表填充材料皮肤内注射后抵抗变形的能力[8]。G'通常与产品中存在的透明质酸交联量有关，交联越多，G'值越高[9]。高G'产品有助于提升和丰盈，尤其适用于注射入皮下肌肉活动水平较高的区域，因为它们能更有效地抵抗变形[10, 11]。较高G'的产品在鼻唇沟、上面颊、鼻背和下颏等需要产品塑形的区域可能很有价值[12]。较低G'的柔软材料不太耐变形，在泪沟和嘴唇等皮肤较薄的活动区域可能会提供更柔软的感觉[12]。G''（黏度模量）是填充剂黏度的测量[10]。黏度也可以作为复合黏度测量，它决定了产品在组织中的铺展程度及其在注射过程中的流动阻力（挤压力）。较高黏度的产品会停留在注射局部区域，而较低黏度产品更容易扩散[9, 10]。G^*（复合模量）是指填充材料的黏弹性。它衡量的是储存量与消耗量相对应的指标[13]。G^*越高的填充材料代表越硬，应注入更深[13]。Tanδ是产品黏度与弹性的比值，描述的是填充材料的流动性（与黏度有关）和弹性之间的平衡[13]。最后，内聚性指填充凝胶的固相和液相保持在一起的能力[14, 15]。透明质酸填充剂的固相与液相之间的亲和力可能有助于其空间三维组织扩张，而不是单独向外的组织扩张[12]。记住这些概念可以让医生根据注射位置和患者的目标选择最合适的产品。

三、填充剂

目前市场上有许多软组织填充的选择，包括透明质酸、聚左旋乳酸（poly-L-lactic acid，PLLA）、羟基磷灰石和永久填充剂，例如聚甲基丙烯酸甲酯（poly-methymethacrylate，PMMA）。表3-1全面概述了在美国市场上可用的产品及其FDA适应证[16-19]。

1. 透明质酸　透明质酸产品于2003年在美国首次获批使用[6]。黏多糖在体内自然存在以提供支架和组织容量。随着年龄增长和紫外线辐射增加，患者的天然HA会降低。包括脂肪在内所有的硬组织和软组织也会丢失，这促使临床医生补充软组织面部填充剂[20]。患者由于骨骼、脂肪、其他皮下和皮肤成分的损失而导致面部体积减小，从而导致面部线条和凹陷加重。

HA填充材料可自行恢复体积，并可能刺激新的胶原蛋白和弹性蛋白的合成。HA填充剂的丰盈主要依赖于它们在水中吸收高达其分子量1000倍的内在能力，从而允许水合而增加组织体积[20]。它们是由单糖D-葡糖醛酸和N-乙酰基-D-葡糖胺的交替残基组成的多糖[6, 7]。链球菌发酵工艺用于开发大多数HA填充剂[6]。由于HA填充剂不含任何蛋白质成分，因此注射到患者体内时通常很少或没有免疫反应[20, 21]。

非交联HA在皮肤中的半衰期较短，为1～2天[20]。HA填充材料具有不同程度的交联以减缓其降解[20]。一些市售产品使用1，4-丁二醇二缩水甘油醚（1, 4-butanediol diglycidyl ether，BDDE）作为交联剂[20]。

了解各种HA填充材料的特性，医生可以为每个患者选择最合适的产品。为了创建支撑体积容量的支架网络，许多产品具有低分子量和高分子量HA的组合。较高HA分子量的产品具有较硬的稠度，并在组织中维持时间更长。较高分子量HA允许更大的提升。交联较少的产品更容易注射到患者体内，但可能降解得更快。较新的HA制造方法可以在减少交联的同时保持持久性。如前所述，HA填充剂依赖于吸水性来产生最大体积。因此，在填充剂注射后的数天和数周内体积可能会增加[20]。在治疗过程中考虑这一点非常重要，以免患者填充量过大。

表 3-1 美国市售的填充剂

商品名称	公司	FDA 批准年份	组 成	麻 醉	交 联	美国 FDA 适应证
Bellafill®（以前称 Artefill）	Suneva Medical Inc.	2015（2006 年批准审批）	20%PMMA 微球，3.5% 的牛胶原蛋白	0.3% 利多卡因	N/A	ᵃ 矫正鼻唇沟和面颊中重度萎缩性痤疮瘢痕
Belotero Balance®	Merz Pharmaceuticals	2011	22.5mg/ml HA	无	BDDE 交联黏聚多密度 HA	ᵃ 注射到面部组织以抚平皱纹和褶皱，特别是鼻子和口周（如鼻唇沟）
Juvéderm®Ultra™	Allergan	2006	24mg/ml HA	无	BDDE 交联 HylacrossHA	ᵃ 中度至重度的面部皱纹和褶皱
Juvéderm® Ultra Plus™	Allergan	2006	24mg/ml HA	无	BDDE 交联 HylacrossHA	ᵃ 中度至重度的面部皱纹和褶皱
Juvéderm® Ultra Plus XC™	Allergan	2010	24mg/ml HA	0.3% 利多卡因	BDDE 交联 HylacrossHA	ᵃ 中度至重度的面部皱纹和褶皱
Juvéderm® UltraXC™	Allergan	2010	24mg/ml HA	0.3% 利多卡因	BDDE 交联 HylacrossHA	ᵃ 中度至重度的面部皱纹和褶皱
Juvéderm®Volbella XC™	Allergan	2016	15mg/ml HA	0.3% 利多卡因	BDDE 交联 VycrossHA	ᵃ 口周纹　ᵃ 丰唇
Juvéderm®Vollure XC™	Allergan	2017	17.5mg/ml HA	0.3% 利多卡因	BDDE 交联 VycrossHA	ᵃ 注射到真皮中至深层以治疗中到重度面部皱纹和褶皱（即 NLF）
Juvéderm®Voluma™XC	Allergan	2013	20mg/ml HA	0.3% 利多卡因	BDDE 交联 VycrossHA	ᵃ 深层 [皮下和（或）骨膜上] 注射治疗年龄相关中面部容量不足致面颊增大
Radiesse®	Merz Pharmaceuticals	2006（2015 年批准审批）	羟基灰石钙	无	N/A	ᵃ 皮下注射治疗中度至重度面部皱纹和褶皱（如 NLF）
Radiesse®（+）	Merz Pharmaceuticals	2015	羟基磷灰石钙	0.3% 利多卡因	N/A	ᵃHIV 阳性患者的脂肪萎缩　ᵃ 双手背侧
Restylane®	Galderma Laboratories, L.P.	2011（2003 年批准审批）	20mg/ml HA	无	BDDE 交联 NASHA	ᵃ 丰唇
Restylane-L®	Galderma Laboratories, L.P.	2012	20mg/ml HA	0.3% 利多卡因	BDDE 交联 NASHA	ᵃ 真皮中深层注射针对中至重度面部皱纹 / 褶皱（NLF）　ᵃ 丰唇
Restylane®Defyne	Galderma Laboratories, L.P.	2016	20mg/ml HA	3mg/ml 利多卡因	BDDE 交联 XpresHAnHA	ᵃ 注射到真皮中至深层治疗中度至重度面部皱纹和褶皱（如 NLF）

（续表）

表 3-1　美国市售的填充剂

商品名称	公 司	FDA 批准年份	组 成	麻 醉	交 联	美国 FDA 适应证
Restylane® 含利多卡因（以前称 Perlane）	Galderma Laboratories, L.P.	2018	20mg/ml HA	0.3% 利多卡因	BDDE 交联 NASHA	ᵃ 注射真皮深层至皮下浅层治疗中度至重度面部皱褶和皱纹（即 NLF），皮下至骨膜上注射以填充面颊、矫正年龄相关的面部中部轮廓缺陷　ᵃ 注射到手背皮下以纠正容量不足
Restylane® Refyne	Galderma Laboratories, L.P.	2016	20mg/ml HA	3mg/ml 利多卡因	BDDE 交联 XpresHAn HA	ᵃ 注射到真皮中至深层治疗中重度面部皱纹和皱褶（如 NLF）
Restylane® Silk	Galderma Laboratories, L.P.	2014	20mg/ml HA	0.3% 利多卡因	BDDE 交联 NASHA	ᵃ 丰唇　ᵃ 口周纹
Restylane® Kysse	Galderma Laboratories, L.P.	2020	20mg/ml HA	3mg/ml 利多卡因	BDDE 交联 XpresHAn HA	ᵃ 21 岁以上成人的唇及口周纹
RHA2®	Teoxane SA/Revance Therapeutics	2017	23mg/g	0.3% 利多卡因	BDDE 交联弹性体 HA	ᵃ 真皮中深部矫正中重度动态面部皱纹和皱褶，如鼻唇沟
RHA3®	Teoxane SA/Revance Therapeutics	2017	23mg/g	0.3% 利多卡因	BDDE 交联弹性体 HA	ᵃ 真皮中深层注射矫正中重度动态面部皱纹和皱褶，如鼻唇沟
RHA4®	Teoxane SA/Revance Therapeutics	2017	23mg/g	0.3% 利多卡因	BDDE 交联弹性体 HA	ᵃ 真皮深层至浅层注射以矫正中度至重度动态的面部皱纹和皱褶，如鼻唇沟
Revanesse® Versa	Prollenium Medical Techologies	2017	22～28mg/ml	无	BDDE 交联	ᵃ 注射到真皮中至深层以矫正中度至重度面部皱纹和皱褶，如鼻唇沟
Revanesse® Versa（+）	Prollenium Medical Techologies	2018	22～28mg/ml	0.3% 利多卡因	BDDE 交联	ᵃ 针对面部皱纹的浅层到深层轮廓修饰
Sculptra® Aesthetic	Galderma Laboratories, L.P.	2009（2004 年批准为 Sculptra 治疗 HIV 脂肪萎缩）	367.5mg PLLA（每瓶）	无	N/A	ᵃ HIV 阳性患者的脂肪萎缩

BDDE. 1, 4-丁二醇二缩水甘油醚；HA. 透明质酸；NASHA. 非动物稳定透明质酸；NLF. 鼻唇沟；PLLA. 聚左旋乳酸。
a. 所有均已获得美国 FDA 批准，适用于 >21 岁的患者

HA 产品用途广泛，可用于大多数解剖部位。它们具有很高的延展性，临床医生有时会在注射后立即塑形填充剂，以优化外观并减少结节[20]。较软、黏性较低的 HA 产品可用于唇部、泪沟和浅表皱纹，而较硬、较黏稠的 HA 产品则用于面颊和太阳穴等深层体积损失的区域[7, 13]。大多数 HA 产品已获得 FDA 批准用于矫正鼻唇沟。由于产品种类繁多，许多供应商开发了一种以患者为中心、多层次注射的方法，各种产品被分层使用，以提供最佳的美容效果。使用这种技术，更高 G′、更黏稠的产品被放置得更深以获得最大体积，而细纹则用更低 G′、更低黏度的产品表浅注射[12]。维持 6～18 个月或更长时间，具体取决于产品及其植入位置[6, 7, 22]。HA 产品还具有在不同剂量透明质酸酶作用下可逆的优势[23-26]。

2. 聚左旋乳酸　PLLA 最初由法国化学家在 20 世纪 50 年代研发[5]，并最终于 2004 年获得了 FDA 认证[6, 27]。它是一种合成聚合物，呈粉末状，在注射前 48～72h 使用无菌水进行配制。注射后颗粒沉入皮下组织，而水被人体吸收[7, 28]。皮下组织中的颗粒被视为类 PMMA 的小异物，可诱导纤维化和胶原形成[5-7, 28]。因而当水再吸收时，患者最初会随着水的吸收而失去一些容量体积，然后在接下来的几个月中通过胶原增生而获得更多的体积。在进行注射时，牢记这一点非常重要[7, 28]。在注射 PLLA 悬浮液时，避免堵塞针头的方法包括使用 25 号或更粗的针头，使用比包装说明书推荐的更大剂量的溶液，于注射前 48～72h 配置产品，并在注射前彻底重新再混合悬浮液进行注射[7, 28]。

PLLA 被注射到皮下组织中[7]。它首先被 FDA 批准用于 HIV 脂肪萎缩患者，在皮肤厚度、信心、自我认知和生活质量方面有所改善，并减少了焦虑和抑郁[5, 6, 29]。对于美容患者，PLLA 最常用于面颊，但也可用于其他面部区域[6]。在 FDA 批准用于 HIV 脂肪萎缩后，其适应证扩大到包括浅至深的鼻唇沟皱纹和其他面部皱纹，这些皱

纹适合于深部真皮网格注射[27]。患者通常需要进行间隔 4～8 周的三次注射[5, 7, 28]。PLLA 的持续时间平均为 18～24 个月[5, 6, 28, 29]，尽管有些报道长达 3 年[29]。

PLLA 具有迟发性结节等潜在不良反应，这就是为什么许多临床医生认为该产品禁用于嘴唇和泪沟[5, 6]。随着使用更大的复配体积、在注射前 48～72h 配制、在注射前充分混匀，结节的发生率显著降低[29]。此外，一些临床医生建议患者每天按摩注射部位 5 次，持续 5 天，以防止结节形成[5, 7, 28, 30]。其他临床医生建议仅在注射当天进行按摩[28]。没有客观证据支持按摩是预防结节的有效方法[30]。

3. 羟基磷灰石钙　CaHA 是骨骼的一种天然成分，现在也用作商业填充剂[5, 7]。与 PMMA 和 PLLA 类似，CaHA 是在由羧甲基纤维素钠组成的中性凝胶基质中 30% 浓度的合成 CaHA 小球（直径 25～45μm），注射后可吸收[6, 7]。凝胶被吸收后，微球留在组织中并刺激胶原蛋白的形成[5, 6]。随着时间的推移，身体将微球分解成钙和磷酸盐，并由身体排出[5, 6]。

通常使用 27 号的针头或钝针[6, 31]将 CaHA 注射到深层皮下组织中[7]。CaHA 现在已获 FDA 批准，含或不含 0.3% 利多卡因，可用于 HIV 脂肪萎缩患者[6, 32-34]，以及皮下注射改善中度面部皱纹和褶皱（如鼻唇沟）[33]。2015 年，CaHA 成为第一个 FDA 批准的手背填充剂[5, 6, 33, 35]。它可用于下颏、下颌线、鼻唇沟、木偶线和中面部、萎缩性瘢痕填充与治疗。有些医生喜欢在注射手、面部或其他区域时将 CaHA 与利多卡因悬浮液和（或）生理盐水混合，以降低其 G′ 和黏度，使其更柔软、更易铺展。CaHA 可形成皮下结节，因此避免注射到嘴唇和泪沟。由于没有逆转剂，结节可通过生理盐水或利多卡因分散或手术切除来解决[5-7, 10]。Robinson 在一项概念验证研究中报道，病灶内局部使用硫代硫酸钠、偏亚硫酸钠，或两者的结合可能会溶解猪尸体皮肤样本中的 CaHA 填充剂[36]。

Rullan 等将这些概念应用于 2 例病例，并证明了病灶内硫代硫酸钠在体内溶解 CaHA 结节的效用[37]。CaHA 持久性通常为 1～2 年，具体取决于注射部位[5-7, 32]。CaHA 在 X 线和 CT 图像上呈不透射线外观，因为它是由骨骼的成分组成[7]。

4. 脂肪移植 / 自体填充剂　自 20 世纪初以来，自体脂肪移植一直是软组织增容的一种选择。脂肪移植的工作原理是，从患者身上采集的一些脂肪细胞在移植后存活并在受体部位进行血管重建。据推测，其中一些脂肪细胞被移植了多能干细胞，这些干细胞一旦到位就可以分化成额外的脂肪细胞。最为成功的脂肪移植技术是注射均匀的小颗粒脂肪（例如纳米脂肪）以提高单个细胞获得足够的血液供应机会。自体脂肪移植具有成本效益高、可有效填充更大体积区域、在正确操作时可显著改善组织质量的优点。然而，它要求患者有可以获取的足量脂肪，以及他们同意接受这种手术[6]。脂肪移植适用于包括鼻唇沟、面颊、木偶线、手、下颌线和下颏在内的区域。它可以持续 1 年或更长时间，具体取决于患者、治疗部位、获取脂肪和进行注射的技术[38]。

5. 永久性填充材料　PMMA 是 FDA 于 2006 年批准用于软组织增强的一种永久性填充剂[7]。市售制剂由 20%PMMA 的混合物组成微球悬浮在 3.5% 牛胶原蛋白和 0.3% 利多卡因中。微球直径为 30～50μm[5-7, 39]。由于该产品悬浮在牛胶原蛋白中，注射前至少需要提前 4 周进行皮试，以排除过敏[5, 6]。皮试在前臂上进行，并随产品提供皮试注射器。阳性反应被认为是在植入后立即出现并持续超过 24h，或在注射过敏原后出现超过 24h 的任何程度的红斑、硬结、压痛或肿胀，伴有或不伴有相关的瘙痒。阳性反应是使用本产品的禁忌证。在 4 周的观察期内的任何时间点出现可疑的反应（即无局部皮肤反应，但可能出现全身症状，如关节痛或肌痛），则需要对另一侧臂进行额外的测试。两项可疑的反应也是使用本产品的禁忌证[5]。PMMA 产品已获得 FDA 批准用于鼻唇沟、中度至重度萎缩性面部痤疮瘢痕。所有其他应用将被视为超范围使用[5, 6, 39-41]。PMMA 禁用于唇部软组织填充[6]。

该产品注射后，牛胶原蛋白在 1 个月内被吸收。产品在组织中的存续是由聚合物微球周围发生的纤维化决定的。PMMA 的微球太大，不利于巨噬细胞吞噬，因此它们留在组织中为胶原生成提供来源。这个过程会导致长期或永久的容量增加[5, 6]。为了获得最佳效果，患者需要间隔 8～16 周的 2～3 次治疗[6]。

非 FDA 批准的用于"永久性"或长效软组织增强的产品包括可注射液体硅胶，这是一组硅元素异质聚合物[5]。市场上有两种液体硅胶产品经 FDA 批准用于视网膜脱离，但不适用于软组织增强[5]。最初，可注射硅胶不是一种纯产品，被认为是肉芽肿、异物反应和产品排出的原因。如果注射硅胶，建议使用微滴注射技术而不是推注，以尽量减少这些不良反应[6]。此外，微滴注射被认为有助于填充剂的持久性，因为在产品液滴周围会诱发纤维化[6]。

四、注射技术

临床医生采用多种技术将填充产品精确地放置到需要的位置。所有注射都应小心进行，在推杆上缓慢均匀地推注，以避免过高的挤压力和团块注射。此外，临床医生必须考虑是顺行或逆行方式注射产品。这些技术通常在同一患者和同一区域结合使用，以达到预期的效果。

1. 顺行注射　当临床医生在组织中进针的同时注射产品，这是顺行注射。目的是使填充产品在针头前面流动并分离组织[6, 16]。顺行注射的优点包括，理论上减少了使用针头进行注射时的组织创伤量，因为它是通过填充产品进行组织分离，而不是针头产生轨迹[16]。

2. 逆行注射　与顺行注射相反，逆行注射是指当针头或钝针从组织中形成的通道中抽出时注射填充产品。这项技术的优点是，它可以更精确放置填充剂。此外，由于填充材料被注射到预制的通道中，推注所需的压力较小[16]。

3. 线性穿刺　线性穿刺是将注射器针头以锐角（即<90°）插入皮肤，并在皮下横向推进针头或钝针的方法。一旦针头或钝针就位，临床医生可以选择顺行或逆行方式注射产品。线性穿刺的优点包括注射点更少和填充材料输送更均匀。此外，由于插入皮肤的次数更少，因此皮肤意外注射的风险可能更低[6, 16]。

4. 连续穿刺　顾名思义，连续穿刺需要临床医生进行多个注射点，每个点都注射少量的填充剂。该技术不依赖于针在组织中的任何横向移动。它创伤更小，因为针不会纵向穿过组织。产品注射也有相当高的精确度，这对于较小的缺陷特别有用[6, 16]。

5. 交叉注射　交叉注射技术先进行平行的线性填充，然后是垂直的线性填充。这种技术最适用于较大的区域和(或)有深层软组织缺陷的区域，例如面颊。通常，注射可以通过扇形运针而不是多次插入来最大限度地减少对组织的创伤[6, 16]。

6. 团块注射　通过团块注射，医生将填充剂注入缺损中心深处。拔针后，用手将产品塑成适当的形状，以达到预期的效果。该技术已用于有较深软组织缺陷的较大区域，例如面颊。尽管针头插入的最小化限制了瘀伤和疼痛，但产品的成型可能会让患者感到不舒服，并可能导致瘀伤[6, 16]。目前强调避免大剂量推注，因为这可能会增加结节和血管并发症的风险。

五、解剖学考虑

使用填充剂治疗患者时，美容咨询至关重要。确定患者的担忧及他们希望改善的区域至关重要。注射前和注射后的照片也非常有助于展示改善和结果。此外，在咨询期间，临床医生应记住，可能需要多种产品才能达到患者的预期结果。注射物可能需要更高 G′、更黏稠的产品来帮助减少体积损失，也可能需要较低 G′、黏性低的产品以用于更表浅的皱纹。这对于向患者解释在效果和成本方面的管理期望非常重要[16]。

1. 上面部　上面部的软组织增容包括眉部、前额和太阳穴。由于潜在的解剖结构，眉间被认为是血管并发症的高风险区域；然而，了解面部解剖结构并利用良好的注射技术可以获得有意义的结果。在眉间和前额，从浅到深的组织平面依次为表皮、真皮、皮下组织、浅筋膜、肌肉、帽状腱膜下疏松结缔组织、骨膜和骨[42]。眶上神经血管束通过眶上孔从颅骨出来，眶上孔通常位于距中线 2.7cm 处，位于眶骨上缘内侧 1/3 和外侧 2/3 的交界处（图 3-1）[42]。此外，滑车上神经是额神经的一个分支，位于眶上神经的内侧，通常在距离中线 1.7cm 处[42]（图 3-2）。眶上动脉和滑车上动脉是眼动脉的分支，都与它们成对的神经一起出现。由于这些血管是眼动脉的分支，如果发生意外的血管内注射，则存在填充剂栓子在血管内逆行流动的担忧，最终可能会导致失明。重要的是，在骨膜和帽状腱膜之间有一个相对安全的区域，这应该是在该区域进行深部注射时的目标平面[20]。

Carruthers 等建议在眉间和双侧眉毛处使用三个注射点。这个区域最容易使用钝针进行软组织填充。在注射过程中将皮肤从骨膜上提起以避开下面的滑车上动脉和眶上动脉。将钝针或锐针插入帽状腱膜下疏松平面，并进行逆行或顺行推注，注射后调整产品成型[43]。

填充额头时，眉上凹陷是一个值得注意的区域。下缘是额骨的眉嵴，上缘是额骨隆起，横向可以延伸到颞部。由于潜在的解剖结构，重要的是不能注射太靠内侧以避免碰到眶上神经。使用钝针可以降低这种风险。建议距眶上切迹和眶上孔的预期位置至少 1cm，通常位于中线外 2.7cm 处[42, 44]。除了靠近眶上孔的位置注射在皮下较浅的平面，其他部位注射都应深入至帽状腱膜脂肪垫（图 3-3）[44]。建议逆行注射，注射后按摩以塑型（图 3-4）[42, 44]。

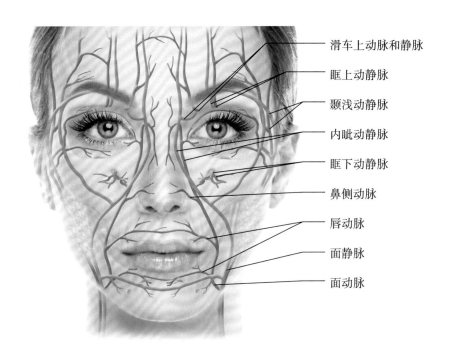

◀ 图 3-1　面部血管

滑车上动脉和静脉

眶上动静脉

颞浅动静脉

内眦动静脉

眶下动静脉

鼻侧动脉

唇动脉

面静脉

面动脉

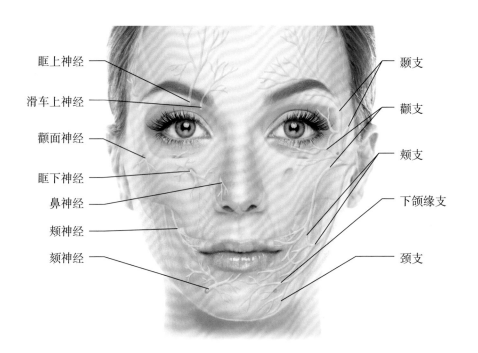

◀ 图 3-2　面部神经

眶上神经

滑车上神经

颧面神经

眶下神经

鼻神经

颊神经

颏神经

颞支

颧支

颊支

下颌缘支

颈支

与眉毛一样，在填充太阳穴区域时，将皮肤捏起有助于划定正确的填充平面[44]。当考虑在颞区注射时，有三个理想的目标平面：骨上、颞深筋膜上和皮下。这些平面避开了重要的颞浅动脉和静脉，以及走行于颞浅筋膜内的面神经额支。如果在皮下平面或颞深筋膜上注射，应使用钝针[20]。颞区

的所有注射都应该在一定的范围内，眉毛外侧尾部的颞融合线代表上内侧边界，颧弓上方 1.5cm 为下边界。注射物应保持在眶缘之外[20]。

2. 中面部　中面部包括泪沟、面颊、鼻唇沟和鼻部。较厚、生理上较年轻皮肤的泪沟畸形可以用更高 G′ 和更高黏性的产品解决；较薄较年长

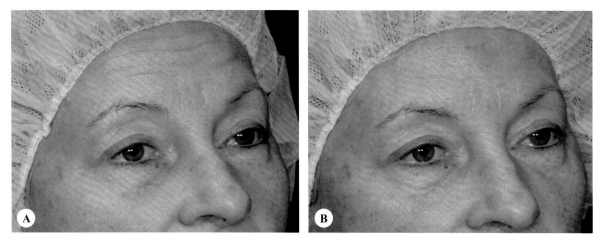

▲ 图 3-3　一名 62 岁女性在眉间和前额 0.9ml 采用交联透明质酸填充皱纹

注射前（A）和注射后（B）。采用真皮内逆向注射技术。注射前照片显示由于年龄相关的上眼睑下垂的双边、部分补偿引起眉毛静止位置升高。治疗后，额头皱纹得到改善，眉毛有更自然的静止位置，眼睑下垂也没有恶化（图片由 Hema Sundaram, MD 提供）

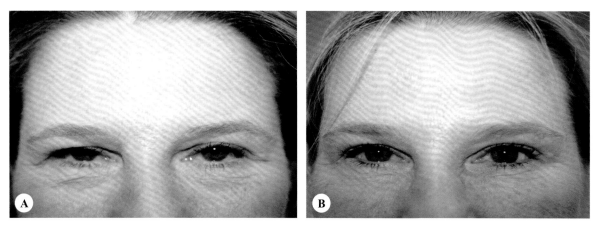

▲ 图 3-4　一名 56 岁女性，在泪沟和眉毛注射 2ml 小颗粒非动物稳定透明质酸（NASHA），1ml 高 G′、高黏度大颗粒透明质酸填充中面部

注射前（A）和注射后（B）。骨膜上和皮下逆向注射。A 型肉毒杆菌毒素同时注射到外侧和内侧降眉肌用于提眉，以及睑前的眼轮匝肌用于睁眼，外眦区和眉间也有注射（图片由 Hema Sundaram, MD 提供）

的皮肤注射后发生结节和丁达尔效应（瑞利散射）的风险更大。有几种技术可以解决这一区域的体积损失，包括使用钝针的线性注射。由于注射点较少，这种技术可以最大限度减少瘀伤[16]。连续穿刺是该区域的另一种有效技术，将填充剂微滴注射在眼轮匝肌下脂肪垫中[45]。除了技术外，考虑患者的形态和特征也很重要。有人提出，最好的结果出现在皮肤较厚和明显凹陷的年轻患者中[45]。

　　面颊是面部填充的常见部位。考虑该区域软组织填充的目标非常重要（图 3-5）。如果治疗目标是解决容积缺失，使用更黏稠的填充材料将提供更高的轮廓稳定性，并有助于填充剂的丰盈效果；但是如果有细纹，临床医生可能需要在上面铺一层黏性较低的产品来解决。上面颊好用的技术包括交叉、扇型和（或）深部团块注射[16]（图 3-6）。除了容积缺失，面颊是痤疮瘢痕的常见位置，可注射真皮填充剂修复。可以用填充剂有效治疗的瘢痕类型包括萎缩性或冰锥样的痤疮瘢痕[6]。在网状真皮和皮下组织中小剂量连续注射是治疗痤疮瘢痕的有效方法[16]。

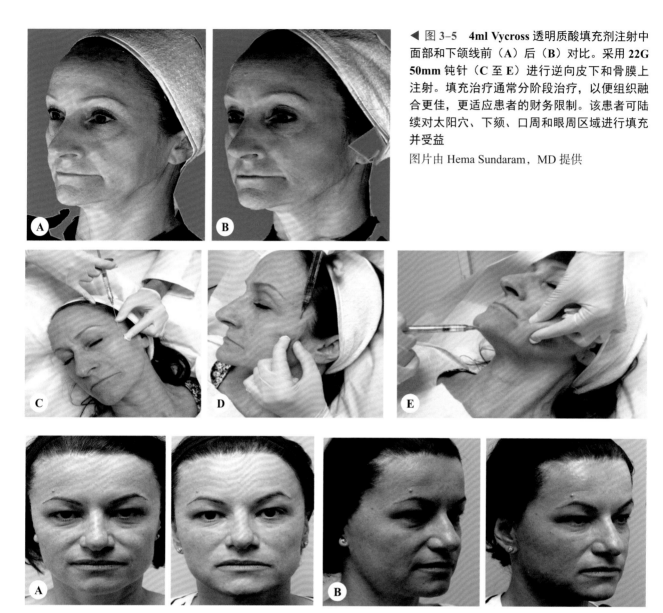

◀ 图 3-5　4ml Vycross 透明质酸填充剂注射中面部和下颌线前（A）后（B）对比。采用 22G 50mm 钝针（C 至 E）进行逆向皮下和骨膜上注射。填充治疗通常分阶段治疗，以便组织融合更佳，更适应患者的财务限制。该患者可陆续对太阳穴、下颏、口周和眼周区域进行填充并受益

图片由 Hema Sundaram，MD 提供

▲ 图 3-6　A. 注射 3.6ml Vycross 透明质酸填充剂于中面部和下颏的前（左）和后（右）对比。使用 22G 50mm 钝针进行逆向皮下和骨膜上注射，以产生缩小中面部和增加下颏凸出的效果。该患者随后将注射颞部、鼻根、颏唇沟和鼻唇沟并效果明显。B. 同一名患者在斜视图中，在面部中部和下颏注射 3.6ml Vycross HA 填充剂的前（左）和后（右）侧面对比。由于组织支持的恢复，在下颌线和颏下轮廓可看到再次改善

图片由 Hema Sundaram，MD 提供

鼻唇沟是软组织填充的热门区域。由于与面部的其他区域相比，其活动度较小，患者经常觉得他们在这个部位填充效果更持久[6]。适合该部位的技术包括线性注射、交叉或连续注射[16]（图 3-7 和图 3-8）。由于角动脉朝向内眦的皮下走行不定，在注射鼻唇沟时存在血管栓塞的风险[20]。如果栓子到达视网膜中央动脉，可能会导致皮肤坏死或失明以及其他脑血管后遗症。

鼻部，包括山根，是填充注射的高危区域，临床医生应谨慎使用。较薄的皮肤、大量的血管吻合和紧密的组织隔室可能会增加该区域发生栓塞和皮肤坏死等并发症的风险。失明和（或）其他脑血管后遗症也可能发生。此外，由于产品在较薄的皮肤下会显现，患者可能会反馈更不满意的结果。在鼻部，填充剂已被用于改变外形和轮廓，并填充瘢痕[6]。

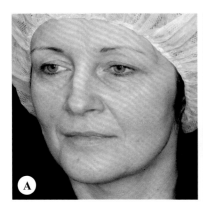
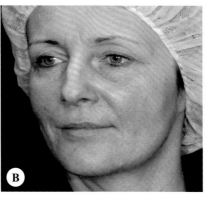

◀ 图 3-7　在中面部、鼻唇沟和嘴角处皮下和骨膜上注射 **2ml** 两种黏性聚稠基质透明质酸产品前（**A**）和后（**B**）对比
采用 22G 50mm 钝针逆行注射。虽然第一次治疗没有填充唇部，但唇还是得到了改善。这名患者随后可填充颞部、泪沟、唇红边缘和人中继续改善（图片由 Hema Sundaram，MD 提供）

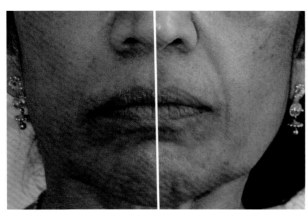

▲ 图 3-8　右侧鼻唇沟、中面部和口周皮下注射 **1ml** 大颗粒非动物稳定透明质酸（**NASHA**）后，左侧未注射
采用顺行注射技术。该患者可继续填充下颏、颏唇沟和耳前区，效果更佳（图片由 Hema Sundaram，MD 提供）

3. 下面部　下面部包括嘴唇、下颏、木偶线和下颌线。多种技术可在该区域实现预期的美容效果，如交叉扇型和（或）深层团块注射[16]（图 3-9）。为了解决口周容量缺失，临床医生应考虑治疗口周纹、整体容量缺失，并恢复唇红缘的白唇[6]（图 3-10）。填充木偶线通常可以获得很高的患者满意度[6]。如果选择合适的产品，也可以产生持久的效果。对于隆颏，高 G′ 填充剂对合适的患者可能是有效的[6]。随着患者年龄增长，骨吸收会改变下颌的轮廓，可以使用软组织填充剂进行恢复[6]。

4. 面部外区域　随着患者对医美的兴趣和需求不断扩大，软组织填充正在从面部软组织发展到包括手、颈部、前胸和生殖器等身体区域。随着患者年龄的增长，手背由于明显的容积流失显

得更加骨感。CaHA 在 2015 年被 FDA 批准用于手背治疗，大颗粒 NASHA 紧随其后于 2018 年获批[5]。手背注射时，应将皮肤从下面的肌腱和血管系统中分离开，在皮下和浅筋膜层之间进行推注。临床医生应对他们的注射平面保持警惕，以避免将填充剂放置得太深，否则会增加炎症和肿胀的风险。与以前配合按压塑型的团块注射相比，使用钝针少量点状或线性注射，填充剂移位到更深组织平面的风险降低（图 3-11）。

男性和女性生殖器的软组织增容功能不符合 FDA 的适应证。需要进行对照研究来全面评估安全性、耐受性和有效性。男性倾向于寻求咨询以增加阴茎周长，据报道这是通过注射软组织填充剂来实现的。使用钝针将产品注入在阴茎体的筋膜层中[46]。透明质酸填充剂是比较常见的填充选择；然而，PMMA 已用于该区域。据报道，由于阴茎上缺少皮下脂肪来遮掩，更容易出现结节[47]。患者通常接受 2~3 次治疗，每 6 周为一个周期[47]。女性可能会担心年龄相关的阴阜和大阴唇容积损失，以前通过脂肪移植来处理，现在可以用 HA 填充剂治疗[48]。与治疗阴茎一样，一些作者建议使用钝针来减少组织创伤和血管并发症，并逆行注射到皮下组织中。阴阜中央一个注射点可以治疗该区域及双侧大阴唇上部[48]。为了解决大阴唇下部问题，可以在会阴中外侧每侧一个点钝针注射[48]。考虑具有潜在意外的血管内注射风险，在尝试任何超适应证范围使用填充产品之前，应对解剖学和注射技术有充分了解。

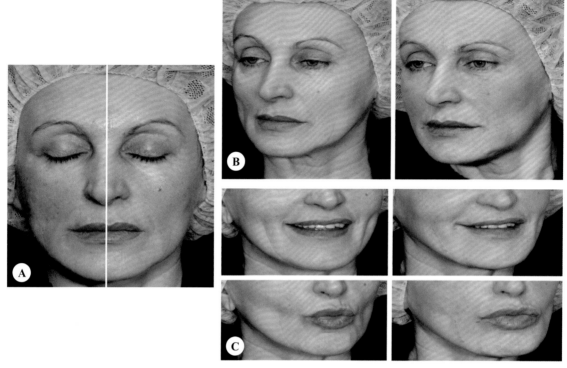

▲ 图 3-9　**A.** 右侧中面部、鼻唇沟、耳前、下面部，皮下和骨膜上注射 **1.5ml CaHA**，皮内注射 **1ml** 黏性高密度基质透明质酸。左侧为治疗前。采用逆行注射技术。使用相同填充剂进行双侧注射前（左）和后（右）对比。**B.** 同一患者双侧注射中面部、鼻唇沟、耳前、下面部，皮下和骨膜上注射 **3ml CaHA**，皮内注射 **2ml** 黏性高密度基质 **HA**。斜位静息状态下前（左）后（右）对比，采用逆行注射技术。**C.** 该患者面部动态斜位前（左）后（右）对比。填充剂的分层注射解决了多层次的容积缺失，并在静止和动态中创造了自然效果
图片由 Hema Sundaram，MD 提供

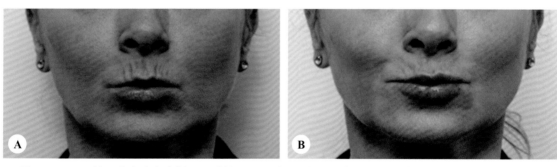

▲ 图 3-10　口周纹和人中皮内注射 **1ml** 弹性透明质酸，下颏、下颌缘和口周皮下 **2ml** 弹性透明质酸注射前（**A**）和后（**B**）对比
图片由 Hema Sundaram，MD 提供

六、男性的特殊注意事项

男性的面部增容术越来越受欢迎。1997—2014 年，男性患者的美容治疗增加了 273%，其中肉毒杆菌毒素和填充剂是最多被需求的治疗[49]。在考虑到男性求美者时，重点要记住男性面部与女性相比的性别差异。男性面部外观更方正，前额更宽，眼眶边缘的眉毛轮廓更平坦[11, 49]。理想情况下，男性鼻子应该宽而直[49]。男性面颊在前内侧更饱满，前额和颧突更宽，使面颊整体看起来更平坦[49]。男性的上唇比下唇突出约 2mm，下颌更方正[49]。此外，男性面部的血管系统更强健，使男性患者在注射后有更高的瘀伤风险[49-52]。男

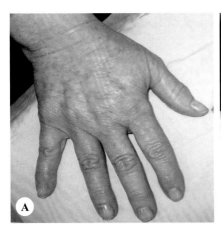
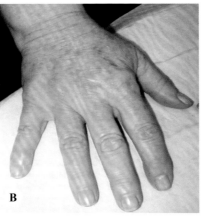

◀ 图 3–11　手背浅表皮下 0.75ml CaHA 和 0.75ml 1% 利多卡因 1：1 稀释的混悬液注射前（A）后（B）对比

使用 22G 50mm 钝针逆行扇形注射（图片由 Hema Sundaram，MD 提供）

性患者的表皮和真皮较女性患者为厚，这使得细小的皱纹和其他面部衰老的表现不那么明显[11, 49]。在选择合适的产品时，较厚的表皮和真皮也很重要。为了支撑较重的组织，男性患者可能需要具有较高 G' 的产品[11]。

中面部是男性软组织填充最常见的区域[49]。因为男性面颊内侧到外侧的突出更加均匀[11]，填充剂的注射对于优化美容效果很重要。为了找到男性患者的颧骨隆起，推荐使用 Hidder 法或 Wilkinson 法。Hidder 法从唇的外侧连合到同侧外侧虹膜的交点画一条线，从鼻翼缘到同侧耳屏下切迹画第二条线。颧骨隆起位于这两条线的交叉处。Wilkinson 法从外眦到下颌骨边缘画一条垂直线，颧骨隆起位于该线上 1/3 处[11]。如果使用这些技术，必须注意避免横向过度增容。理想情况下，采用骨性标志物用于填充技术中，因为软组织会随着年龄增长而变化。

注射男性颞部的技巧和女性相同。填充这个区域可以强化眉毛，使其看起来更男性化。安全注射技术包括在颞区进行缓慢注射[11]。

鼻部填充可以帮助男性患者塑造理想的鼻子轮廓。由于这是一个高风险注射部位，临床医生应该少量缓慢地向骨膜或软骨平面注射药物。该区域的填充剂可以通过注射在治疗区域的上下两个平面来消除鼻子上的隆起。此外，当填充剂沿鼻背放置时，较宽的鼻子可能看起来更窄[11]。

下面部是男性患者常见的美容区域。下颏突出可以通过面部填充剂来矫正。下颏突出的理想结果被描述为 Riedel 平面，它将前下颏突出与嘴唇和鼻尖形成一个平面[11]。建议下颌的横向边缘与外侧颧骨一致，这使男性患者的脸型更方正[11]。对于男性和女性，都需要注意面部理想形态和比例的种族差异，这一点很重要。

七、填充剂注射的并发症

软组织填充的知情同意治疗是至关重要的。尽管所有的治疗都有风险和收益，但对风险收益平衡的理解对于选择性治疗至关重要。向患者告知所有的风险非常重要，包括罕见但潜在的严重不良事件。需要告知的风险包括面部瘀伤、发红、肿胀、瘙痒、疼痛，以及结节形成、填充剂移位、感染和过敏反应。应警告患者有关瘢痕形成、血管内注射、皮肤坏死、失明和脑卒中的风险[3, 4, 6]。建议向患者告知该产品是否将在 FDA 适应证外使用[6]。重要的是，在 11 例与软组织增强相关的医疗事故中有 10 例与不充分或没有知情同意相关[3]。

在回顾整个美容皮肤治疗中的不良事件时，出现了某些趋势。报道的最常见位置是面颊，其次是唇部、鼻唇沟和眼睑[3, 53]。使用填充剂时最常见的不良事件是肿块、结节和颗粒感[53]。在报道的并发症中 39.1% 的患者使用透明质酸酶[3]。关于避免和处理填充并发症，已有一些资料性出版物，其中一些在本章的参考列表中列出[54-56]。

1. 暂时性不良反应 填充剂注射的短暂不良反应包括注射部位反应、水肿、瘀斑和疼痛。肿胀是最常见的不良反应，占60.1%。肿胀与HA产品显著相关，但这可能是由于它们在全球填充治疗中的使用率更高，超过95%[3]。肿胀程度取决于产品剂量、注射技术、注射位置，有时还与产品的流变学特性有关。为了减少肿胀和其他不良事件，建议注射较小的剂量，并计划在几周内根据需要对任何区域进行修饰[7]。

瘀斑更常见于口周和眶周区域，因为这两个部位小血管分布较多[7]。为了减少瘀青，建议使用钝针以避免锐针的创伤[7]。此外，维生素K、山金车和菠萝蛋白酶有助于预防和治疗注射后的瘀斑，尽管这些数据大多是传闻[7, 57-61]。使用脉冲染料激光（595nm）有助于加快瘀斑消退[61, 62]。推荐在术后第2～3天[61]，甚至术后10天亦可进行治疗。脉冲染料激光治疗瘀斑的参数有点复杂[58, 61, 63]。Narurkar报道了使用强脉冲光设备改善术后24～48h出现的瘀斑[64, 65]。患者可以在填充剂注射后使用冰袋冰敷，以尽量减少瘀伤[6]。

疼痛是一种常见的不良反应。据报道，在一项回顾2800多个病例的研究中，其占并发症的22.6%[3]。大多数填充产品，包括那些含有透明质酸、CaHA和PMMA的填充剂，都可与利多卡因预混以帮助减轻后续注射的疼痛[7]。如前所述，PLLA也可用利多卡因配制以减轻注射过程中的不适，且不会改变其基本性质[31]。临床医生可以考虑使用额外的利多卡因来辅助麻醉，但有些人建议不要在相邻部位注射利多卡因，以尽量减少组织变形[7]。其他减少注射过程中疼痛的方法包括使用冰袋冰敷、局部外敷麻醉药（在手术前30～60min使用）、振动装置、局部神经阻滞、小规格针头、更粗的钝针、听觉分散[6, 7, 66-68]。较粗的钝针实际上可能比较细的钝针痛苦更小，因为它们实现了更精确的组织解剖，并且不太可能在组织内弯曲。

2. 不对称 面部不对称是美容患者的常见抱怨。大多数患者可能没有意识到他们在治疗前存在不对称性，这凸显了术前照片和沟通的重要性。建议在治疗前拍摄全套标准化照片，包括正面、半侧面和侧面[6, 7]。建议在面部静态和动态表情时都进行摄影。完美的对称性可能具有挑战性。在术前与患者设定适当的期望值是很重要的。如果患者担心不对称，建议等待2周待水肿消退后再尝试调整[7]。作者建议等待4周。

3. 感染 尽管在填充剂注射后，报道明显感染的案例（如明显的脓肿）并不常见，但微生物污染是炎症并发症的主要和未被充分证明的原因。在一项超过2800例美容手术的检查研究中，报道了301例感染（占并发症的10.7%）[3]。48.3%的报道并发症患者使用抗生素[3]。面颊是感染最常见的解剖部位[3]。

生物膜被认为是填充剂注射后炎症并发症的一个原因[16]。生物膜是包含位于自我分泌的细胞外物质中的微生物的细胞的融合[69]。有趣的是，生物膜一般不会引起免疫反应[69]。在聚合细胞外物质的范围内，生物膜中的细菌能够避开抗生素和免疫系统并处于休眠状态。在此休眠期间，生物膜内的细胞实质上处于关闭状态，生物膜进入一种"持久性"状态[69]。这种持续状态具有保护作用，因为它往往会导致细菌培养阴性，并且可以最大限度地减少针对代谢活跃细胞的抗生素的影响[69]。生物膜周围环境的变化被认为有助于其重新激活，从而导致肉芽肿性炎症、脓肿、结节和感染[55, 69]。

微生物污染应被视为填充剂注射后任何炎性反应的首要原因，因为皮肤无法彻底消毒。因此即使使用无菌技术进行填充剂注射也会将微生物引入注射部位。

4. 移位 为了最大限度地减少填充剂移位的风险，重点要考虑产品在治疗区域的流变特性。应建议患者不要按摩或挤压注射部位，因为这可能会造成产品移位。一些从业者建议患者在治疗后避免立即运动，以将填充剂移位的风险降至最低。

5. 结节　使用面部填充剂进行软组织填充需要临床医生考虑治疗区域的解剖，以及所使用产品的流变特性。较黏稠的填充剂应深入皮下组织。如果注射过浅（即在真皮中），患者就有出现结节的风险[7, 16]。形成结节的另一个风险因素是注射过大剂量的团块。

在研究的 2800 多个病例中，结节占并发症的 33.7%[3]。幸运的是，结节通常会随着按摩该区域而改善。他们也可以用透明质酸酶、外科手术切除、射频设备或激光、口服抗生素等进行治疗[7, 22, 30, 70]。一些人提倡使用类固醇类药物治疗，而许多人建议在完全排除感染之前应避免使用类固醇。因为在治疗任何产品的迟发性结节时，应始终将亚临床感染、微生物污染或假定的生物膜视为可能的病因。如口服具有抗炎和多模式免疫调节活性的抗生素（如大环内酯类）是有治疗意义的，透明质酸酶也是如此，即使对于非 HA 填充剂，它也可能有助于促进结节在组织内吸收[69]。

迟发性结节可能对透明质酸酶治疗更具抵抗力，需要每次数百单位的多次治疗[7]。在用 Vycross 技术制成的透明质酸填充剂进行 4700 多例治疗中，有 23 例患者报告了迟发性结节（0.5%）[71]。从注射到结节形成的中位时间为 4 个月，大多数在 6 周左右消退[71]。有趣的是，23 例中有 9 例（39%）的患者有可识别的免疫触发因素，如流感样症状或牙科手术后[71]。在将填充剂并发症归咎于任何特定的产品时，应考虑到最常用的产品在逻辑上会引起更多并发症报告。产品之间并发症风险的循证比较数据需要前瞻性对照研究。

真正的肉芽肿需要组织病理学诊断，可以病灶内使用皮质类固醇注射或外科手术切除治疗[6]。

总之，通过为所需的组织平面选择合适的填充产品进行小容量注射并将产品均匀分散在整个组织中，可以降低结节形成的风险。

6. 丁达尔效应　浅表注射 HA 或其他半透明填充剂可导致丁达尔效应，这是由于表面放置的填充剂产品的光散射导致皮肤透蓝[6, 16, 72]。这更可能发生在皮肤较薄的区域，如泪沟和口周纹[72]。当组织中囤积较多的填充剂时，丁达尔效应更为明显。为了尽量减少丁达尔效应的风险，建议避免不适当的浅表注射，注射少量填充剂，并选择 G′ 较低和内聚力较高的产品[12, 72]。治疗方案包括透明质酸酶溶解，使用小口径针头小剂量注射或挤出过多产品，以及组织按摩[6, 72]。

7. 严重不良事件　已报道的与面部填充剂相关的严重不良事件包括血管损害或栓塞导致的皮肤坏死、失明和中枢神经系统（central nervous system，CNS）受损事件。几个特定的解剖部位更易出现这些严重的不良后果，包括眉间、前额、颞部、鼻唇沟和鼻子[3, 73, 74]。然而，血管栓塞、坏死和眼部后遗症几乎可能在面部任何区域注射后发生。

意外的血管内注射已被文献广泛报道[22, 53, 74–79]。2015 年，FDA 发布了关于意外血管内注射的安全信息[73, 80]。动脉的意外注入可能导致填充剂进入血管系统，导致缺血或栓塞反应。尽管许多人认为使用 22 号钝针可以降低血管内注射风险，但研究已经表明，使用锐针和钝针都有可能[4]。组织缺血表现为皮肤从紫罗兰至蓝灰色变化，疼痛与检查不一致，随后出现皮肤变色和（或）溃烂[6, 78]。为了防止血管内注射，临床医生建议回抽注射杆以观察血液有无回流；然而，由于填充产品的黏性特质和用于注射的小规格针头，这可能会产生回抽假阴性结果[7, 75, 76]。其他建议的预防血管内注射的方法包括在高风险区域使用数字化压力检测[73]，尽量减少注射压力，少量注射，使用 22G 钝针或其他小直径针头，同时注射肾上腺素，并使用较小的注射器以降低注射压力[4, 73, 74, 76]。若剧烈疼痛，应立即停止注射[76]。

最近，有提倡在填充过程中使用高频超声成像以帮助避免意外的血管内注射。

血管内注射及与填充产品相关的组织压迫或损伤都可能导致局部组织坏死[81]。

视觉损害症状是令人恐惧的填充注射不良事

件。1963 年报道了首例因头皮注射而致盲的病例[76, 82]。视觉损害的机制被认为是无意的血管内注射[73]致产品逆行进入眼动脉和（或）视网膜中央动脉，最终导致微栓子扩散到视网膜[7, 83]。文献报道了许多部分或完全视力丧失的病例，其中一些伴有 CNS 症状[3, 4, 76]。Beleznay 等于 2015 年 1 月—2018 年 9 月在文献中发现 48 例新病例。视觉损害的高风险区域包括鼻部（56.3%）、眉间（27.1%）、前额（18.8%）和鼻唇沟（14.6%），透明质酸填充剂是最常见的产品（81.3%），这反映了全球绝大多数注射填充剂都是透明质酸的事实。之前的研究表明自体脂肪是导致视觉受损的最常见的物质[4, 74, 76]，这可能与脂肪移植早期使用更多的创伤技术和更大的剂量有关。视觉受损最常见的症状包括视力丧失、疼痛、眼肌麻痹和上睑下垂。约43.8% 的患者伴有皮肤变化，18.8% 的患者有中枢神经系统变化，如脑卒中样特征或影像学上的脑梗死[4]。10 例患者视力完全康复，8 例患者部分恢复[4]。区分视觉血管痉挛事件和血管闭塞 / 栓塞事件很重要。视觉血管痉挛事件类似于偏头痛或有先兆的偏头痛，它们会自发消退，而血管闭塞 / 栓塞事件更为严重，通常会产生持久和毁灭性的后果[84]。

视网膜被认为在没有足够血液供应的情况下只能存活约 90min，尽管有些人认为只要 15min 就可能导致永久性损伤[4, 85]。因此，临床医生应该有一个应急预案来解决任何严重的不良后果。已有建议认为球后透明质酸酶是治疗视网膜中央动脉阻塞所致失明的一种方法；然而，迄今为止，还没有可证实的高证据水平的失明被该技术逆转[56, 86]。已经制订的方案包括对着纸袋呼吸促进血管扩张、眼部按摩、肝素注射、全身类固醇和抗生素注射 / 应用[4, 87]，也有提倡局部使用噻吗洛尔。眼科医生或其他专家可以考虑包括前房穿刺、舌下硝酸甘油、高压氧、直接血管内或静脉注射混合尿激酶的透明质酸酶、静脉注射乙酰唑胺、甘露醇或前列腺素[4]。硝酸甘油糊剂的涂抹是有争议的，有建议只要患者不出现头痛或头晕及其他

可能使血液从缺血区域分流的担忧，就可以每天在该区域涂抹 2～3 次[6, 81, 88]。出现严重不良事件（如视觉受损）的患者应接受全面的眼科和神经系统评估，因为最近有人提出脑梗死和其他 CNS 病理学反应可能比已知的更为常见[89-96]。在适当的情况下，对治疗反应不佳的患者应立即转移到相关科室或 ICU 会诊。

对术后并发症的分析本质上是回顾性案例和传闻，这一事实阻碍了临床确定哪些治疗有效，哪些无效[97]。

8. 通过填充剂解决血管阻塞的方案 每位临床医生都应有相应的方案来解决血管内注射填充剂引起的血管栓塞、皮肤坏死和（或）视觉症状。机构工作人员必须接受良好的识别该症状体征的教育，以防患者在注射填充剂后打电话表示担忧，这一点至关重要[7]。

迄今为止，还没有基于证据的、公认的标准来治疗这些患者；然而，有专家共识建议[4, 54]。如果出现任何异常情况，应立即停止注射。如果存在视觉症状，最好在任何干预之前评估和记录视觉变化并明确诊断，但这不应延迟干预[4, 96]。当考虑到血管阻塞即将发生皮肤坏死时，透明质酸酶应以每 0.1ml HA10～20U 快速注射，总剂量可达数百单位[20, 78, 81]。透明质酸酶应在填充剂所在部位注射[96]。可每小时重复注射透明质酸酶，直到局部组织反应正常[98]。

目前尚不确定球后注射透明质酸酶和随后经动脉途径的动力学是否能够达到必要的局部浓度，并维持该浓度以溶解眼部视网膜动脉系统中的填充栓子[86, 99]。对于有视觉症状的患者，也可尝试在眶上和滑车上切迹处注射透明质酸酶，目的是为将透明质酸酶逆行推至所需的作用部位[4, 83, 96, 100]。

结论

软组织填充术是美容治疗的重要组成部分。有许多不同的选项可用于为特定临床条件提供最

佳选择。由美国 FDA 等监管机构批准的填充产品是安全有效的，可达到预期的美容效果。注射应由受过专业培训且对面部解剖学有深入了解的临床医生进行。此外，注射者应敏锐地意识到可能的不良事件并制订相应的应急预案，特别是针对血管栓塞和显著的皮肤坏死。

参 考 文 献

[1] Imadojemu S, Sarwer DB, Percec I, et al. Influence of surgical and minimally invasive facial cosmetic procedures on psychosocial outcomes: a systematic review. *JAMA Dermatol.* 2013;149(11):1325–1333.

[2] Surgeons ASoP. 2018 Plastic Surgery Statistics Report. https://www.plasticsurgery.org/documents/News/Statistics/2018/cosmetic-procedure-trends-2018.pdf.

[3] Beauvais D, Ferneini EM. Complications and litigation associated with injectable facial fillers: a cross-sectional study. *J Oral Maxillofac Surg.* 2020;78(1):133–140.

[4] Beleznay K, Carruthers JDA, Humphrey S, Carruthers A, Jones D. Update on avoiding and treating blindness from fillers: a recent review of the world literature. *Aesthet Surg J.* 2019;39(6):662–674.

[5] Liu MH, Beynet DP, Gharavi NM. Overview of deep dermal fillers. *Facial Plast Surg.* 2019;35(3):224–229.

[6] Alam M, Gladstone H, Kramer EM, et al. ASDS guidelines of care: injectable fillers. *Dermatol Surg.* 2008;34(suppl 1): S115–S148.

[7] Alam M, Tung R. Injection technique in neurotoxins and fillers: indications, products, and outcomes. *J Am Acad Dermatol.* 2018;79(3):423–435.

[8] Lee W, Hwang SG, Oh W, Kim CY, Lee JL, Yang EJ. Practical guidelines for hyaluronic acid soft-tissue filler use in facial rejuvenation. *Dermatol Surg.* 2020;46(1):41–49.

[9] Guy GP, Berkowitz Z, Jones SE, et al. State indoor tanning laws and adolescent indoor tanning. *Am J Public Health.* 2014;104(4):e69–e74. doi:10.2015/AJPH.2013.301850.

[10] Sundaram H, Voigts B, Beer K, Meland M. Comparison of the rheological properties of viscosity and elasticity in two categories of soft tissue fillers: calcium hydroxylapatite and hyaluronic acid. *Dermatol Surg.* 2010;36(suppl 3):1859–1865.

[11] Rossi AM, Fitzgerald R, Humphrey S. Facial soft tissue augmentation in males: an anatomical and practical approach. *Dermatol Surg.* 2017;43(suppl 2):S131–S139.

[12] Sundaram H, Fagien S. Cohesive polydensified matrix hyaluronic acid for fine lines. *Plast Reconstr Surg.* 2015;136(5 suppl):149S-163S.

[13] Sundaram H, Cassuto D. Biophysical characteristics of hyaluronic acid soft-tissue fillers and their relevance to aesthetic applications. *Plast Reconstr Surg.* 2013;132(4 suppl 2):5S-21S.

[14] Sundaram H, Rohrich RJ, Liew S, et al. Cohesivity of hyaluronic acid fillers: development and clinical implications of a novel assay, pilot validation with a five-point grading scale, and evaluation of six U.S. Food and Drug Administration-approved fillers. *Plast Reconstr Surg.* 2015;136(4):678–686.

[15] Edsman KLM, Ohrlund A. Cohesion of hyaluronic acid fillers: correlation between cohesion and other physicochemical properties. *Dermatol Surg.* 2018;44(4):557–562.

[16] Alam M, Tung R. Injection technique in neurotoxins and fillers: planning and basic technique. *J Am Acad Dermatol.* 2018;79(3):407–419.

[17] Dayan S, Bruce S, Kilmer S, et al. Safety and effectiveness of the hyaluronic acid filler, HYC-24L, for lip and perioral augmentation. *Dermatol Surg.* 2015;41(suppl 1):S293–S301.

[18] Vleggaar D, Fitzgerald R, Lorenc ZP, et al. Consensus recommendations on the use of injectable poly-L-lactic acid for facial and nonfacial volumization. *J Drugs Dermatol.* 2014;13(4 suppl):s44–s51.

[19] Administration UFD. *Dermal Fillers Approved by the Center for Devices and Radiological Health*; 2018. Available at https://www.fda.gov/medical-devices/cosmetic-devices/dermal-fillers-approved-center-devices-and-radiological-he-alth. Accessed October 9, 2019.

[20] Carruthers A, Carruthers J. *Soft Tissue Augmentation.* 4th ed. Philadelphia, PA: Elsevier; 2018.

[21] Hamilton RG, Strobos J, Adkinson NF Jr. Immunogenicity studies of cosmetically administered nonanimal-stabilized hyaluronic acid particles. *Dermatol Surg.* 2007;33(suppl 2):S176–S185.

[22] Humphrey S, Carruthers J, Carruthers A. Clinical experience with 11,460 mL of a 20-mg/mL, smooth, highly cohesive, viscous hyaluronic acid filler. *Dermatol Surg.* 2015;41(9):1060–1067.

[23] *Vitrase* [package insert]. Tampa, FL: Bausch & Lomb Inc; 2014.

[24] *Amphadase* [package insert]. Rancho Cucamonga, CA: Amphastar Pharmaceuticals Inc; 2015.

[25] *Hylenex* [package insert]. San Diego, CA: Halozyme Therapeutics Inc; 2016.

[26] Lambros V. The use of hyaluronidase to reverse the effects of hyaluronic acid filler. *Plast Reconstr Surg.* 2004;114(1):277.

[27] Summary of safety and effectiveness data. In: Administration USFaD, ed. *Poly-L-Lactic-Acid.* Available at https://www.accessdata.fda.gov/cdrh_docs/pdf3/p030050b.pdf. Accessed October 9, 2019.

[28] Bartus C, William Hanke C, Daro-Kaftan E. A decade of experience with injectable poly-L-lactic acid: a focus on safety. *Dermatol Surg.* 2013;39(5):698–705.

[29] Bassichis B, Blick G, Conant M, et al. Injectable poly-L-lactic acid for human immunodeficiency virus-associated facial lipoatrophy: cumulative year 2 interim analysis of an open-label study (FACES). *Dermatol Surg.* 2012;38(7 pt 2): 1193–1205.

[30] Wu DC, Goldman MP. The efficacy of massage in reducing nodule formation after poly-L-lactic acid administration for facial volume loss: a randomized, evaluator-blinded clinical trial. *Dermatol Surg.* 2016;42(11):1266–1272.

[31] Busso M, Voigts R. An investigation of changes in physical properties of injectable calcium hydroxylapatite in a carrier gel when mixed with lidocaine and with lidocaine/epinephrine. *Dermatol Surg.* 2008;34(suppl 1):S16–S23; discussion S24.

[32] Alam M, Havey J, Pace N, Pongprutthipan M, Yoo S. Large-particle calcium hydroxylapatite injection for correction of facial wrinkles and depressions. *J Am Acad Dermatol.* 2011;65(1):92–96.

[33] Radiesse. In: Administration USFaD, ed. *Poly-L-Lactic-Acid.* Available at https://www.accessdata.fda.gov/cdrh_docs/pdf3/p030050b.pdf. Accessed October 9, 2019.

[34] Silvers SL, Eviatar JA, Echavez MI, Pappas AL. Prospective, open-label, 18-month trial of calcium hydroxylapatite (Radiesse) for facial soft-tissue augmentation in patients with human immunodeficiency virus-associated lipoatrophy: one-year durability. *Plast Reconstr Surg.* 2006;118(3 suppl):34S-45S.

[35] Alam M, Yoo SS. Technique for calcium hydroxylapatite injection for correction of nasolabial fold depressions. *J Am Acad Dermatol*. 2007;56(2):285–289.

[36] Robinson DM. In vitro analysis of the degradation of calcium hydroxylapatite dermal filler: a proof-of-concept study. *Dermatol Surg*. 2018;44(suppl 1):S5–S9.

[37] Rullan PP, Olson R, Lee KC. The use of intralesional sodium thiosulfate to dissolve facial nodules from calcium hydroxylapatite. *Dermatol Surg*. 2019.

[38] Eremia S, Newman N. Long-term follow-up after autologous fat grafting: analysis of results from 116 patients followed at least 12 months after receiving the last of a minimum of two treatments. *Dermatol Surg*. 2000;26(12):1150–1158.

[39] BellaFill instructions for use. In: Administration USFaD, ed. *BellaFill*. Available at https://www.accessdata.fda.gov/cdrh_docs/pdf2/P020012S009c.pdf. Accessed October 9, 2019.

[40] Cohen S, Dover J, Monheit G, et al. Five-year safety and satisfaction study of PMMA-collagen in the correction of nasolabial folds. *Dermatol Surg*. 2015;41(suppl 1):S302–S313.

[41] Karnik J, Baumann L, Bruce S, et al. A double-blind, randomized, multicenter, controlled trial of suspended polymeth-ylmethacrylate microspheres for the correction of atrophic facial acne scars. *J Am Acad Dermatol*. 2014;71(1):77–83.

[42] Sundaram H, Carruthers J. *Glabella/central brown*. In: *Soft Tissue Augmentation*. 3rd ed. Elsevier; 2012.

[43] Carruthers J, Carruthers A. Three-dimensional forehead reflation. *Dermatol Surg*. 2015;41(suppl 1):S321–S324.

[44] Busso M, Howell DJ. Forehead recontouring using calcium hydroxylapatite. *Dermatol Surg*. 2010;36(suppl 3):1910–1913.

[45] Viana GA, Osaki MH, Cariello AJ, Damasceno RW, Osaki TH. Treatment of the tear trough deformity with hyaluronic acid. *Aesthet Surg J*. 2011;31(2):225–231.

[46] Kwak TI, Oh M, Kim JJ, Moon du G. The effects of penile girth enhancement using injectable hyaluronic acid gel, a filler. *J Sex Med*. 2011;8(12):3407–3413.

[47] Casavantes L, Lemperle G, Morales P. Penile girth enhancement with polymethylmethacrylate-based soft tissue fillers. *J Sex Med*. 2016;13(9):1414–1422.

[48] Hexsel D, Dal'Forno T, Caspary P, Hexsel CL. Soft-tissue augmentation with hyaluronic acid filler for labia majora and mons pubis. *Dermatol Surg*. 2016;42(7):911–914.

[49] Farhadian JA, Bloom BS, Brauer JA. Male aesthetics: a review of facial anatomy and pertinent clinical implications. *J Drugs Dermatol*. 2015;14(9):1029–1034.

[50] Moretti G, Ellis RA, Mescon H. Vascular patterns in the skin of the face. *J Invest Dermatol*. 1959;33:103–112.

[51] Mayrovitz HN, Regan MB. Gender differences in facial skin blood perfusion during basal and heated conditions determined by laser Doppler flowmetry. *Microvasc Res*. 1993;45(2):211–218.

[52] Baker DC, Stefani WA, Chiu ES. Reducing the incidence of hematoma requiring surgical evacuation following male rhytidectomy: a 30–year review of 985 cases. *Plast Reconstr Surg*. 2005;116(7):1973–1985; discussion 1986–1977.

[53] Alam M, Kakar R, Nodzenski M, et al. Multicenter prospective cohort study of the incidence of adverse events associated with cosmetic dermatologic procedures: lasers, energy devices, and injectable neurotoxins and fillers. *JAMA Dermatol*. 2015;151(3):271–277.

[54] Signorini M, Liew S, Sundaram H, et al. Global aesthetics consensus: avoidance and management of complications from hyaluronic acid fillers-evidence-and opinion-based review and consensus recommendations. *Plast Reconstr Surg*. 2016;137(6):961e-971e.

[55] DeLorenzi C. Complications of injectable fillers, part I. *Aesthet Surg J*. 2013;33(4):561–575.

[56] DeLorenzi C. Complications of injectable fillers, part 2: vascular complications. *Aesthet Surg J*. 2014;34(4):584–600.

[57] Leu S, Havey J, White LE, et al. Accelerated resolution of laser-induced bruising with topical 20% arnica: a rater-blinded randomized controlled trial. *Br J Dermatol*. 2010;163(3):557–563.

[58] Mayo TT, Khan F, Hunt C, Fleming K, Markus R. Comparative study on bruise reduction treatments after bruise induction using the pulsed dye laser. *Dermatol Surg*. 2013;39(10):1459–1464.

[59] Cohen JL, Bhatia AC. The role of topical vitamin K oxide gel in the resolution of postprocedural purpura. *J Drugs Dermatol*. 2009;8(11):1020–1024.

[60] Ho D, Jagdeo J, Waldorf HA. Is there a role for arnica and bromelain in prevention of post-procedure ecchymosis or edema? A systematic review of the literature. *Dermatol Surg*. 2016;42(4):445–463.

[61] Karen JK, Hale EK, Geronemus RG. A simple solution to the common problem of ecchymosis. *Arch Dermatol*. 2010;146(1):94–95.

[62] Brauer JA, Geronemus RG. Rapid resolution of post-face lift ecchymoses. *Plast Reconstr Surg*. 2013;132(6):1084e-1085e.

[63] DeFatta RJ, Krishna S, Williams EF III. Pulsed-dye laser for treating ecchymoses after facial cosmetic procedures. *Arch Facial Plast Surg*. 2009;11(2):99–103.

[64] Narurkar V. Post filler ecchymosis resolution with intense pulsed light. *J Drugs Dermatol*. 2018;17(11):1184–1185.

[65] Jeong GJ, Kwon HJ, Park KY, Kim BJ. Pulsed-dye laser as a novel therapeutic approach for post-filler bruises. *Dermatol Ther*. 2018;31(6):e12721.

[66] Dixit S, Lowe P, Fischer G, Lim A. Ice anaesthesia in procedural dermatology. *Australas J Dermatol*. 2013;54(4):273–276.

[67] Nestor MS, Ablon GR, Stillman MA. The use of a contact cooling device to reduce pain and ecchymosis associated with dermal filler injections. *J Clin Aesthet Dermatol*. 2010;3(3):29–34.

[68] Smith KC, Comite SL, Balasubramanian S, Carver A, Liu JF. Vibration anesthesia: a noninvasive method of reducing discomfort prior to dermatologic procedures. *Dermatol Online J*. 2004;10(2):1.

[69] Cassuto D, Sundaram H. A problem-oriented approach to nodular complications from hyaluronic acid and calcium hydroxylapatite fillers: classification and recommendations for treatment. *Plast Reconstr Surg*. 2013;132(4 suppl 2):48S-58S.

[70] Hong JY, Suh JH, Ko EJ, Im SI, Kim BJ, Kim MN. Chronic, intractable nodules after filler injection successfully treated with a bipolar radiofrequency device. *Dermatol Ther*. 2017;30(1).

[71] Beleznay K, Carruthers JD, Carruthers A, Mummert ME, Humphrey S. Delayed-onset nodules secondary to a smooth cohesive 20 mg/mL hyaluronic acid filler: cause and management. *Dermatol Surg*. 2015;41(8):929–939.

[72] King M. Management of Tyndall effect. *J Clin Aesthet Dermatol*. 2016;9(11):E6–E8.

[73] Rodriguez LM, Martin SJ, Lask G. Targeted digital pressure to potentially minimize intravascular retrograde filler injections. *Dermatol Surg*. 2017;43(2):309–312.

[74] Beleznay K, Carruthers JD, Humphrey S, Jones D. Avoiding and treating blindness from fillers: a review of the world literature. *Dermatol Surg*. 2015;41(10):1097–1117.

[75] Carey W, Weinkle S. Retraction of the plunger on a syringe of hyaluronic acid before injection: are we safe? *Dermatol Surg*. 2015;41(suppl 1):S340–S346.

[76] Carruthers JD, Fagien S, Rohrich RJ, Weinkle S, Carruthers A. Blindness caused by cosmetic filler injection: a review of cause and therapy. *Plast Reconstr Surg*. 2014;134(6):1197–1201.

[77] Minkis K, Whittington A, Alam M. Dermatologic surgery emergencies: complications caused by occlusion and blood pressure. *J Am Acad Dermatol*. 2016;75(2):243–262.

[78] Hirsch RJ, Cohen JL, Carruthers JD. Successful management of an

unusual presentation of impending necrosis following a hyaluronic acid injection embolus and a proposed algorithm for management with hyaluronidase. *Dermatol Surg*. 2007;33(3):357–360.

[79] Schanz S, Schippert W, Ulmer A, Rassner G, Fierlbeck G. Arterial embolization caused by injection of hyaluronic acid (Restylane). *Br J Dermatol*. 2002;146(5):928–929.

[80] Administration UFD. *Unintentional Injection of Soft Tissue Filler Into Blood Vessels in the Face: FDA Safety Communication-Risk of Serious Patient Injury*. 2015. https://wayback.archive-it.org/7993/20170406123714/https://www.fda.gov/Safety/MedWatch/SafetyInformation/SafetyAlertsforHumanMedicalProducts/ucm448439.htm.

[81] Cohen JL, Biesman BS, Dayan SH, et al. Treatment of hyaluronic acid filler-induced impending necrosis with hyaluronidase: consensus recommendations. *Aesthet Surg J*. 2015;35(7):844–849.

[82] von Bahr G. Multiple embolisms in the fundus of an eye after an injection in the scalp. *Acta Ophthalmol (Copenh)*. 1963;41:85–91.

[83] Goodman GJ, Clague MD. A rethink on hyaluronidase injection, intraarterial injection, and blindness: is there another option for treatment of retinal artery embolism caused by intraarterial injection of hyaluronic acid? *Dermatol Surg*. 2016;42(4):547–549.

[84] Fagien S. Commentary on a rethink on hyaluronidase injection, intra-arterial injection and blindness. *Dermatol Surg*. 2016;42(4):549–552.

[85] Tobalem S, Schutz JS, Chronopoulos A. Central retinal artery occlusion-rethinking retinal survival time. *BMC Ophthalmol*. 2018;18(1):101.

[86] Zhu GZ, Sun ZS, Liao WX, et al. Efficacy of retrobulbar hyaluronidase injection for vision loss resulting from hyaluronic acid filler embolization. *Aesthet Surg J*. 2017;38(1):12–22.

[87] Humzah MD, Ataullah S, Chiang C, Malhotra R, Goldberg R. The treatment of hyaluronic acid aesthetic interventional induced visual loss (AIIVL): a consensus on practical guidance. *J Cosmet Dermatol*. 2019;18(1):71–76.

[88] Kleydman K, Cohen JL, Marmur E. Nitroglycerin: a review of its use in the treatment of vascular occlusion after soft tissue augmentation. *Dermatol Surg*. 2012;38(12):1889–1897.

[89] Sito G, Manzoni V, Sommariva R. Vascular complications after facial filler injection: a literature review and metaanalysis. *J Clin Aesthet Dermatol*. 2019;12(6):E65–E72.

[90] Ansari ZA, Choi CJ, Rong AJ, Erickson BP, Tse DT. Ocular and cerebral infarction from periocular filler injection. *Orbit*. 2019;38(4):322–324.

[91] Hufschmidt K, Bronsard N, Foissac R, et al. The infraorbital artery: clinical relevance and identification of danger zones of the midface. *J Plast Reconstr Aesthet Surg*. 2019;72(1):131–136.

[92] Jagdeo J, Hruza G. The Food and Drug administration safety communication on unintentional injection of soft-tissue filler into facial blood vessels: important points and perspectives. *Dermatol Surg*. 2015;41(12):1372–1374.

[93] Liu L, Yin M, Liu S, Hu M, Zhang B. Facial filler causes stroke after development of cerebral fat embolism. *Lancet*. 2020;395(10222):449.

[94] Lin YC, Chen WC, Liao WC, Hsia TC. Central retinal artery occlusion and brain infarctions after nasal filler injection. *QJM*. 2015;108(9):731–732.

[95] He MS, Sheu MM, Huang ZL, Tsai CH, Tsai RK. Sudden bilateral vision loss and brain infarction following cosmetic hyaluronic acid injection. *JAMA Ophthalmol*. 2013;131(9):1234–1235.

[96] Goodman GJ, Magnusson MR, Callan P, et al. A consensus on minimizing the risk of hyaluronic acid embolic visual loss and suggestions for immediate bedside management. *Aesthet Surg J*. 2019.

[97] Sundaram H, Magnusson M, Papadopoulos T. Filler problems. In: Nahai F, Wojno T, eds. *Problems in Periorbital Surgery*. Stuttgart, Germany: Thieme; 2019:263–286.

[98] DeLorenzi C. New high dose pulsed hyaluronidase protocol for hyaluronic acid filler vascular adverse events. *Aesthet Surg J*. 2017;37(7):814–825.

[99] Papadopoulos T, Sundaram H, Magnusson M. Transarterial hyaluronidase: development of a pilot, real-time, in vivo model and the implications for treatment of visual loss from hyaluronic acid filler embolization. Paper presented at: Am Soc Aesthet Plast Surg Annual Meeting 2019; New Orleans, LA.

[100] Tansatit T, Apinuntrum P, Phetudom T. An anatomic basis for treatment of retinal artery occlusions caused by hyaluronic acid injections: a cadaveric study. *Aesthet Plast Surg*. 2014;38(6):1131–1137.

第 4 章　激光和光设备在美容医学中的应用
Laser and Light Devices in Aesthetic Medicine

Jordan V. Wang　Nazanin Saedi　著

本章重点

- 近年来，激光、光和基于能量的设备在美容医学中的使用呈指数级增长。
- 强脉冲光是美容皮肤科中最通用和应用最广泛的设备之一，可用于治疗光老化、毛细血管扩张、脱毛和各种其他皮肤状况。
- 选择性光热作用是激光治疗使用特定波长的能量来靶向组织内特定结构的过程。
- 美学激光器包括烧灼和非烧灼设备，两者都可以分离以减少恢复期。
- 除了激光和光设备，利用射频、超声和微波技术的能量器件也有美学应用。

近年来，美容医学领域持续增长，特别是随着激光、光和基于能量的设备背后的技术得到了进一步发展。曾经被认为是革命性和开创性的疗法已经发展成为现代美容治疗的中流砥柱。2017年，美国皮肤外科学会的成员实施了近 330 万例激光、光和基于能量的治疗，比 2012 年的 200 万例大幅增加[1]。随着这些设备的广泛采用和日常使用，美容从业者应该熟悉该领域常用的技术。本章将概述美容医学中常用的激光、光和基于能量的设备。

一、背景

激光技术在美容医学中的应用可以追溯到 20 世纪 60 年代，当时 Theodore Maiman 开发了第一台用于临床的激光。几年后，Leon Goldman 展示了激光在多种皮肤病学中的应用，包括去除文身和皮肤损害破坏。20 世纪 80 年代，R.Rox Anderson 和 John Parrish 发表了选择性光热分解理论，通过该理论选用特定能量的波长可以选择性地靶向和破坏皮肤内的特定结构[2, 3]。从那时起，皮肤科设备呈指数级扩展，包括无数激光、光和基于能量的设备，应用于美容皮肤科。

二、强脉冲光

强脉冲光（intense pulsed light，IPL）设备是美容医学中最常用、最通用的设备之一。IPL 技术利用氙气闪光灯发射强烈的广谱可见光脉冲，通常在 400～1200nm 的光谱内。使用接触法、水凝胶和（或）外源强制冷空气冷却表皮对于在治疗期间保护上覆表皮非常重要。与发射单一波长能量的激光相比，IPL 可以用于治疗多种皮肤疾病，因为在治疗期间发射的波长范围很广。然而，这种非选择性正是 IPL 通常不能完美治疗任何一种特定皮肤病的原因。由于 IPL 可以改善一系列皮肤问题，包括毛细血管扩张和色素沉着，因此它通常用于治疗光损伤的皮肤症状（图 4-1）。研究报道称，血管和色素组分别改善了 50%～75%，不良反应相对较低且可耐受[4]。滤光片也可以用于靶向特定结构和色基，如 550nm 或 560nm 滤光器治疗毛细血管扩张。IPL 的其他常见用途包括脱毛、脱发、寻常痤疮、酒渣鼻和黄褐斑。操作者必须确保脉冲的适当重叠，以避免"色差"，这可能表现在治疗区域之间存在未经处理的皮肤。使用单向分布的光斑更容易出现皮肤色差，多向分布的光斑以不同角度进行治疗，可以降低这种风险。深色皮肤或晒黑的皮肤应谨慎使用，因为这些患者更可能在 IPL 治疗中出现皮肤灼伤和色素改变。通过接触冷却或表面麻醉可以提高患者舒适度。对于大多数的适应证，需要一系列的 IPL 治疗以达到预期的结果。治疗通常每隔 4～6 周进行一次，直到达到最佳效果，之后可能需要每隔几个月补做一次。

三、血管病变激光

血管病变是美容患者的常见主诉。这些问题包括区域红斑、毛细血管扩张、Civatte 皮肤异色症、小腿小静脉畸形和葡萄状血管瘤。传统上，脉冲染料激光器（pulsed dye lascr，PDL）一直是解决这些问题的典型激光器（图 4-2）。但是也可以使用其他激光器，包括 532nm 的磷酸钛钾（KTP）激光器、755nm 的紫翠玉激光器和 1064nm 的钕：钇铝石榴石（Nd:YAG）激光器。

PDL 最初被开发用于治疗毛细血管畸形和葡萄状血管瘤，但其用途已扩展到治疗各种病因的血管病变。最初激光器发出 577nm 的光，现代设备发射 585nm 或 595nm 波长以增加组织穿透深度（高达 1.2mm）。治疗参数可以根据期望的治疗后停工期和临床疗效来调整，以引发特定反应。例如，较短的脉冲持续时间可导致血管内凝血而引起紫癜，但也可能对治疗病变更有效。相比之下，更长的脉冲持续时间可以提供较短的停工时间，但可能需要多次治疗才能达到预期的临床结果。增加脉冲叠加也有助于提高临床疗效[5]。从业者必须确保脉冲的适当重叠以避免"色差"，即在治疗

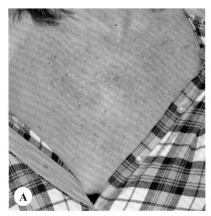
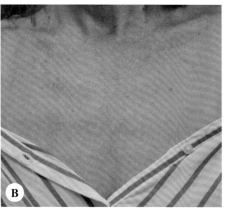

◀ 图 4-1　A. 使用 515nm 滤光片在以下设置中使用一次强脉冲光治疗胸部光损伤：能量 12J/cm²，脉宽 10ms，冷却 18℃。B. 4 周随访，注意轻微的"色差"，可以明确的划分治疗区和非治疗区
经许可转载，引自 Chung KC. *Grabb and Smith's Plastic Surgery*. 8th ed. Philadelphia, PA: Wolters Kluwer; 2019

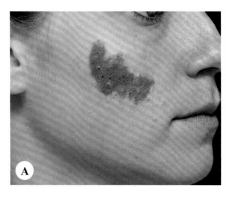
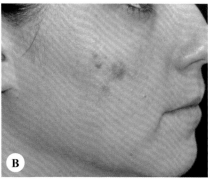

◀ 图 4-2　使用脉冲染料激光多次治疗前（A）和后（B）的葡萄状血管瘤
经许可转载，引自 Chung KC. *Grabb and Smith's Plastic Surgery*. 8th ed. Philadelphia, PA: Wolters Kluwer; 2019

区域之间存在未经治疗的皮肤时出现蜂窝状图案。最近，为了避免使用染料套件，并结合扫描手具，开发了一种 585nm 的光与二极管激光器[6]。

KTP 激光器最初是通过将 1064nm 的 Nd:YAG 激光器的光通过 KTP 晶体产生，该晶体将频率加倍，波长减半[7]。产生的波长被黑色素、氧血红蛋白和刺青色素竞相吸收。因此，治疗后色素沉着可能是一种不良反应，尤其是在治疗有色皮肤或晒黑的人时。许多 KTP 激光器使用蓝宝石板或玻璃窗来冷却皮肤表面并防止表皮损伤。小光束直径通常比 PDL 引起的不良反应更少，包括瘀伤、肿胀、疼痛和红斑。虽然长脉冲 PDL 被证明可以更好地清除面部毛细血管扩张，但由于其明显的不良反应，患者往往更喜欢使用 KTP 进行多重治疗[8]。

Nd:YAG 激光是另一种常用的治疗血管病变的激光，其穿透力更深，对黑色素的亲和力降低。然而，1064nm 波长的血红蛋白吸收明显低于 PDL 和 KTP 激光器，这便需要更高的能量密度或多次治疗。更深的组织穿透可以治疗较大口径的血管，这些血管通常颜色更深，在组织内的解剖结构更深。适应证包括嘴唇静脉和周围毛细血管扩张。表皮黑色素的有限吸收使得 Nd:YAG 在较深肤色人群中是安全的，而其他波长可能会导致这些个体的治疗后色素改变。当使用更高的能量和更长的脉冲持续时间时，操作人员必须小心潜在范围的加热和相邻组织的连带损伤。所以冷却功能显得尤为重要，以保护表皮免受热损伤和出现瘢痕，并减轻患者的不适。

四、色素病变激光

随着 20 世纪 80 年代 Q 开关（Q-switch，QS）激光的广泛采用，色素性皮肤病的治疗发生了革命性的变化。这些激光迅速成为标准治疗方法，甚至在几十年后仍然如此。选择性光热作用必须在小于或等于其热弛豫时间的脉冲持续时间内将足够的能量传递给靶色基。在如此短的时间内传递的强烈能量爆发导致目标快速膨胀和收缩，随后通过光 - 声效应使色素颗粒机械破碎。色素颗粒随后被释放到细胞外空间，并通过淋巴系统消除。

QS 纳秒激光具备对靶向黑素体进行破坏的能力。QS 激光器传统上一直是减轻色斑的有效治疗方法。在中等深肤色中应使用较低的能量密度以降低炎症后色素沉着或色素减退的风险。QS1064nm Nd:YAG 也可用于较深的肤色。预期的治疗终点是快速加热目标色素立即变灰或变白。雀斑在几天之内变暗，然后变亮或消失。咖啡斑的治疗结果好坏参半，因此必须对患者进行适当的咨询。病变最初可能消退，但通常会复发。尽管医学和激光技术取得了进步，黄褐斑仍然是一种具有挑战性的色素疾病，治疗效果不佳。虽然激光治疗可以减轻黄褐斑相关的色素沉着，但即使同时使用严格的光保护剂和局部美白剂，仍难以实现长期缓解。其他更大规模的研究可能集中于将激光治疗黄褐斑与曲酸、酚类及口服、皮内和局部氨甲环酸制剂相结合。

近年来，皮秒（picosecond，PS）激光器已被开发并广泛商业化，用于治疗色素病变和文身。这些激光器提供皮秒范围内的能量，即万亿分之一秒。尽管 PS 激光器已经问世好几年了，但高昂的成本是其广泛应用的主要障碍。该领域目前正涌入大量医学科学研究，文献证明了它们的临床实用性[9]。PS 激光已被证明可有效治疗各种色素性病变和疾病，包括日光性色斑、太田痣、黄褐斑和咖啡斑[9-13]。

五、激光去除文身

激光文身去除术的需求最近有所上升。2017 年，仅 ASDS 成员就实施了约 85 000 例激光、文身治疗[1]。随着技术的改进和对文身色素治疗知识的增加，临床效果不断改善。治疗文身的第一步是正确评估色素，因为不同的色素会优先吸收特定波长的光。因此，优化治疗的目标是针对正确的颜色。靶色基的温度迅速升高，导致压力波超过颜料颗粒的抗拉伸强度，导致其破碎成更小的碎片。短脉冲持续时间通过光声和光机械破坏颜料色素，同时避免显著的附带热损伤。与黑色素相比，文身色素的热弛豫时间明显更短，因此更短的脉冲持续时间，尤其是在皮秒范围内，可能会更有效[14, 15]。

多年来，QS 纳秒激光被认为是去除文身的标准[16]。用于去除文身的激光设备最常见的波长是1064nm、532nm、694nm 和 755nm[17-19]。1064nm Nd:YAG 激光可以治疗黑色、深蓝色和棕色文身，而倍频 532nm 可以治疗棕色、红色、橙色和黄色文身。755nm 紫翠玉激光可以有效去除黑色、蓝色和绿色，而 694nm 红宝石激光器可以去除黑色、蓝色、绿色和紫色。有些颜色会产生可变的结果，包括紫色、绿色、黄色和红色。众所周知，肉色颜料难以处理。它们的治疗可能发生一个常见现象是在单个脉冲后立即变暗，这是由文身色素从氧化状态转变为还原状态引起的。

据报道，最近 PS 激光器的开发和商业化改善了文身去除的治疗效果（图 4-3）[9]，即使是过去顽固的文身颜料也被证明有明显的改善。与传统的 QS 纳秒激光器相比，这项技术能够在短于文身颜料的热弛豫时间内释放能量。使用 PS 激光器时，大多数文身可以使用较低的能量密度和较少的整体治疗次数[20-22]。然而，最近的一项研究表明，尽管 PS 疼痛较少，QS 和 PS 激光在临床结果上并无差异[23]。后续仍需要更大规模的随机对照研究来确定 PS 在激光去除文身中的作用。

此外，还研究了局部使用碳粉来改善激光文身去除效果。它已被美国 FDA 批准用于各种波长的 QS 和 PS 激光器。碳粉可作为注入贴剂使用，可提供表皮保护免受热损伤。它还减少光的光学散射，以允许激光穿透更深的组织。使用此贴剂，可以在一次治疗中耐受多次穿透，从而更快地清除文身并增加满意度[24, 25]。

六、激光脱毛

不想要的或多余的面部和身体毛发是患者普遍关心的问题。虽然，此困扰传统上来自女性患者，但男性也是一个重要的群体。毛发过度生长可能是内分泌失调、激素失衡和药物不良反应的标志，操作人员应记得在进行任何光脱毛治疗之前评估患者的此类潜在原因。患者可能在就诊前尝试过临时方式，如剃须、拔毛、打蜡和化学脱毛，而激光设备可以提供更有效、可靠和持久的解决方案。

光脱毛的概念是围绕着选择性地将能量传递到毛囊的隆起处。这会加热目标区域以破坏滤泡干细胞。对周围组织的非选择性损伤也可以最小化。毛干、漏斗部外根鞘和毛球基质也是黑色素靶点。长脉冲 755nm 紫翠玉、长脉冲 694nm 红宝石、长脉冲 1064nm Nd:YAG、长脉冲 810nm 二极管和 IPL 均可达到适当的目标[26]。

浓密和深色的毛发更容易脱掉，而稀疏和浅色的毛发则较难。患者的肤色也会影响疗效和不良反应。较浅的肤色可以改善针对与毛囊相关的黑色素的靶向作用，而不是与邻近或上层表皮黑色素竞争。因此，晒黑的患者不应该接受治疗，

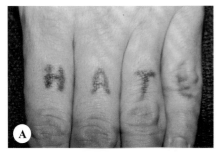
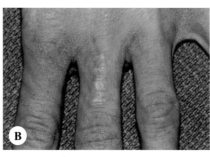

◀ 图 4-3　激光去除自制文身前（A）和后（B）
经许可转载，引自 Hall JC, Hall JB. *Sauer's Manual of Skin Diseases*. 11th ed. Philadelphia, PA: Wolters Kluwer; 2017

以降低烧伤、瘢痕和色素沉着的风险。充分的冷却表皮对于保护非预期目标免受过高热量很重要。1064nm Nd:YAG 激光可以用于较暗的表型，因为它减少了表皮黑色素吸收[27]。但可能需要更高的能量，这可能会导致疼痛增加和疗效降低。

由于靶色基是毛发中的黑色素，应指导患者在治疗前避免打蜡、拔毛。应在治疗前进行剃须以维持真皮层中的目标，并去除覆盖在皮肤上的毛发，否则可能会造成不必要的热量蓄积和对表皮的损伤。治疗的终点为毛囊周围水肿。表皮变灰是非特异性热损伤的征兆，可能预示着随后会出现水疱和坏死。一个典型的疗程需要多次治疗，如每隔 4～10 周进行 3～8 次治疗。在 6 个月的随访中，毛发减少 70%～90%[28]。

由于激光脱毛是与皮肤激光治疗继发性损伤相关的投诉中最常进行的治疗项目，操作人员应格外谨慎[29]。安全性和有效性取决于操作者基于知识、培训和使用设备的经验。最重要的参数之一是脉冲持续时间，它应与毛囊的热弛豫时间（10～100ms）保持一致[30]。更大的脉冲宽度可能导致不必要的热损伤，并可能导致瘢痕。应警告患者可能出现反常性多毛症的风险，这种情况并不罕见。据报道，在接受二极管和紫翠玉激光及 IPL 治疗的患者中，有 0.6%～10% 的发生率[31-33]。虽然确切的机制尚不清楚，风险因素包括较深的肤色、更浓密的头发及荷尔蒙失衡。如果遇到这种情况，可以请患者放心，继续治疗可以有效减少不必要的毛发生长。

七、剥脱性激光

剥脱性激光术曾经是面部年轻化的黄金标准。10 600nm 的二氧化碳（CO_2）激光器代表了最初使用的原型。这种激光通过靶向皮肤中的水来提供非特异性治疗，当以适当的阈值输送时，导致可控的汽化。后来，利用 2940nm 掺铒：钇铝石榴石（Er:YAG）激光器，可以更有效地被含水组织吸收。这对周围治疗组织产生的热损伤较小，从

而改善愈合、红斑和色素沉着。然而，由于需要完全重新上皮化而导致的修复期延长、永久性色素沉着及愈合期间感染的风险增加，完全剥脱激光治疗在患者中已不那么受欢迎。

2004 年引入的点阵激光改变了剥脱性激光的治疗方式[34]。点阵激光不是治疗整个表皮，而是通过显微热损伤仅治疗表皮的一部分，形成显微治疗区（microscopic treatment zones，MTZ）（图4-4）。MTZ 的参数可以控制，如密度、深度和宽度。受损皮肤的每个显微柱状区都被未受影响的正常皮肤所包围，这些皮肤充当微伤口的愈合库。这可以对以前剥脱激光难以治疗的区域进行相对安全的治疗。剥脱性激光器有 10 600nm 的 CO_2 激光、2940nm 的 Er:YAG 激光和 2790nm 的钇钪镓石榴石（yttrium-scandium-gallium-garnet，YSGG）激光，它们的波长被组织中的水吸收。由于对水的吸收系数中等，YSGG 激光导致的附带热损伤比 Er:YAG 激光更多，但比 CO_2 激光少。

与传统的剥脱激光相比，正常未经治疗的皮肤区域为部分剥脱表面提供了更快的愈合时间。采用点阵激光治疗后，预期会出现点状出血和浆液渗出（图 4-5）。它们干燥后会变成一层薄皮，而红斑会在几天内得到改善。然而，一些患者的轻度红斑和水肿会持续数周。术后局部使用皮质类固醇可以帮助改善其中一些预期的不良反应。值得注意的是，颈部和胸部是薄弱区域，由于其真皮较薄且附件结构较少，无法耐受高能量和高密度[35]。积极治疗可能导致临床瘢痕。在选择治疗参数时，应单独评估每个治疗区域（图 4-6）。

八、非剥脱美学激光器

非剥脱性激光治疗是激光治疗年轻化修复较快的治疗方法。在非剥脱性激光治疗中，热能在真皮内产生可控性损伤，形成新胶原，同时保持完整和功能性的表皮。与传统的表面剥脱激光治疗相比，治疗的耐受性良好，临床结果也是适度的。

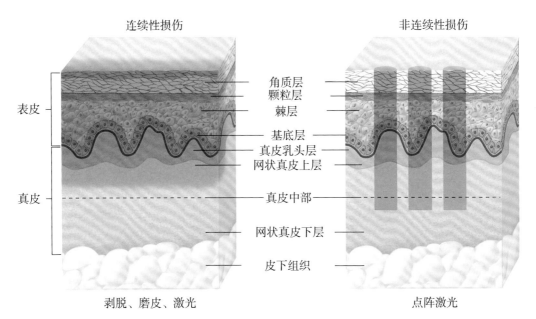

连续性损伤　　　　　　　　　　　　　非连续性损伤

角质层
颗粒层
棘层
基底层
真皮乳头层
网状真皮上层
真皮中部
网状真皮下层
皮下组织

表皮　真皮

剥脱、磨皮、激光　　　　　　　　　　点阵激光

▲ 图 4-4　激光连续（完全）覆盖与分段覆盖的对比

经许可转载，引自 Chung KC. *Grabb and Smith's Plastic Surgery*. 7th ed. Philadelphia, PA: Wolters Kluwer; 2014

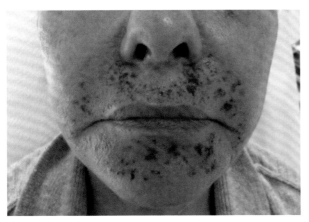

▲ 图 4-5　激光换肤

点阵 CO_2 激光治疗口周纹和色素沉着。治疗后立即从显微治疗区出现点状出血（经许可转载，引自 Chung KC. *Grabb and Smith's Plastic Surgery*. 7th ed. Philadelphia, PA: Wolters Kluwer; 2014）

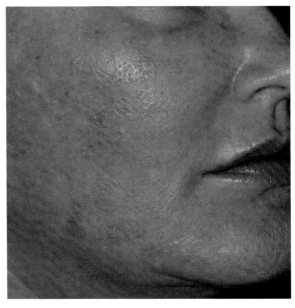

▲ 图 4-6　筛状剥脱换肤后的瘢痕

经许可转载，引自 Krakowski AC, Shumaker PR. *The Scar Book*. 1st ed. Philadelphia, PA: Wolters Kluwer; 2018

非剥脱性激光（nonablative fractional resurfacing，NAFR）利用针对组织中的水的窄束能量，在不影响 MTZ 相邻组织的情况下，诱导显微柱状区的热损伤。覆盖 MTZ 的微小表皮坏死碎片（microscopic epidermal necrotic debris，MEND）包含各种细胞成分，在 1～2 周的时间内缓慢排出。尽管 MTZ 中可见表皮和真皮坏死，但角质层在组织学和功能上保持完整（图 4-7）。有多种已使用波长，包括 1550nm 和 1927nm，深度可达 1.5mm。NAFR 已被研究用于治疗多种皮肤疾病，包括面部和非面部表面的光老化、痤疮瘢痕、创伤性瘢痕、皱纹、色素沉着和光化性角化病。NAFR 设

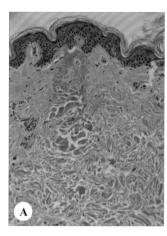 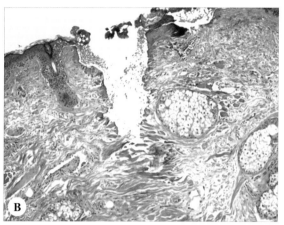

◀ 图 4-7 **A. 1550nm** 非剥脱点阵激光治疗后的组织学显示皮肤凝固但没有通道；**B. Er:YAG 2940nm** 剥脱点阵激光后组织学治疗显示开放的通道，为药物、细胞和药妆品进入真皮隔间创造了一条通路

经许可转载，引自 Krakowski AC, Shumaker PR. *The Scar Book.* 1st ed. Philadelphia, PA: Wolters Kluwer; 2018

备的显著多功能性使其在激光从业者中很受欢迎（图 4-8）。

与剥脱治疗相比，非剥脱点阵激光几乎没有停工期，相关的红斑和水肿预计在治疗后 1～2 天内消退。对于从业者来说，避免大面积加热组织是很重要的，可以避免任何潜在的并发症，包括瘢痕。重复治疗相同的区域，尤其是没有足够的冷却时间，会导致皮肤全层脱落和意外的组织损伤。

九、紧肤仪器

与侵入性外科手术相比，利用射频（radiofrequency，RF）和超声能量的医疗设备已经成为那些寻求紧致皮肤并减少停工期的人的流行选择。由于需求的增长，大量研究和资源已经投入到基于该技术的设备研发中。

通过控制频率和传送设计，RF 可作为在选定深度和区域加热组织的方式。穿透深度与频率成反比。由于组织对射频场内电子运动的阻力，这些设备会产生热量。局部热损伤可刺激新胶原形成和新弹性纤维形成，使皮肤紧致并改善松垂。电镜显示治疗后胶原纤维直径增加[36]。它还可以用于在治疗过程中加热脂肪组织，以达到塑身的目的。

RF 设备可以是单极、双极或多极的。单极设备利用接地板，能量通过皮肤传递到患者体内，然后传到接地板上。相比之下，双极设备使用两个电极，通常在手具上。射频能量在交替的正极

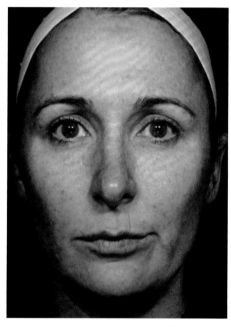

▲ 图 4-8 改善色素异常
使用低能量低密度 1927nm 激光非剥脱治疗，10% 密度 7mJ 能量（经许可转载，引自 Chung KC, Thorne CH, Sinno S. *Operative Techniques in Facial Aesthetic Surgery.* 1st ed. Philadelphia, PA: Wolters Kluwer; 2020）

和负极之间传播，它们之间的距离决定了穿透深度。最近，RF 也与微针相结合，其中针尖用于传递射频能量。这使得除了传统的微针表皮剥脱外，还能在真皮中产生更深层次的效果。

随着实时监测系统和内置安全机制的出现，射频设备已成为一种相对安全的治疗选择。操作人员可以根据实时测量值调整加热功率，以避免目标组织过热或大量加热而导致水疱和坏死，更容易实现精准、均匀的治疗。最常见的不良反应

通常是短暂的红斑和水肿。新一代设备已被患者已很好地耐受。

超声波能量是另一种用于皮肤紧致 / 提升和身体轮廓的技术。聚焦超声可集中传递到目标组织深部，不影响其上方和下方的结构。超声波场使组织振动，进而在分子之间产生摩擦并产生热量。当皮肤需要收紧时，真皮层或肌肉筋膜是目标组织。当需要塑形 / 减脂时，目标是脂肪组织。现有设备采用高强度聚焦超声。与高频探头相比，低频探头与更深层次的组织效应相关。局部热疗直接导致脂肪细胞溶解和胶原收缩，并触发修复过程和新胶原生成。治疗通常耐受性良好，伴有轻微术中疼痛并短暂性红斑和肿胀。该技术的主要优点是能量可以更深渗透而不会对表皮造成重大损伤。

十、多汗症治疗设备

临床多汗症对患者和医生来说都是一种具有挑战性的疾病，因为它高度影响生活质量且难以有效治疗。局部治疗（如氯化铝）、皮内治疗（如肉毒杆菌毒素）和口服治疗（如格隆溴铵）失败的情况并不少见。2011 年，美国 FDA 批准 miraDry®

系统（Miramar Labs，Sunnyvale，CA）用于治疗腋窝多汗症。miraDry® 设备在腋窝皮肤下提供可控的微波能量，加热汗腺并诱导热解。微波诱导偶极分子的物理旋转，从而产生热量。顶层皮肤被冷却以提供保护，形成一个界面，热量被限制在汗腺所在的小区域。通常需要多次治疗。结果证明疗效可持续至治疗后 1～2 年[37, 38]。常见的不良反应包括红斑、肿胀、压痛和麻木。虽然严重的不良事件很少见，但瘢痕形成和臂丛神经损伤已有报道[39]。

结论

美容领域拥有众多激光、光和基于能量的设备。近年来，医疗器械技术的不断改进和快速发展，使这一数字进一步增加。虽然许多设备已经显示出显著的临床实用性，但其他设备仍相对较新，其作用尚未确定。预计消费者对使用医疗设备治疗的需求在不久的将来将继续呈上升趋势。美容从业者应熟悉当前可用的各种设备，并了解用于治疗特定皮肤病的各种设备。为了提供安全有效的患者护理，必须对激光、光和基于能量的设备进行足够充分的培训。

参 考 文 献

[1] American Society for Dermatologic Surgery. *ASDS Survey on Dermatologic Procedures*. 2018. https://www.asds.net/por-tals/0/PDF/procedure-survey-results-presentation-2017.pdf. Accessed May 2019.

[2] Wheeland RG. History of lasers in dermatology. *Clin Dermatol*. 1995;13(1):3–10.

[3] Anderson RR, Parrish JA. Selective photothermolysis: precise microsurgery by selective absorption of pulsed radiation. *Science*. 1983;220(4596):524–527.

[4] Goldman MP, Weiss RA. Treatment of poikiloderma of Civatte on the neck with an intense pulsed light source. *Plast Reconstr Surg*. 2001;107(6):1376–1381.

[5] Rohrer TE, Chatrath V, Iyengar V. Does pulse stacking improve the results of treatment with variable-pulse pulsed-dye lasers? *Dermatol Surg*. 2004;30(2 pt 1):163–167.

[6] Correia E, Wang JV, Saedi N. Recalcitrant facial port-wine stain successfully responding to 585 nm diode laser. *Skinmed*. 2020, in press.

[7] Keller GS. KTP laser offers advances in minimally invasive plastic surgery. *Clin Laser Mon*. 1992;10(9):141–144.

[8] West TB, Alster TS. Comparison of the long-pulse dye (590–595 nm) and KTP (532 nm) lasers in the treatment of facial and leg telangiectasias. *Dermatol Surg*. 1998;24(2):221–226.

[9] Torbeck RL, Schilling L, Khorasani H, Dover JS, Arndt KA, Saedi N. Evolution of the picosecond laser: a review of literature. *Dermatol Surg*. 2019;45(2):183–194.

[10] Kung KY, Shek SY, Yeung CK, Chan HH. Evaluation of the safety and efficacy of the dual wavelength picosecond laser for the treatment of benign pigmented lesions in Asians. *Lasers Surg Med*. 2019;51(1):14–22.

[11] Chan MWM, Shek SY, Yeung CK, Chan HH. A prospective study in the treatment of lentigines in Asian skin using 532 nm picosecond Nd:YAG laser. *Lasers Surg Med*. 2019;51:767–773.

[12] Sakio R, Ohshiro T, Sasaki K, Ohshiro T. Usefulness of picosecond pulse alexandrite laser treatment for nevus of Ota. *Laser Ther*. 2018;27(4):251–255.

[13] Artzi O, Mehrabi JN, Koren A, Niv R, Lapidoth M, Levi A. Picosecond 532–nm neodymium-doped yttrium aluminium garnet laser-a novel and promising modality for the treatment of café-au-lait macules. *Lasers Med Sci*. 2018;33(4):693–697.

[14] Ho DD, London R, Zimmerman GB, Young DA. Laser-tattoo removal – A study of the mechanism and the optimal treatment strategy via

computer simulations. *Lasers Surg Med*. 2002;30(5):389–397.

[15] Zachary CB, Rofagha R. Laser therapy. In: Bolognia J, Jorizzo J, Schaffer J, eds. *Dermatology*. 3rd ed. Philadelphia, PA: Elsevier Saunders; 2012:2261–2282.

[16] Kent KM, Graber EM. Laser tattoo removal: a review. *Dermatol Surg*. 2012;38(1):1–13.

[17] Sardana K, Ranjan R, Ghunawat S. Optimising laser tattoo removal. *J Cutan Aesthet Surg*. 2015;8(1):16–24.

[18] Luebberding S, Alexiades-Armenakas M. New tattoo approaches in dermatology. *Dermatol Clin*. 2014;32(1):91–96.

[19] Bernstein EF. Laser tattoo removal. *Semin Plast Surg*. 2007;21(3):175–192.

[20] Herd RM, Alora MB, Smoller B, Arndt KA, Dover JS. A clinical and histologic prospective controlled comparative study of the picosecond titanium:sapphire (795 nm) laser versus the Q-switched alexandrite (752 nm) laser for removing tattoo pigment. *J Am Acad Dermatol*. 1999;40(4):603–606.

[21] Ross V, Naseef G, Lin G, et al. Comparison of responses of tattoos to picosecond and nanosecond Q-switched neodymium:YAG lasers. *Arch Dermatol*. 1998;134(2):167–171.

[22] Lorgeou A, Perrillat Y, Gral N, Lagrange S, Lacour JP, Passeron T. Comparison of two picosecond lasers to a nanosecond laser for treating tattoos: a prospective randomized study on 49 patients. *J Eur Acad Dermatol Venereol*. 2018;32(2):265–270.

[23] Pinto F, Große-Büning S, Karsai S, et al. Neodymium-doped yttrium aluminium garnet (Nd:YAG) 1064-nm picosecond laser vs. Nd:YAG 1064-nm nanosecond laser in tattoo removal: a randomized controlled single-blind clinical trial. *Br J Dermatol*. 2017;176(2):457–464.

[24] Biesman BS, O'Neil MP, Costner C. Rapid, high-fluence multi-pass q-switched laser treatment of tattoos with a transparent perfluorodecalin-infused patch: a pilot study. *Lasers Surg Med*. 2015;47(8):613–618.

[25] Biesman BS, Costner C. Evaluation of a transparent perfluorodecalin-infused patch as an adjunct to laser-assisted tattoo removal: a pivotal trial. *Lasers Surg Med*. 2017;49(4):335–340.

[26] Dierickx CC. Hair removal by lasers and intense pulsed light sources. *Dermatol Clin*. 2002;20(1):135–146.

[27] Alster TS, Bryan H, Williams CM. Long-pulsed Nd:YAG laser-assisted hair removal in pigmented skin: a clinical and histological evaluation. *Arch Dermatol*. 2001;137(7):885–889.

[28] Lepselter J, Elman M. Biological and clinical aspects in laser hair removal. *J Dermatolog Treat*. 2004;15(2):72–83.

[29] Jalian HR, Jalian CA, Avram MM. Increased risk of litigation associated with laser surgery by nonphysician operators. *JAMA Dermatol*. 2014;150(4):407–411.

[30] van Gemert MJ, Welch AJ. Time constants in thermal laser medicine. *Lasers Surg Med*. 1989;9(4):405–421.

[31] Willey A, Torrontegui J, Azpiazu J, Landa N. Hair stimulation following laser and intense pulsed light photo-epilation: review of 543 cases and ways to manage it. *Lasers Surg Med*. 2007;39(4):297–301.

[32] Alajlan A, Shapiro J, Rivers JK, MacDonald N, Wiggin J, Lui H. Paradoxical hypertrichosis after laser epilation. *J Am Acad Dermatol*. 2005;53(1):85–88.

[33] Desai S, Mahmoud BH, Bhatia AC, Hamzavi IH. Paradoxical hypertrichosis after laser therapy: a review. *Dermatol Surg*. 2010;36(3):291–298.

[34] Manstein D, Herron GS, Sink RK, Tanner H, Anderson RR. Fractional photothermolysis: a new concept for cutaneous remodeling using microscopic patterns of thermal injury. *Lasers Surg Med*. 2004;34(5):426–438.

[35] Fife DJ, Fitzpatrick RE, Zachary CB. Complications of fractional CO_2 laser resurfacing: four cases. *Lasers Surg Med*. 2009;41(3):179–184.

[36] Kist D, Burns AJ, Sanner R, Counters J, Zelickson B. Ultrastructural evaluation of multiple pass low energy versus single pass high energy radio-frequency treatment. *Lasers Surg Med*. 2006;38(2):150–154.

[37] Hong HC, Lupin M, O'Shaughnessy KF. Clinical evaluation of a microwave device for treating axillary hyperhidrosis. *Dermatol Surg*. 2012;38(5):728–735.

[38] Lupin M, Hong HC, O'Shaughnessy KF. Long-term efficacy and quality of life assessment for treatment of axillary hyperhidrosis with a microwave device. *Dermatol Surg*. 2014;40(7):805–807.

[39] Puffer RC, Bishop AT, Spinner RJ, Shin AY. Bilateral brachial plexus injury after MiraDry® procedure for axillary hyperhidrosis: a case report. *World Neurosurg* 2019;124:370–372.

第 5 章 化学换肤
Chemical Peels

Frankie G. Rholdon 著

本章重点

- 化学换肤传统上分为浅表（表皮）、中深层（真皮乳头层）和深层（网状真皮）。
- 化学换肤类型的选择取决于患者的期望、想要的结果和恢复期。
- 局部使用维 A 酸预处理，可确保剥离剂均匀渗透。
- 治疗过程中应注意防止眼部损伤，如在内眼角和外眼角使用凡士林，避免换肤液流入眼睛，并在治疗过程中随时准备好洗眼液。
- 常见的浅表化学换肤液包括乙醇酸、水杨酸和 Jessner 溶液（复合酸，水杨酸 + 间苯二酚 + 乳酸溶于乙醇溶液中）。
- 常见的中等深度化学换肤液将 35% 的三氯乙酸与 Jessner 溶液、70% 的乙醇酸或固体二氧化碳混合。
- 苯酚换肤是最常见的深层化学换肤。

化学剥脱（化学去角质）是在皮肤上使用化学剂，以对部分表皮和真皮造成可控的破坏。这将导致表皮和真皮组织的剥落和去除，以及再生和重塑。从古埃及人使用动物油、盐、雪花石膏和酸奶开始，用于改善美观的化学剥脱在整个历史中不断发展。酸奶中的活性成分是乳酸，一种 α- 羟基酸，至今仍用于化学剥脱。自 19 世纪 00 年代后期以来，皮肤科医生一直在使用现代剥脱技术。1882 年，P.G.Unna 对水杨酸（salicylic acid，SA）、间苯二酚、苯酚和三氯乙酸（trichloroacetic acid，TCA）的描述为化学剥脱在皮肤美容中的应用带来了重大进展。20 世纪 60 年代和 70 年代，Baker 和 Gordon 博士使用苯酚和巴豆油皂化配方对深层化学剥脱进行了改进。中等深度的化学剥脱由 Harold Brody、Gary Monheit 和 William

Coleman 博士在 20 世纪 80 年代开创[1]。这些剥脱技术已经过优化，现在有许多商业可用的专有配方。2017 年，皮肤科医生进行了 43.4 万例化学换肤治疗[2]，而 2016 年为 42.5 万例[3]。社会对更年轻外表的渴望正推动化学换肤需求的增加。

化学换肤的目的是去除均匀厚度的皮肤以清除受损或不需要的细胞，并通过伤口愈合刺激再生。化学换肤中使用的腐蚀性试剂通过角化凝固、蛋白质变性和（或）破坏细胞间黏附而导致脱去除表皮可改善色素沉着和质地，并破坏不需要的表皮生长。伤口还会释放促炎细胞因子和趋化因子，激活炎症级联反应。这种靶向炎症刺激新胶原生成和新弹性蛋白生成、真皮结缔组织的重组和角质形成细胞的再生。这会导致表皮和真皮增厚，从而改善皱纹和痤疮瘢痕的临床外观。组织损伤的深度与重塑的数量相关，因此传统上根据创伤深度将化学换肤分为浅表、中层和深层化学换肤（表 5-1）。

浅表化学换肤仅涉及不同程度的表皮损伤。中等深度化学换肤穿透表皮的整个厚度并进入真皮乳头层。深层的化学换肤进入网状真皮中。化学换肤的深度可能受多种因素的影响，包括使用的化学物质的类型、浓度、使用方式、应用次数及化学物质在皮肤上的活性时间。损伤深度与愈合时间、并发症风险和美容效果直接相关。

一、术前（表 5-2）

1. 既往史 / 查体 患者咨询对治疗的成功至关重要，应从评估患者的目标和动机开始。有些

表 5-1 化学换肤类型		
	浅表剥脱	中层深度剥脱	深层剥脱
损伤深度	• 表皮	• 真皮上部乳头层至网状层上部	• 真皮网状层中部
适应证	• 色素沉着异常 • 痤疮 • 不受欢迎的皮肤表面纹理（不包括皱纹和瘢痕）	• 色素沉着异常 • 表浅皱纹 • 表面瘢痕 • 浅表皮生长	• 色素沉着异常 • 浅到深的皱纹 • 瘢痕 • 浅表皮生长
禁忌证	• 活动性感染 • 开放性伤口 • 无法控制的皮炎 • 异常瘢痕史 • 患者不切实际的期望 • 患者无法耐受手术和恢复期 • 患者无法避免阳光暴晒	• 活动性感染 • 开放性伤口 • 无法控制的皮炎 • 异常瘢痕史 • 患者不切实际的期望 • 患者无法耐受手术和恢复期 • 患者无法避免阳光暴晒 • 以前、最近（<6 个月）在医院进行过面部破坏手术治疗区域 • 前 6 个月的异维 A 酸使用 • 治疗区域的面部放射史 • 吸烟（可能会干扰愈合） • Fitzpatrick 皮肤类型Ⅳ～Ⅵ	• 活动性感染 • 开放性伤口 • 无法控制的皮炎 • 异常瘢痕史 • 患者不切实际的期望 • 患者无法耐受手术和恢复期 • 患者无法避免阳光暴晒 • 以前、最近（<6 个月）在医院进行过面部破坏手术治疗区域 • 前 6 个月的异维 A 酸使用 • 治疗区域的面部放射史 • 吸烟（可能会干扰愈合） • Fitzpatrick 皮肤类型Ⅳ～Ⅵ • 如果应用超过一个美容单元，则有心脏或肝肾疾病史
产品	• 水杨酸 • 乙醇酸 • Jessner 溶液 • 维 A 酸 • 乙醇酸 • 乳酸 • TCA10%～35% • 扁桃酸 • 丙酮酸 • 其他	• 50%TCA 单独出霜 • 固体 CO_2，然后 35%TCA • Jessner 溶液，然后 35%TCA • 乙醇酸溶液洗掉后再用 35%TCA • 全浓度苯酚，USP88%	• 苯酚 - 巴豆油溶液

（续表）

	表 5-1　化学换肤类型		
	浅表剥脱	中层深度剥脱	深层剥脱
并发症	<ul><li>炎症后色素改变</li><li>长期红斑</li><li>感染（细菌、真菌、病毒）</li><li>HSV 重新激活</li><li>过敏反应</li><li>皮肤敏感性增加</li></ul>	<ul><li>炎症后色素改变</li><li>长期红斑</li><li>感染（细菌、真菌、病毒）</li><li>HSV 重新激活</li><li>过敏反应</li><li>皮肤敏感性增加</li><li>痤疮暴发</li><li>粟粒疹形成</li><li>瘢痕</li></ul>	<ul><li>炎症后色素改变</li><li>长期红斑</li><li>感染（细菌、真菌、病毒）</li><li>HSV 重新激活</li><li>过敏反应</li><li>皮肤敏感性增加</li><li>痤疮暴发</li><li>粟粒疹形成</li><li>瘢痕</li><li>心脏毒性 / 心律失常（由于苯酚的全身吸收）</li><li>肝毒性</li><li>肾毒性</li></ul>

因素会影响患者治疗的成功，包括不切实际的期望，无法忍受治疗或恢复期，以及不能避免日晒。有针对性的病史应包括妊娠和哺乳状态、任何先前面部换肤手术、吸烟状况、近期的面部手术、治疗区域的放疗史、异常瘢痕形成或色素沉着史、过去 6 个月是否接受过异维 A 酸治疗，以及存在肝、肾或心脏疾病史（仅与深度剥脱相关）。体格检查包括评估患者关注的区域、光老化程度、Fitzpatrick 皮肤类型（表 5-3），以及识别任何禁忌证，如活动性感染、不受控制的皮炎、开放性伤口或异常瘢痕。

2. 咨询　适当的患者咨询对治疗结果和患者满意度都至关重要（表 5-4）。应沟通患者的目标和期望并与所选程序保持一致。应沟通患者了解治疗的预期结果和局限性。关于手术前所需准备的详细信息，以及手术技术预期的不适、预期的恢复时间、术后护理方案、潜在的并发症，必须与患者一起详细审查。患者应了解正常的愈合情况，并接受有关潜在的不良事件的教育，以便在出现并发症时及早发现并进行干预。在对患者进行教育并给予提问的机会后，将获得书面知情同

表 5-2　术前
<ul><li>既往史<ul><li>异常瘢痕形成史，包括瘢痕疙瘩</li><li>妊娠或哺乳期</li><li>曾做过面部外科手术、磨皮或化学换肤</li><li>吸烟史</li><li>先前的日晒暴露</li><li>确定患者主观关注的领域、目标和例外情况</li></ul></li><li>体检<ul><li>Fitzpatrick 皮肤类型（表 5-3）</li><li>评估光老化程度和治疗目标，以确定化学换肤类型</li><li>存在活动性感染（特别是 HSV）</li></ul></li><li>开始抗病毒预防（如果有指征）</li><li>在预定的治疗之前用维 A 酸和防晒产品</li><li>征得患者同意并签署知情同意书</li><li>拍照</li><li>过度角化病变可在化学换肤前去除</li><li>适当使用洗面奶、丙酮、酒精或两者的组合适当清洁面部并去除油脂</li><li>确保有适当的洗眼设备，以防止剥脱液意外接触眼睛</li></ul>

表 5-3 Fitzpatrick 皮肤类型	
I	总是晒伤，从不晒黑
II	总是晒伤，轻微晒黑
III	中度晒伤，逐渐晒黑
IV	轻微晒伤，均匀晒黑
V	很少晒伤，容易晒黑
VI	从不晒伤，色素沉着

意文件。

3. 术前准备 为了确保最佳效果，建议在化学换肤前至少 4 周进行预处理皮肤护理。患者对预处理方案的依从性使皮肤能够均匀地渗透剥脱剂，减少愈合时间，确保对局部药物的耐受性和依从性，并降低并发症的风险。治疗区域内的任何感染、皮炎或皮肤炎症都应得到适当处理和治疗。应建议患者每天使用广谱防晒霜，并采取防晒行为（紫外线防护服、帽子、避免过度日晒等）对治疗区域进行积极的光保护。不建议治疗区域有毛发；如有必要，应指导患者在治疗前 12～24h 剃掉。患者在治疗当天到达时，应保持皮肤清洁，不要佩戴隐形眼镜。

建议在计划治疗前局部使用维生素 A 制剂。维生素 A 通过增加 I 型胶原蛋白的产生和减少基质金属蛋白酶对胶原蛋白的破坏作用于真皮乳头层。它们还被证明可以通过表皮增生、角质层致密化和表皮颗粒细胞层增厚来消除皱纹[4]。维 A 酸(或全反式维 A 酸)是天然存在的第一代维 A 酸，是美容医学中研究最广泛的。术前局部使用维 A 酸可缩短化学换肤后的愈合时间[5]。建议在化学换肤前 4 周每天涂抹 0.05% 或 0.1% 的维 A 酸乳膏，并在预定治疗前 24h 停用。虽然在化学换肤之前没有进行过研究，但他扎罗汀是一种合成维 A 酸，已被证明可以改善光老化的美容外观。0.05% 的他扎罗汀乳膏与 0.05% 是维 A 酸乳膏在治疗光损伤皮肤的色素沉着和细纹方面效果相当[6]。在类维 A 酸敏感的情况下可以局部使用阿达帕林，阿达帕

表 5-4   中深度化学换肤患者说明

预处理说明

- 如果妊娠或在之前的 6 个月内服用过异维 A 酸（维 A 酸），则不应接受此治疗
- 治疗前 1 天停用局部类维 A 酸或维 A 酸
- 在术前至少 2 周避免过度日晒
- 在术前至少 1 周内避免微晶磨皮、打蜡、强力去角质或任何其他可能刺激皮肤的治疗
- 您的医生可能会建议您在治疗前服用抗病毒药物，以帮助防止术后出现疱疹。如果有，请按照指示服用

治疗期间会发生什么

- 治疗区域保持清洁，没有化妆和乳液，并剃掉治疗区域毛发
- 医护人员将在您治疗前拍照，以跟踪结果
- 用酒精和丙酮对皮肤进行化学换肤准备
- 医生会用固体二氧化碳（干冰）摩擦皮肤。这很冷，有些地方会刺痛
- 当剥脱剂涂抹在皮肤上时，你可能会感到灼热、刺痛或灼烧感。这是暂时的，将持续 5～10min
- 冷敷会使皮肤降温提高皮肤舒适度
- 医生会将舒缓软膏涂抹在皮肤上
- 你的皮肤会发白并带有粉 / 红色。1～2h 后白色会退去

治疗后的注意事项

- 24h 后，用温和的洁面乳清洁面部，每天 2 次。避免擦洗
- 洁面后立即涂抹一层薄薄的白凡士林。根据需要重复涂抹发痒、紧绷的皮肤
- 换肤后 1～4 天会出现面部肿胀。早上会稍严重，并全天逐渐改善
- 脱皮将从第 3 天或第 4 天开始，持续到第 9 天或第 10 天
- 愈合过程中避免擦洗、扯开或剥落皮肤
- 愈合过程中避免阳光照射。换肤完成，每天涂抹防晒霜并防晒至少 6 个月
- 一旦换肤完成且皮肤不再敏感，在医生指导下恢复皮肤护理方案
- 在此过程中不应感到疼痛、红肿加重或渗液。如果发生这种情况，请致电医生或治疗机构

林是一种合成的第三代类维生素 A，维生素 A 皮炎的发病率较低。尽管缺乏将维 A 酸与维生素 A 进行比较的研究，但通常认为维生素 A 在临床抗

衰方面不如处方类维 A 酸。

色素沉着是化学换肤的常见并发症。局部制剂经常用于减少化学换肤前后的皮肤色素沉着。对苯二酚是最常用的药物，它通过抑制酪氨酸酶（黑色素合成中的限速酶）来减少色素生成。虽然涉及在化学换肤之前局部使用对苯二酚的研究还不够，但当色素沉着是化学剥脱的指征时，通常会使用它。

单纯疱疹病毒（herpes simplex virus，HSV）的再激活是化学剥脱的已知并发症。化学剥脱后的疱疹感染导致发病率增加，上皮再生延迟和瘢痕形成。这种再激活的风险与创伤的深度有关。建议术前评估患者的口唇疱疹病史。在浅表剥脱中，可选用预防性抗病毒治疗，对于有 HSV 复发史的患者应该考虑。无论患者的病史如何，都应在所有中等和深层化学剥脱之前开始预防性抗病毒治疗。从治疗日早上开始每天 2 次伐昔洛韦 500mg 剂量可有效预防 HSV 再激活[7]。在该研究中，治疗持续 14 天，但通常认为一旦上皮再形成，停止治疗就是安全的。

异维 A 酸（13- 顺式维 A 酸）是维生素 A 的代谢物，经 FDA 批准用于治疗严重的结节性痤疮。基于零星的不良事件风险，例如瘢痕形成，包装说明书建议在治疗后 6 个月内不要进行包括化学换肤在内的美容手术。但在文献的系统回顾总结中，并未发现足够的证据支持使用异维 A 酸治疗的患者应延迟表层化学治疗[9]。美国皮肤外科学会指南工作组于 2017 年发布了关于异维 A 酸使用后美容手术安全性的共识建议，称"在异维 A 酸治疗后 6 个月内可以安全地对服用异维 A 酸的患者进行表皮换肤"。由于数据不足，没有推荐使用中等或深层化学剥脱的建议[10]。因此，建议将中度和深度的化学换肤延迟至异维 A 酸治疗后至少 6 个月进行。

A 型肉毒杆菌毒素可注射治疗动态面部皱纹，具有公认的安全性和有效性。化学剥脱前应考虑用肉毒杆菌毒素预处理眉间、前额和眼周皱纹。这不仅是面部皱纹的辅助治疗，还可以改善后续化学换肤的美容效果。瘢痕形成的一个关键因素是愈合阶段作用于伤口的张力。肉毒杆菌毒素通过阻断神经肌肉接头处的乙酰胆碱神经递质释放，可抑制伤口愈合部位的肌肉张力。肉毒杆菌毒素预处理已显示可以改善面部和颈部外科手术后瘢痕形成的外观[11]，并改善激光换肤后的高动态面部纹[12]。如果化学换肤的目的是改善面部皱纹，则应在术前与患者讨论肉毒杆菌毒素预处理。

浅层和中等深度剥脱通常是可以忍受的，不需要麻醉。应在术前评估患者的焦虑和疼痛耐受性。对于较不适的化学换肤，如中等深度换肤和更高浓度的 TCA 换肤，可选择在术前 30min 给予抗焦虑药物。如果开了这种药，应告知患者不应该开车往返。

4. 照片文档 在化学换肤之前，处理区域应拍照。确保该区域清洁没有化妆，同时建议取下首饰，并使用发带固定头皮避免遮挡面部。照片应该使用一致的定位和照明标准化进行。照片是医疗记录的一部分，需要符合健康保险流通与责任法案（Health Insurance Portability and Accountability Act，HIPAA）的存储，并且应该作为医疗记录的一部分用于患者管理。如果将可识别的照片用于出版物或广告，必须获得患者的书面同意。

二、术中（表 5-5）

在开始化学剥脱之前，所有必要的用品（表 5-6）应准备就绪，易于取用。要注意确保选择正确的化学剥脱剂和浓度并准确标示。患者应使用温和的皮肤清洁剂洗脸，并使用发带或帽子将头发远离治疗区域。面部剥脱时，患者身体应倾斜 30°～45° 并闭上眼睛。使用含酒精和（或）丙酮的纱布来清洁和去除治疗区域的油脂。风扇有助于保护患者远离有毒气味侵害。

为了避免意外溢出，切勿将剥脱溶液从患者身上流过。特别注意避免眼睛附近的滴水或溢出，

表 5-5　操作（浅表和中深度脱皮）

- 患者准备
  - 确保治疗区域清洁
  - 使用发带或帽子将头发远离治疗区域
  - 定位患者（建议闭眼，身体 30°～45°）
  - 确保准备好生理盐水及洗眼器，并且易于取用
- 用含酒精和（或）丙酮的纱布清洁皮肤并去除油脂
- 根据需要用凡士林保护任何相关区域
- 在转移到小玻璃容器之前，检查溶液标签以确保正确的试剂和浓度
- 涂抹剥脱溶液
  - 使用适当的工具（棉签、紫貂刷、纱布）快速涂抹化学品
  - 在治疗区边缘轻轻涂抹以防止出现分界线
  - 治疗次数和终点因化学剥脱产品而异
- 治疗终点（因化学剥脱液而异）
  - 乙醇酸：用稀释的碳酸氢钠溶液中和
  - 乳酸
  - 扁桃酸
  - 丙酮酸
  - TCA 是自我中和的；然而，一旦达到消融深度，可以使用冷湿敷来防止不必要的更深的伤害
- 冷敷以提高舒适度
- 涂抹润肤霜和物理防晒霜

表 5-6　剥脱用品

- 正确标示的剥脱剂，包括浓度
- 温和的皮肤清洁剂
- 酒精和丙酮
- 冷水
- 装有生理盐水的洗眼瓶
- 装剥脱溶液的小玻璃容器
- 为患者提供舒适的风扇
- 手套
- 纱布
- 棉签涂抹器
- 一次性防水围兜
- 涂抹剥脱液的工具（紫貂刷、纱布、棉签）
- 定时器（用于 α- 羟基酸换肤）

三、术后

术后护理（表 5-7）的目标是促进伤口正常愈合。这将最大限度减少并发症并有助于快速恢复。剥脱后的阶段包括红斑、水肿和脱落，通常被称为"停工期"。症状的严重程度和恢复期的长短与创伤的深度相关。浅层化学换肤的恢复期为 1～7 天，中深度换肤为 7～10 天，深层换肤为 10～14 天。在此期间，必须向患者提供明确的指示，以确保得到适当的护理。治疗区域应每天用温和的洁面乳清洁 2 次。避免擦洗、故意去角质或剥落皮肤。清洗后应立即涂抹温和的润肤剂，必要时可重复涂抹。化学换肤后避免日晒是至关重要的。若不可避免地暴露在阳光下，可以使用物理防晒霜。恢复期完成之前，应避免使用所有其他皮肤护理措施和外用制剂。术后常有"皮肤紧绷"和轻度瘙痒；在此期间，可以使用冷敷和温和的润肤剂来缓解不适。严重的瘙痒、红肿加重、分泌物渗出或疼痛不是正常的愈合表现，通常是并发症的信号。如果发生这些情况，医生必须及时评估患者以确保早期干预。一旦换肤完成，皮肤不再敏感，就可以开始换肤后的护肤方案。适当的维护对维持化学剥脱的结果至关重要。

并且患者的眼睛应始终保持闭合。治疗间应随时备有生理盐水洗眼瓶，以防意外接触。可选择使用白色凡士林来保护脆弱区域。内眦和鼻唇皱襞可汇集剥脱液，可能导致比预期更深的伤害。内眼角和外眼角也可以用凡士林保护，以防止眼泪与剥脱溶液相互作用。这可能导致剥脱溶液过早中和或进入眼睛。还应使用干净的纱布或棉头涂抹器，以防止撕裂引起并发症。

化学剥脱剂的选用因剥脱类型而异（见下文）。该试剂可以用刷子、纱布或棉签涂抹。通常对于浅层和中等深度的化学换肤，溶液会在化妆品防护涂抹之后迅速应用于皮肤。治疗整个面部时，最常遵循的顺序是前额、脸颊、鼻子、下颏、下眼睑和口周区域。一些化学换肤需要中和。剥脱完成后通常会进行冷敷以使患者感到舒适。术后可以使用物理防晒霜和（或）温和的软膏。

表 5-7　术后护理（浅表和中深度换肤）

- 每天 2 次用温和的洁面乳清洁面部
- 洁面后立即涂抹一层薄薄的白色凡士林，并根据需要，可重复使用
- 愈合过程中避免擦洗、抓挠或剥去皮肤
- 愈合过程中避免阳光暴晒。剥脱完成后每天涂抹防晒霜并防止日晒
- 一旦剥脱完成且皮肤不再敏感，患者可以恢复皮肤护理方案
- 指导患者在愈合过程中出现疼痛、发红加重、分泌物渗出或脓疱形成时通知医生，因为这可能表明存在感染

四、表面化学剥脱

浅层剥脱仅对表皮造成损伤，范围从角质细胞层的轻度剥脱到表皮至基底细胞层全层的化学剥脱。目的是治疗表皮疾病，包括色素沉着（黄褐斑、炎症后色素改变、雀斑、浅表痣），皮肤质地和痤疮（粉刺、炎症性痤疮、表皮脱落性痤疮），同时最大限度减少停工时间。

浅层化学换肤是最常见的换肤方式，它具有许多优点，包括成本低、恢复期短、安全性好、不适感小、适用于所有 Fitzpatrick 皮肤类型和身体各部位。通常用于面部，也可以用于身体部位浅表剥脱，包括手背、手臂、颈部、胸部和背部。由于瘢痕的风险增加，通常禁忌在身体上使用更深的剥脱。表层化学换肤适用于色素异常［黄褐斑、炎症后色素改变（post-inflammatory pigment alteration，PIPA）、雀斑和浅表痣］、痤疮（粉刺、炎症性痤疮、表皮剥脱性痤疮）和皮肤质地异常。由于损伤较浅，这种方法对全层表皮病变（黄斑脂溢性角化病和光化性角化病）、皱纹和瘢痕的治疗无效，因此存在一些局限性。即使是治疗适当的适应证，通常也需要重复治疗才能达到理想的美容效果。并发症通常有限（表 5-1），可能包括炎症后色素改变、长时间红斑、感染，以及对风、日照和温度变化的敏感性增加。不恰当的化学换肤会导致更严重的并发症，

如瘢痕。

剥脱剂种类繁多，包括 α- 羟基酸（alpha hydroxy acid，AHA）（乳酸、乙醇酸、扁桃酸）、β- 羟基酸（水杨酸，SA）、10%～35% 的三氯乙酸（TCA）、维 A 酸和丙酮酸。Jessner 溶液（Jessner solution，JS）是一种常用的化学剥脱液，含有乳酸、SA 和间苯二酚等多种化学物质。还有许多市售的化学换肤剂含有各种化学物质的专有组合。

1. α- 羟基酸　AHA 是天然存在于水果、蔬菜和酸奶中的羧酸。这些是有记载的历史上最早用于美容剥脱的化学物质之一。在皮肤上使用这些药物会减少桥粒和张力丝聚集而导致去角质[13]。

在化学换肤中最常用的果酸是乙醇酸（glycolic acid，GA）。GA 以游离酸、部分中和（pH 较高）、缓冲或酯化溶液的形式在市场上销售，浓度为 20%～70%。pH 由游离酸含量决定。影响剥脱程度的因素包括浓度、pH、载体配方、给药条件、酸用量，以及酸在皮肤上停留的时间，这是最重要的。影响乙醇酸剥脱的多种因素使方案和结果的标准化变得困难。通常 30%～50% 的乙醇酸停留 1～3min 会产生最小的剥脱。将 50%～70% 的乙醇酸停留 1～4min，可以产生轻微的去角质，治疗痤疮或黄褐斑等病症[14]。使用 70% 的乙醇酸停留 3～7min，会产生更大的剥脱，用于治疗光老化、皮肤纹理和日晒小雀斑。当使用乙醇酸剥脱时，应该从作用时间短的较低的浓度开始，然后随着后续治疗缓慢增加，每 2～4 周 1 次。

在准备 GA 换肤时，不应按照其他化学剥脱的建议对皮肤进行过度脱脂。温和的皮肤清洁和用丙酮或酒精擦拭一次即可。擦洗皮肤会导致剥脱不均匀或不可预测的结果。使用大的棉签涂抹器、纱布或棉球迅速覆盖治疗区域，并设置计时器。一旦达到预定时间就用浸湿的纱布中和。患者可以用水冲洗该区域以确保完全中和并去除所有残留的酸。

2. 水杨酸　SA 是一种亲脂性 β- 羟基酸。当应用于皮肤时，它会减少角质细胞的黏附并促进

角质脱落。作为阿司匹林（乙酰水杨酸）的衍生物，SA 也表现出抗炎特性。在化学换肤中，SA 通常以 20%～30% 的浓度用于乙醇或聚乙二醇载体中，用以治疗色素异常、粉刺和炎症性痤疮和酒渣鼻。聚乙二醇载体制剂可减少 SA 的全身吸收，有效缓解治疗时的刺痛感与治疗后的色素过度沉着[15]。SA 的亲脂性允许渗透到毛囊单位和粉刺中。这一作用证明了 SA 在治疗寻常痤疮中的功效。一项对比连续 30% SA 和连续 JS 治疗痤疮的研究结果发现，SA 在减少粉刺性痤疮方面优于 JS，在改善炎症病变方面与 JS 相同[16]。SA 具有良好的耐受性，在所有 Fitzpatrick 皮肤类型中都具有既定的安全性。在较大的体表区域使用较高的浓度会增加系统性吸收的风险，可能导致水杨酸中毒。因此，在妊娠期要注意使用 SA。

SA 可以用棉签、纱布或刷子涂抹在皮肤上。由于 SA 具有麻醉特性，患者可能会感到灼烧或刺痛，但会迅速消退。载体蒸发会在皮肤表面留下白色沉淀，便于评估是否均匀应用。剥脱是自限性的，不需要中和或定时。3～5min 后，用自来水冲洗处理区域。剥脱后的红斑和水肿很少。脱屑通常在 2～3 天开始，持续长达 7 天。为了实现美学目标，通常每 2～4 周重复一次。

3. 三氯乙酸 自 1945 年 Monash 实验发表以来，三氯乙酸一直是化学剥脱的主要成分[1]。它是乙酸的衍生物，应用于皮肤时会导致蛋白质凝固。化学换肤中使用的 TCA 溶液是将 100% 无水 TCA 晶体与蒸馏水混合而成，浓度以重量 / 体积计算[17]。溶液清澈无色，无沉淀。它对光不敏感，也不需要冷藏[17]。酸会破坏由聚碳酸酯或低密度聚乙烯四苯二甲酸二甲酯制成的塑料容器，因此应该从主瓶中倒入一个小玻璃容器，如小玻璃杯[18]。三氯乙酸不需要专门中和，因为来自皮肤血管的血清可以中和溶液。

10%～35% 的三氯乙酸用于完成浅表化学换肤。浓度与穿透深度直接相关[19]。35% 的三氯乙酸可以多次应用到达真皮乳头层，因此被一些人

认为是中等深度的剥脱。皮肤上的油脂会显著影响酸的渗透。因此，必须在磨砂纱布上用酒精和（或）丙酮对皮肤进行彻底脱脂，以确保剥脱溶液均匀渗透。通常使用湿纱布或棉签涂抹。三氯乙酸会导致蛋白质变性，导致皮肤变白，称为"霜白"（图 5-1）。霜白分为三级：Ⅰ级是覆盖在红斑背景上的轻度网状霜；Ⅱ级是融合的白色霜，几乎没有红斑；Ⅲ级是不透明的白色，没有红斑。TCA 渗透缓慢，建议等待 5min 以评估结霜终点，然后在需要的区域应用更多的溶液[18]。虽然不需要中和，但一旦达到预期的终点 / 结霜，可以冷湿敷以防止进一步渗透，并减轻患者不适。

4. Jessner 溶液 Jessner 溶液由 14% 的间苯二酚、14% 的 SA 和 14% 的乳酸加入 95% 乙醇组成（表 5-8）。自 20 世纪初开始使用以来[1]，每种成分对皮肤都有特定的作用。SA 是一种亲脂化合物，可去除导致角质细胞黏附的细胞间脂质，导致角质剥脱，同时也会增强其他药剂的渗透。乳酸是一种 AHA，可以减少角质细胞的黏附，导致脱屑。间苯二酚在结构和化学上与苯酚相似。它会破坏表皮角蛋白的弱氢键。由于间苯二酚具有刺激性和潜在的过敏性，因此创建了一种"改良 Jessner 溶液"，用柠檬酸取代间苯二酚（表 5-8）。

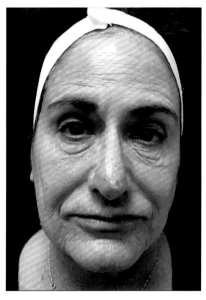

▲ 图 5-1 使用 **35%** 的三氯乙酸后 Ⅱ 级霜白

表 5-8　Jessner 和改进 Jessner 溶液的组成	
Jessner 溶液	**改进 Jessner 溶液**
14% 的乳酸	17% 的乳酸
14% 的水杨酸	17% 的水杨酸
14% 的间苯二酚	8% 的柠檬酸
95% 的乙醇	95% 的乙醇

JS 透明，淡琥珀色，对光和空气都敏感，在室温下稳定。最常使用紫貂刷涂在皮肤上，涂 2~3 层，间隔 3~4min。患者在涂抹后会感到灼热。随着乙醇的蒸发，皮肤上出现白色沉淀，形成伪霜。去角质通常会持续 5~10 天，具体取决于所用溶液的量、使用的压力和涂层的数量。如有必要，间隔 4 周可重复治疗。建议从保守治疗开始并根据需要增加后续治疗[18]。JS 也可以与 TCA 结合使用，从而产生中等深度的剥脱。

五、中等深度化学换肤

中深度化学换肤涉及皮肤损伤至真皮乳头层或网状层。这种表皮的完全破坏导致色素沉着异常（黄褐斑、PIPA、雀斑和表皮痣）和表皮生长（黄斑脂溢性角化病和光化性角化病）的改善（图 5-2）。渗透到真皮乳头层刺激胶原蛋白生长，从而改善表面皱纹和瘢痕。记录的第一种中深度化学剥脱剂为 50%TCA，剥脱是不可预测的。不均匀的穿透会导致腐蚀、PIPA 和瘢痕。复合换肤为中等深度的化学换肤提供了一种更可预测和更安全的方法。使用复合酸，皮肤的初始物理或化学处理会破坏表皮，从而使随后使用的 35%TCA 能够更深更均匀地渗透。Harold Brody 在 1986 年描述了第一个复合酸，将固体 CO_2 和 35% 的 TCA 结合在一起，这是中等深度化学剥脱中最深的，被称为 "Brody 剥脱"[20]。Gary Monheit 在 1989 年描述了使用 JS + 35%TCA，也就是所谓的 "Monheit 剥脱"[21]。"Coleman 剥脱"使用 70%GA + 35%TCA[22]。中等深度剥脱的效果可以持续数月到数年，具体取决于患者的个体因素。通常不建议在 6 个月内重复治疗。

（一）Brody 换肤

在 20 世纪 80 年代，固体 CO_2 通常被用作一种物理方式来创伤表皮，在治疗痤疮时促进去角质。使用固体 CO_2（-78.5℃）浸入 3:1 的丙酮与乙醇溶液中，使干冰在皮肤上自由移动并促进

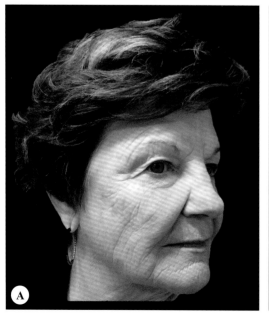
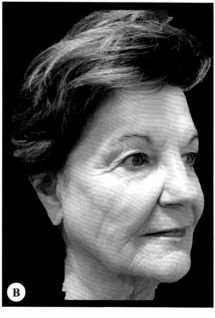

◀ 图 5-2　使用固体 CO_2 和 35% 的三氯乙酸进行中等深度化学换肤前（A）和 1 个月后（B）

皮肤表面的冷却。当与化学剥脱一起使用时，皮肤温度的降低会产生微表皮囊泡形成，使后续的TCA应用能够更深入地渗透。可以改变二氧化碳与皮肤接触的压力和时间（3～15s），以促进皮肤更深的创伤。当 CO_2 应用持续 8～15s 时，伤口深度可达 0.62mm，是中等深度化学剥脱中最深的。与所有 TCA 换肤一样，彻底的皮肤清洁和脱脂对于均匀渗透剥脱溶液至关重要。TCA 的使用通常是按照相反的顺序进行的，从下眼睑和唇红缘开始使用潮湿的棉签涂抹。然后，用湿纱布涂抹脸颊、下颏和前额。一旦产生足够的霜白就放置冰

袋减轻患者不适。强烈的刺痛会在 5～9min 内消退。若患者感到舒适，就可以取出冰袋并涂抹油膏。最初几天出现明显的面部水肿；然而，只有轻微不适。剥脱通常在治疗后的第 3 天或第 4 天开始，到第 10 天完成（图 5-3）[20]。

（二）Monheit 换肤

1989 年首次描述，这种中深度剥离的复合液包括使用 JS 和 35%TCA。JS 充当角质溶解剂，以促进后续 TCA 的吸收和渗透。该治疗通常在术前使用轻度镇静药和非甾体抗炎药。彻底清洁和脱脂对于换肤溶液均匀渗透是必要的。首先，使用

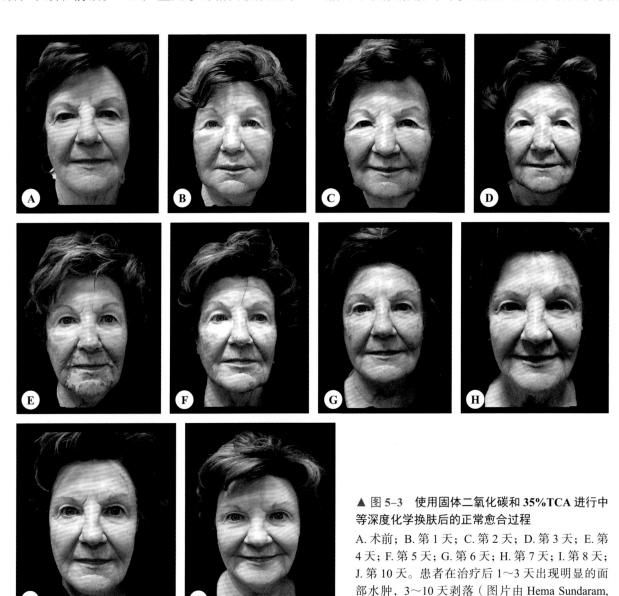

▲ 图 5-3　使用固体二氧化碳和 35%TCA 进行中等深度化学换肤后的正常愈合过程

A. 术前；B. 第 1 天；C. 第 2 天；D. 第 3 天；E. 第 4 天；F. 第 5 天；G. 第 6 天；H. 第 7 天；I. 第 8 天；J. 第 10 天。患者在治疗后 1～3 天出现明显的面部水肿，3～10 天剥落（图片由 Hema Sundaram, MD 提供）

潮湿的棉签或纱布均匀地涂抹 JS。从额头开始，然后到脸颊、鼻子、下颏，最后是下眼睑。需要一层或两层以达到轻微的网状霜白。JS 实现的霜白比 TCA 要轻得多。一旦达到了所需的终点，就以同样的方式应用 35% 的 TCA。TCA 产生的白霜通常需要 30s～2min。需要出现 II 级霜白。换肤液使用均匀即可均匀结霜；然而，3～4min 后任何不完整的区域都可以撤退。TCA 仅重新应用于需要的领域。一旦达到预期的终点，应用冷水或生理盐水湿敷 5～10min，直到患者感到舒适。术后水肿预计持续 2～4 天，脱屑将持续 7～10 天[21]。

（三）Coleman 换肤

William Coleman III 描述了使用 70%GA + 35%TCA 的组合剥脱方法。根据组织学研究，这种剥脱产生中等深度换肤中最浅表损伤[21]。在此治疗前，不需要强力脱脂。用温和的洗面奶洗脸并擦干后，用厚棉签（如直肠棉签）将 70% 的 GA 涂抹整个面部。2min 后，用自来水中和剥脱溶液。将脸部拍干并使用棉签或纱布垫涂抹 35%TCA。一旦达到所需的 II 级霜白效果就进行冷敷，直到患者感到舒适为止。术后过程与其他中等深度化学换肤相似[22]。

六、深层化学换肤

深度化学换肤涉及真皮网状层的损伤，适用于治疗更深的皱纹和瘢痕。苯酚（石炭酸）是目前唯一用于促进深层化学剥脱的物质。苯酚引起表皮和真皮的蛋白凝固。当单独用于化学剥脱时（苯酚 88%），表皮角质凝固限制了药物进一步渗透，导致中等深度的化学剥脱。巴豆油是一种表皮溶解剂，当添加到配方中时，可使苯酚更深入地渗透。这会产生深层的化学剥脱。Baker 和 Gordon 首次提出了传统的深层换肤[23]，使用至今。配方（表 5-9）是苯酚、蒸馏水、Septisol© 和巴豆油[24]。Septisol© 是文献中描述的所有苯酚 - 巴豆油换肤配方中的乳化剂。这种产品含有三氯生，

已被美国 FDA 禁用，故已不再市售。用另一种产品代替乳化剂的临床试验正在进行中[24]。

表 5-9 　Baker-Gordon 换肤配方	
苯酚（49.3%）	3ml（苯酚 88%）
巴豆油（2.1%）	3 滴
蒸馏水	2ml
Septisol©	8 滴

深层化学换肤的并发症更为常见，包括心脏毒性、长时间红斑、瘢痕、色素减退和感染。由于存在色素沉着异常的风险，深层化学剥脱通常用于 Fitzpatrick I～III 型。应根据换肤产品和病史制订适当的抗菌、抗病毒和抗真菌预防措施。苯酚通过皮肤迅速吸收。经肝代谢由肾排泄。心脏毒性是苯酚的一种公认的全身效应。在进行苯酚换肤之前，需要评估肝功能、肾功能和基线心电图（electrocardiogram，EKG）。心律失常是最常见的心脏异常[25]。这在服用已知会导致 QT 间期延长的药物（如抗高血压和抗抑郁药等）的患者中更为常见。对于涉及多个美容单元的治疗，心脏安全是一个值得关注的问题。一个美容单元被认为是小于 0.5% 的体表面积（相当于没有手指的手掌大小）。面部分为以下美容单元：前额、口周、眼周、鼻子、右脸颊和左脸颊。为尽量减少苯酚心脏毒性的风险，应采取以下预防措施：补水（单个美容单元口服或多个美容单元静脉注射），美容单元之间安全暂停 10～15min，以及持续的心电图监测[24]。苯酚也刺激呼吸道；因此，建议使用适当的室内通风和提供口罩[26]，并佩戴氯丁橡胶手套，因为苯酚可能会穿透乳胶和丁腈[24]。

苯酚具有镇痛作用，但深层化学换肤需要额外的麻醉。术前、术中和术后采用多种镇痛方法，包括非甾体抗炎药、阿片类药物、苯二氮䓬类药物、局部神经阻滞药和区域阻滞药。对于全脸深

层化学换肤，通常需要在麻醉医生或麻醉护士的指导下联合使用镇痛药[26]。

苯酚 - 巴豆油换肤因巴豆油浓度、苯酚浓度、封闭使用、使用压力、疗程次数[24]、连续治疗天数而异[26]。最近，Hetter 描述了 0.1%～1.1% 巴豆油改良配方。较低的巴豆油浓度（低于 1%）可降低色素沉着异常和延迟愈合的风险[27]。术前护理、术中技术和术后护理很复杂，需要通过住院医生培训计划或受监督的实践继续医学教育进行专门培训[24]。

分段化学剥脱通常用以优化结果。面部分为 6 个美容单元：前额、眼周、口周、鼻子、左脸颊和右脸颊。这些美容单元可以单独治疗。例如，口腔周围区域可以用深度剥脱来解决严重的皱纹问题，而面部其他区域可以用中度深度剥脱来解决细小的皱纹和光老化。

浓度高于 35% 的 TCA 仅用于个别病灶的局部治疗，因为大面积使用时通常会产生瘢痕和色素沉着并发症。TCA（＞80%）可用于局部治疗特定的皮肤病，包括鼻赘、睑黄瘤[28]、耳垂裂[29]、冰锥样痤疮瘢痕[30]。

2002 年，Lee 等首次描述了用 TCA 来治疗痤疮瘢痕的皮肤瘢痕化学重建（chemical reconstruction of skin scars，CROSS）的方法[30]。该技术利用削尖的木棍或牙签将 65%～100% 的 TCA 局部涂抹到冰锥样或车厢样痤疮瘢痕及扩张的毛孔（图 5-4）。CROSS 在所有 Fitzpatrick 皮肤类型中都是安全的，不需要 HSV 预防。术后护理很少，每天 2 次温和的日常皮肤清洁、润肤和防晒。恢复速度很快，只需 5～7 天的恢复期。重复治疗是必要的，因为改善程度与 CROSS 治疗次数成正比。大多数病例需要 3～6 个疗程，间隔 4～6 周。

有报道，TCA90% 可用于不完全耳垂裂修复（图 5-5）。TCA 应用于耳垂裂口内，直到结霜。不需要中和。用微孔胶带覆盖耳小叶，直到裂口完全发生瘢痕粘连。每周重复 TCA 治疗，直到

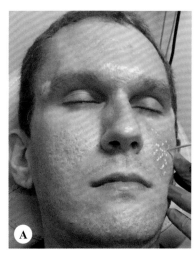
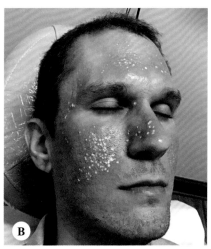

◀ 图 5-4　TCA 皮肤瘢痕化学重建用于冰锥样痤疮瘢痕的治疗

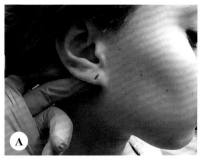
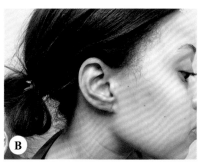

◀ 图 5-5　不完全耳垂裂缺损 90%TCA 三次治疗前（A）和后（B）（6 周）

TCA 将裂隙中所有表皮清除，裂缝边缘完全黏附。完全修复平均需要 3.8 次治疗。修复裂隙的线性倒置是常见的，可以对线性压痕再次应用 90% 的 TCA 治疗。该治疗通常耐受性良好[29]。

七、身体换肤

化学换肤传统上仅限于面部，因为非面部区域不可预测且并发症发生率较高。与面部相比，非面部皮肤的毛囊、皮脂腺和真皮血管较少，这意味着愈合能力下降。因此，建议将非面部皮肤的化学剥脱局限于表浅化学换肤。连续治疗通常是达到审美目标所必需的。

20%～25% 的 TCA 通常用于治疗手、手臂、颈部、胸部和上背部的光老化。建议在化学换肤前用维 A 酸治疗该区域至少 4 周。这将减少恢复时间和到达出霜终点所需的时间[18]。需要 I 级或 II 级霜白。一旦红斑完全消退，这些换肤可以每 14～60 天重复一次。

在治疗上肢黄斑脂溢性角化病时，局部应用 25% 或 35% 的 TCA。一旦出现结霜（通常 3～5min），整个区域都要用较轻的 20%～25% 的 TCA 进行处理，从而使皮肤外观更为均匀[18]。

Kim 和 William Cook 报道了 3000 多例使用 GA 和 TCA 治疗非面部皮肤的病例[31]，称为"Cook Body 换肤"，潜在的治疗区域包括手臂、手、胸部、颈部、背部和腿部。首先使用纱布将 70% 的 GA 凝胶涂抹在治疗区域，然后以相同方式立即涂上 40%TCA。理想的终点是 I 级霜白（在红斑背景上点状霜白）。到达终点后，用大量的 10% 碳酸氢钠溶液中和。使用 GA 凝胶而不是溶液是很重要的，因为凝胶对后续的 TCA 有屏障作用，而使用 GA 溶液可能导致更深的渗透和瘢痕形成。

八、并发症

1. 疼痛　化学换肤过程中会出现疼痛和灼烧感。其强度因人而异，并随着剥脱深度的增加而增加。一些中等深度和全深度的化学换肤需要镇痛来缓解患者的不适。化学换肤结束后，患者应该是无痛的。除非是深度化学剥脱后的 8～12h。如果患者在愈合过程中感到疼痛，应评估是否有感染或接触性皮炎。

2. 眼部损伤　眼睛不慎与剥脱溶液接触会导致疼痛、可能的瘢痕和视力损害。为避免接触眼睛，患者头部应以 30°～45° 定位，并且剥脱液切勿流过患者眼睛。应注意从棉签或纱布上沥干多余的剥脱溶液，以避免在使用过程中滴落。剥脱液也可能通过与眼泪接触而进入眼睛。建议让助手用干净的棉签或纱布吸干患者的眼泪，以避免出现这种情况。如果发生眼部暴露，必须立即使用含生理盐水的洗眼瓶进行冲洗。在含有苯酚的情况下，应使用矿物油冲洗眼睛。有报道下眼睑瘢痕性外翻伴有深层化学脱皮，诱发因素包括眼睑成形术史和老年性眼睑松弛[25]。这通常会在几个月内自行消退。治疗方法包括充分的眼部保湿和轻柔的下眼睑皮肤按摩。

3. 瘙痒　瘙痒常见于剥脱和上皮再生。这是愈合过程中的预期部分，通常会在 1～4 周内消退。极度瘙痒可能是过敏性接触性皮炎的标志，应进行评估。治疗包括口服抗组胺药、局部润肤剂和使用温和的局部类固醇药物。

4. 感染　由于身体物理防御系统被破坏，感染是可能的。化学剥脱可能会发生细菌、病毒和念珠菌感染。细菌感染最常由葡萄球菌、链球菌或假单胞菌引起[32]。患者可出现疼痛、伤口愈合延迟、脓疱、溃疡、分泌物或结痂。如果怀疑是细菌感染，应进行培养鉴定和药敏测试，并开始经验性抗生素治疗。有些医生建议每天 3 次用 0.5% 的稀醋酸湿敷或抗菌清洁剂来预防感染；然而，还缺乏相关研究。

HSV 再激活是化学剥脱的公认并发症。对于口唇 HSV 复发病史的浅表化学剥脱患者，应考虑抗病毒预防，并始终给予中等深度和深度化学剥脱。HSV 感染通常表现为疼痛和溃疡。如有怀疑，应立即送拭子进行 HSV PCR 和伐昔洛韦治疗。

HSV 再激活后可能形成瘢痕。

念珠菌感染可出现恶化的红斑、脓疱、疼痛和瘙痒。治疗包括口服氟康唑。

据报道使用封闭的苯酚 – 巴豆油换肤会出现中毒性休克综合征（toxic shock syndrome，TSS）。TSS 的症状包括发热、低血压、呕吐、腹泻、肌痛和皮疹。如果怀疑 TSS，应立即住院、静脉输液和适当的抗生素治疗。

5. 过敏反应　过敏性接触性皮炎（allergic contact dermatitis，ACD）可发生在换肤溶液（间苯二酚、SA、曲酸和乳酸），以及术后护理的外用制剂，如羊毛脂、新霉素和添加剂（香料或防腐剂）。ACD 通常需要 48h 发展，其特征是剧烈瘙痒、红斑、肿胀和水疱（有时）。治疗过敏反应时，应避免接触过敏源，同时根据反应程度，局部或全身使用抗组胺制剂或类固醇药物。

6. 持续性红斑　红斑在所有类型的化学换肤中都很常见。通常在浅层换肤后 3～5 天，中等深度换肤后 15～30 天，深度换肤后 60～90 天消退[25]。应评估持续时间超过预期时限的红斑。

一些原因包括感染、接触性皮炎（包括类维生素 A 皮炎）和先前存在的皮肤疾病（酒渣鼻、特应性皮炎）。长时间的红斑也可能是即将形成瘢痕的迹象。治疗包括防晒、局部类固醇和光治疗（强脉冲光、脉冲染料激光或 KTP 激光）。

7. 色素变化　色素性并发症在 Fitzpatrick Ⅳ～Ⅵ型皮肤更为常见。一般来说，化学换肤会减少色素沉着。化学剥脱的边缘可能导致皮肤出现分界线，是由于紧邻的未处理区域的皮肤色素仍然存在。这可以通过在化学剥脱的边缘涂抹剥脱溶液来避免。

由于去除了含有黑色素的表皮细胞，以及中深度和深度化学换肤中的黑色素细胞，化学换肤之后通常会发生色素减退。这通常是暂时的。但使用更多巴豆油的深层化学剥脱存在更高永久性色素减退的风险。

色素过度沉着是化学剥脱最常见的并发症。风险因素包括Ⅲ～Ⅵ型皮肤、日晒和使用外源性激素[25]。治疗包括积极的防晒，每天使用物理防晒霜和避免日晒，以及黑素生成局部抑制药（对苯二酚、曲酸、抗坏血酸和壬二酸）。表面化学换肤（AHA 或 SA）也可用于治疗色素过度沉着。

8. 粟粒疹　粟粒疹是小的滤泡包涵囊肿，可发生在化学剥脱后 1～3 个月。它们通常是暂时的。如果患者愿意，可以用局部维 A 酸和提取物治疗。

9. 痤疮暴发　换肤后很快就会出现毛囊炎性丘疹。这可能是由于化学换肤本身或使用致粉刺润肤剂所致。口服抗炎抗生素（四环素类）可能会有所帮助。

10. 瘢痕　瘢痕是化学换肤的一种罕见且极不受欢迎的并发症。高风险部位包括颈部和身体，因为毛囊皮脂腺单位较少以促进再上皮化。虽然不常见，中深度和深度化学换肤的瘢痕在活动增加的区域（下颌和口周区域）更常见[18]。持续性红斑可以及早预测瘢痕，早期干预。治疗方法包括局部类固醇、病灶内类固醇、硅胶片、血管激光和表面重塑激光。

结论

使用理想的技术治疗适当的适应证，化学换肤已经证明了出色的临床效果和安全性。化学溶液造成的损伤程度决定了恢复时间、结果和潜在的并发症。适当的术前咨询对于最大限度降低风险、优化结果和提高患者满意度至关重要。医生应熟悉所选的化学产品以确保治疗是合适的。通过术前的皮肤准备、正确的疗法、正确的应用技术和适当的术后护理，可将并发症降至最低。医生应熟悉潜在的并发症，以便及时识别和治疗。使用化学剥脱来改善美观已经实践了几个世纪，并将仍然是美容外科医生武器库的重要组成部分。

参 考 文 献

[1] Brody HJ, Monheit GD, Resnik SS, Alt TH. A history of chemical peeling. *Dermatol Surg*. 2000;26:405–409.

[2] *ASDS Procedure Survey 2017. American Society for Dermatologic Surgery 2018 Annual Report. 2018*. Available at www.asds.net/portals/0/pdf/annual-report-2018.pdf.

[3] *American Society of Dermatologic Surgery procedure Survey 2016. 2017* Available at https://www.asds.net/skin-experts/news-room/press-releases/asds-survey-nearly-105-million-treatments-performed-in-2016.

[4] Buchanan PJ, Gilman RH. Retinoids:literature review and suggested algorithm for use prior to facial resurfacing procedures. *J Cutan Aesthet Surg*. 2016;9(3):139–144.

[5] Hevia O, Nemeth AJ, Taylor JR. Tretinoin accelerates healing after TCA peel. *Arch Dermatol*. 1991;127(5):678–682.

[6] Kanye S, Leyden JJ, Lowe NJ, et al. Tazarotene cream for the treatment of facial photodamage. *Arch Dermatol*. 2001;137:1597–1604.

[7] Gilbert S, McBurney E. Use of valacyclovir for herpes simplex virus-1 (HSV-1) prophylaxis after facial resurfacing: a randomized clinical trial of dosing regimens. *Dermatol Surg*. 2000;26:50–54.

[8] Food and Drug Administration. *Accutane© Isotretinoin Capsules*. 1982. Availabe at https://www.accessdata.fda.gov/drug-satfda_docs/label/2008/018662s059lbl.pdf. Accessed. August 19, 2019.

[9] Spring LK, Krakowski AC, Alan M, et al. Isotretinoin and timing of procedural interventions. A systemic review with consensus recommendations. *JAMA Dermatol*. 2017;153:802–809.

[10] Waldman A, Bolton D, Arendt KA, et al. ASDS guidelines task force: consensus recommendations regarding the safety of lasers, dermabrasion, chemical peels, energy devices, and skin surgery during and after isotretinoin use. *Dermatol Surg*. 2017;43:1249–1262.

[11] Hu L, Zou Y, Chang SJ, Qui Y. Effects of botulinum toxin on improving facial surgical scars: a prospective, split-scar, double-blind, randomized controlled trial. *Plast Reconstr Surg*. 2018;141:646–650.

[12] Zimbler MS, Holds JB, Lokoska MS, Glaser DA, Prendiville S. Effect of Botulinum toxin pretreatment on laser resurfacing results. *Arch Facial Plast Surg*. 2001;3:165–169.

[13] Zakopoulou N, Kontochristopoulos G. Superficial chemical peels. *J Cos Dermatol*. 2006;5:246–253.

[14] Moy LS, Murat H, Moy RL. Glycolic acid peels for the treatment of wrinkles and photoaging. *J Dermatol Surg Oncol*. 1993;19:243–246.

[15] Dainichi T, Ueda S, Imayama S, et al. Excellent clinical results with a new preparation for chemical peeling in acne: 30% salicylic acid in polyethylene glycol vehicle. *Dermatol Surg*. 2008;34:891–899.

[16] Dayal S, Amrani A, Shahu P, et al. Jessner's solution vs 30% salicylic acid peels: a comparative study of the efficacy and safety in mild to moderate acne vulgaris. 2016;16:42–51.

[17] Bridenstine JB, Dolezal JF. Standardizing chemical peel solution formulations to avoid mishaps. *J Dermatol Surg Oncol*. 1994;20:813–816.

[18] Brody HJ. *Chemical Peeling and Resurfacing*. Atlanta, GA: Emory University Digital Library Publications; 2008.

[19] Lee KC, Wambier CG, Soon SL. Basic chemical peeling-superfical and medium-depth peels. *JAMA Dermatol*. 2019;81:313–324.

[20] Brody HJ, Hailey CW. Medium-depth chemical peeling of the skin:a variation of superficial chemosurgery. *J Dermatol Surg Oncol*. 1986;12:1268–1275.

[21] Monheit GD. The Jessner's + TCA peel:a medium-depth chemical peel. *J Dermatol Surg Oncol*. 1989;15:945–950.

[22] Coleman WP Ⅲ, Durrell JM. The glycolic acid trichloroacetic acid peel. *J Dermatol Surg Oncol*. 1994;20:76–80.

[23] Baker TJ. The ablation of rhytides by chemical means. A preliminary report. *J Fla Med Assoc*. 1961;48:451–454.

[24] Wambier CG, Lee KC, Soon SL, et al. Advanced chemical peels: phenol-croton oil peel. *J Am Acad Dermatol*. 2019;81(2)327–336. doi:10.1016/j.jaad.2018.11.060.

[25] Costa IMC, Damasceno PS, Costa MC, et al. Review in peeling complications. *J Cosmet Dermatol*. 2017;16:319–326.

[26] Rullan PP, Lemon J, Rullan J. The 2-day phenol chemabrasion for deep wrinkles and acne scars: a presentation of face and neck peels. *Am J Cosmet Surg*. 2004;21:15–26.

[27] Hetter GP. An examination of the phenol-croton oil peel:part IV. Face peel results with different concentrations of phenol and croton oil. *Plast Reconstr Surg*. 2000;105:1061–1083.

[28] Hague M, Ramesh V. Evaluation of three different strengths of trichloroacetic acid in xanthelasma palpebrarum. *J Dermatolog Treat*. 2006;17:48–50.

[29] De Mendonca MC, de Oliver's AR, Araujo JM, et al. Nonsurgical technique for incomplete earlobe cleft repair. *Dermatol Surg*. 2009;35:446–450.

[30] Lee JB, Chung WG, Kwahck H, et al. Focal treatment of acne scars with trichloroacetic acid:chemical reconstruction of skin scars method. *Dermatol Surg*. 2002;28:1017–1021.

[31] Cook KK, Cook WR. Chemical peel of nonfacial skin using glycolic acid gel augmented with TCA and neutralized based on visual staging. *Dermatol Surg*. 2000;26:994–999.

[32] Brody HJ. Complications of chemical peeling. *J Dermatol Surg Oncol*. 1989;15:1010–1019.

第6章 脱发治疗及进展
Hair Loss: Established Treatments and Emerging Therapies

Marc Avram　Nikhil Shyam　著

本章重点

- 脱发影响着相当多的男性和女性，其生活质量也受到明显的影响。
- 雄激素性脱发是最常见的脱发原因，可以通过局部用药、口服药物或光疗法进行治疗。
- 富血小板血浆是一种新兴的脱发疗法，但其最佳的制剂和方案仍有待阐明。
- 毛发移植是对其他疗法无效的脱发患者的另一种选择。

　　脱发影响了世界上很大一部分人口，并可能产生许多心理和社会后果。众所周知，脱发与抑郁、内向、自卑有关。虽然脱发有不同的类型，但大致分为两种形式：无瘢痕（保留毛囊）和瘢痕（毛囊口缺失）。最常见的脱发类型是雄激素性脱发（androgenetic alopecia，AGA），对 80% 的男性和 50% 的女性的一生都有影响[1-3]。

一、雄激素性脱发

　　雄激素性脱发是一种雄激素依赖性脱发，发生在有遗传易感性的男性和女性身上。雄激素，特别是双氢睾酮（dihydrotestosterone，DHT），已被证明在 AGA 的进展中发挥重要作用。睾酮通过在毛囊的真皮乳头中表达的 5α 还原酶 II 型同工酶转化为 DHT。DHT 水平升高会导致 AGA 的许多典型特征，包括终毛小型化为毳毛样毛发，以及休止期延长和生长期缩短[4-6]。已注意到几种雄激素受体多态性，突出了多遗传条件及常染色体显性遗传[7, 8]。一些研究还报道了与脱发相关的不同基因组位点的单核苷酸多态性，包括 AR/EDA2R 位点和 20p11 位点[9]。临床上，男性和女性通常表现出不同的脱发模式，分别被称为男性型脱发（male pattern hair loss，MPHL）和女性型脱发（female pattern hair loss，FPHL）。然而，就脱发分布而言，也可能发生重叠。

　　1. 男性型脱发　雄激素依赖性脱发在男性中很普遍，通常表现为头顶的头发逐渐稀少，同时额颞发际线后退，但枕部和顶叶头皮不受影响。传统上，Hamilton-Norwood 量表（Hamilton-Norwood scale）（图 6-1）用于描述 MPHL 的严重程度。

　　诊断通常通过临床病史和体格检查进行，双颞和头顶头皮的毛发密度明显下降，枕部和顶叶区域依旧保留。

　　2. 女性型脱发　雄激素在 FPHL 进程中的作用尚不明确。然而，有很强的遗传倾向，40%～54% 的患者报告有脱发家族史。FPHL 的发生率随着年龄的增长而增加，12% 的女性在 29 岁时出现症状，49 岁时为 25%，79 岁时 >50%[10]。

　　虽然 FPHL 和 MPHL 有相似的病理结果，导致终毛毛囊逐渐小型化到毳毛和生长期缩短，但

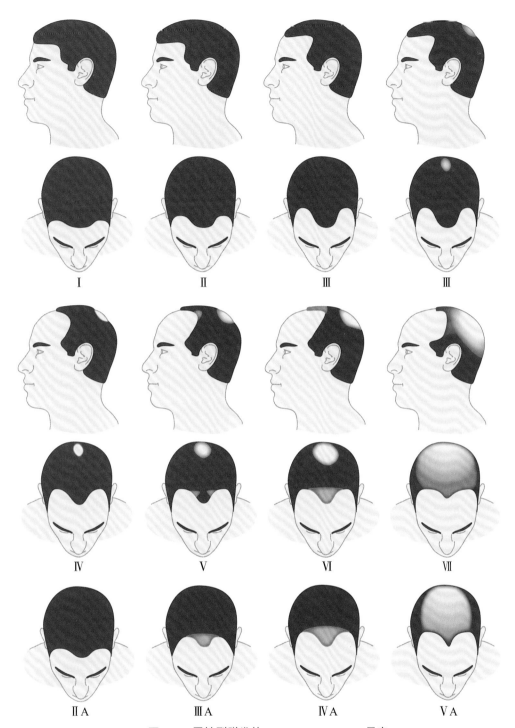

▲ 图 6–1 男性型脱发的 Hamilton-Norwood 量表

FPHL 的病因仍不清楚。有趣的是，与 MPHL 不同，FPHL 的小型化并不均匀和严重，完全脱发的区域相对较少。虽然雄激素是 MPHL 的主要驱动因素，但许多 FPHL 女性的雄激素水平并没有升高。故而，可能与遗传倾向有关，即正常循环的雄激素作用于高度敏感的囊泡受体。此外，还可能存在尚未阐明的雄激素非依赖途径[11-13]。

多囊卵巢综合征和代谢综合征是 FPHL 最常见的两种合并症。铁水平降低和甲状腺疾病也与 FPHL 有关。有研究表明，抗雄激素治疗对铁蛋白水平为＞40μg/L 的患者更有效[14, 15]。

FPHL 的诊断主要基于临床病史和体格检查。

详细信息包括脱发开始的时间，渐进或是突然发作，以及脱发前 3～6 个月的任何相关的身体、精神或情绪压力因素，这对排除急性和慢性休止期脱发很重要。高雄激素血症可能的体征包括多毛症、月经不调、痤疮、不孕症和卵巢异常等，这些细节应被确定为阳性结果，并可能需要实验室检查。体格检查通常会发现中央部位增宽，额部头发密度弥漫性降低（图 6-2）。如果对脱发的诊断有任何疑问，头皮活检可以提供有价值的信息。

二、雄激素性脱发的成熟的治疗方法

1. 一线治疗 目前，米诺地尔和非那雄胺是唯一经美国 FDA 批准的可用于治疗脂溢性脱发的药物，其中米诺地尔在男性和女性均可使用，而非那雄胺仅可用于男性。唯一获得 FDA 批准的设备是低强度光疗法，也称为光生物调节疗法（photobiomodulation therapy，PBMT）。2017 年发表在《美国皮肤病学会杂志》（*Journal of the American Academy of Dermatology*）上的关于 AGA 治疗的 Meta 分析支持了这些发现[16]。

（1）米诺地尔：米诺地尔是一种强效血管扩张剂，最早于 1979 年被 FDA 批准用于治疗高血压。2% 和 5% 的局部制剂最终分别于 1988 年和 1991 年被批准用于治疗男性 AGA。1991 年，FDA 批准 2% 米诺地尔可用于 FPHL，最近在 2014 年批准 5% 米诺地尔泡沫每天 1 次应用。

米诺地尔是一种前药，由毛囊外根鞘内的磺基转移酶转化为硫酸米诺地尔。它通过打开钾通道，增加头发周期的生长期来刺激头发生长。它还能促进毛囊周围的血管生成。推荐的治疗剂量是每天 2 次外用 2% 溶液（男性也可以使用 5% 的溶液）1ml，或每天 1 次 5% 的泡沫 1ml。至少需要 12 个月的治疗时间来确定疗效。临床上，大约 40% 的患者在 3～6 个月的治疗后表现出显著效果。然而，只有持续治疗才能维持反应，停药可在 4～6 个月内引起休止期脱发。此外，患者在治疗的前几个月可能会经历短暂的脱发。虽然通常耐受性良好，但少数患者可能会出现过敏性或刺激性接触性皮炎，这与溶液制剂中存在的丙二醇有关，与米诺地尔泡沫无关。

（2）非那雄胺：在全身治疗方面，非那雄胺是唯一获得 FDA 批准的用于治疗男性 AGA 的药物，于 1997 年获批。非那雄胺抑制 II 型 5α 还原酶，从而阻止睾酮转化为更有效的 DHT。临床上，该药物以每天 1mg 的剂量口服治疗 MPHL。研究表明，持续使用该药物 5 年可减少 50%～90% 的脱发，头发直径和生长速度显著增加[17]。头发再生更可能发生在那些较年轻和脱发较轻的人身上。然而，与米诺地尔类似，非那雄胺的疗效取决于其持续使用时间。重要的是，虽然临床改善可能最早 3 个月就可以看到，但为了评估无反应者（20%～30%），需要持续使用 6～12 个月。

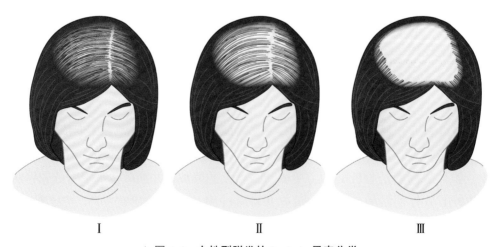

Ⅰ　　　　　　Ⅱ　　　　　　Ⅲ

▲ 图 6-2　女性型脱发的 Ludwig 量表分类

非那雄胺在女性中的使用没有被 FDA 批准，并且由于存在男性胎儿女性化的风险，孕妇禁用。虽然 Shum 等发现 1.25mg/d 的非那雄胺能改善雄激素过多症女性的 FPHL，但对雄激素水平没有升高的女性没有改善[18]。此外，Price 等表明，12 个月内每天服用 1mg 的非那雄胺对患有 FPHL 的绝经后女性脱发是无效的[19]。虽然一些临床医生为绝经后女性处方每天服用 1~5mg 的非那雄胺，但其疗效差异很大。需要更大规模的随机对照研究来确定非那雄胺在 FPHL 中的剂量和疗效。

虽然非那雄胺已被 FDA 批准可用于男性 MPHL，并且通常耐受良好，但已有一些不良反应报道。这些最常见的症状包括性欲下降、勃起功能障碍和射精量减少，有 1%~4% 的男性出现这种情况。在治疗期间，由于 DHT 水平的降低，前列腺特异性抗原（prostate-specific antigen，PSA）水平可能降低约 50%。这可能会掩盖前列腺癌的早期诊断，建议 50 岁以上的男性在治疗开始前进行基线 PSA 检查[20, 21]。其他报道的不良事件包括男性乳房发育、阳痿、焦虑、抑郁和记忆障碍。虽然这些不良反应通常在停药后消失，但有越来越多的报道称，停药后这些症状大多持续存在，被称为"非那雄胺后综合征"，其中最常见的症状主要为性功能障碍和包括抑郁症在内的心理障碍。最近的证据表明，非那雄胺可能会影响大脑中类固醇的代谢并诱导 γ- 氨基丁酸失衡，这可能解释了非那雄胺后综合征中出现的症状[22]。然而，还需要进一步的研究来了解这种综合征，以及可能出现这些症状的患者的潜在危险因素。在开始使用非那雄胺之前，重要的是要让所有患者了解非那雄胺后综合征的风险，以及男性乳房发育的低风险、可逆性的不良反应和非那雄胺对 PSA 和前列腺癌的影响。

（3）光生物调节疗法：PBMT 也称低强度光疗法或低强度激光疗法，起源于 20 世纪 60 年代，是 FDA 批准的一种相对较新的 AGA 治疗方法。Endre Mester 博士在 1967 年首次注意到使用低功率 694nm 红宝石激光后加速小鼠毛发生长的有益效果[23]。随着更多的证据表明 PBMT 在治疗脱发方面的有效性，最初由于缺乏对 PBMT 的研究而产生的怀疑在后面 10 年中逐渐消失。

2007 年，FDA 首次批准了一种用于治疗男性 AGA 的 PBMT 设备。随后，FDA 批准的 PBMT 设备（包括梳子、发带、帽子和头盔）越来越多，脱发设备的直接消费市场迅速增长。这些设备具有成本效益和出色的安全性。目前，有 29 种 FDA 批准用于治疗男性和女性 AGA 的设备（Fitzpatrick Ⅰ～Ⅳ），其中 13 种可用于家庭治疗。所有 PBMT 设备都包含二极管激光器或发光二极管（light-emitting diodes，LED），它们连续发光或以短、快速的脉冲形式发光。与激光相比，LED 设备可能更有吸引力，因为它们发射的是非相干光，使用起来更容易、更安全，燃烧的风险更小。它们还能将能量输送到更广泛的头皮区域，而且价格更便宜。大多数设备使用波长在 650～700nm，包含 7～272 个二极管激光器 /LED，总输出功率在 35～1360mW[24]。表 6-1 中列出了每个 FDA 批准的家用的设备的细节。

目前，还没有对不同 PBMT 设备的疗效进行面对面比较的研究。在选择合适的设备时，患者的偏好是最重要的，包括设计、易用性和可承受性。基于机构的 PBMT 设备，如 Capillus272™ OfficePro（Capillus LLC，Miami，FL）和 Sunetics Clinical Laser（Sunetics International Marketing Group LLC，Dallas，TX）对于可能不想购买设备或在家操作设备感到不适的患者非常有用。

作用机制：光生物调节涉及使用低能光在细胞水平上诱导光化学反应。虽然 PBMT 治疗益处的确切机制仍未阐明，但已经提出了几种理论。PBMT 通过激活定位于线粒体呼吸链的光受体，特别是细胞色素 C 氧化酶来刺激线粒体信号转导。已知一氧化氮可抑制细胞呼吸，而 PBMT 可释放这种抑制作用，从而增强线粒体呼吸。随后 ATP 的增加导致生长因子、细胞外基质沉积和细胞增殖（包括

表 6-1 FDA 批准的家用激光器

PBMT 设备	设备设计	光参数	治疗方法	近似的零售价格
HairMax Prima 7 激光梳	梳子	7LD；655+10nm CW	15min；3 次 / 周	295 美元
HairMax Ultima 9 激光梳	梳子	9LD；655+10nm CW	15min；3 次 / 周	395 美元
HairMax Ultima 12 激光梳	梳子	12LD；655+10nm CW	8min；3 次 / 周	495 美元
NutraStim 激光毛发梳	梳子	12LD；655+10nm CW	8min；3 次 / 周	279 美元
Theradome LH80PRO	头盔	80LD；678+8nm CW	20min；2 次 / 周	895 美元
iRestore 毛发生长系统	头盔	21LD；650+10nm CW 30 LED；660+5nm PE	25min；1 次 / 天	595 美元
iGrow 毛发生长系统	头盔	21LD；655nm CW 30 LED；655nm PE	25min；1 次 / 天	695 美元
Capillus82 激光帽	运动帽	82LD	30min；3～4 次 / 周	799 美元
Capillus202 激光帽	运动帽	202LD；650nm PE	30min；3～4 次 / 周	1999 美元
Capillus272Pro 激光帽	运动帽	272LD；650nm PE	30min；3～4 次 / 周	3000 美元
LaserCap LCPRO	运动帽	224LD；650nm PE	36min；1 次 / 天	3000 美元
HairMax LaserBand41	头巾；用户每 30s 移动一次	41LD；655+10nm CW	3min；3 次 / 周	595 美元
HairMax LaserBand82	头巾；用户每 30s 移动一次	82LD；655+10nm CW	90s；3 次 / 周	795 美元

CW. 连续波；LD. 激光二极管；LED. 发光二极管；PE. 脉冲发射

引自 Dodd EM, Winter MA, Hordinsky MK, Sadick NS, Farah RS. Photobiomodulation therapy for androgenetic alopecia: A clinician's guide to home-use devices cleared by the Federal Drug Administration. *J Cosmet Laser Ther*. 2018;20(3):159–167. 经许可转载，改编自 Taylor & Francis Ltd, www.tandfonline.com

毛发生长）的增加。光生物调节延长毛发生长期，增加现有头发直径，并逆转 AGA 中的小型化。

有趣的是，光生物调节展示了与线粒体呼吸链激活有关的激素概念。在低剂量时，PMBT 会刺激线粒体，但在一定阈值时，高剂量可能会导致呼吸超速，从而引起细胞凋亡。这可以解释治疗结果的可变性，并强调更强大的设备或更长的治疗时间不一定能提供更好的结果这一概念。

疗效及不良反应：轻度至中度脱发患者最有可能从 PBMT 中获益，但缺乏证据表明其在 AGA 管理中的应用。PBMT 的疗效与米诺地尔相当，高达 80% 的患者对他们的结果表示满意。治疗反应可能需要 12～16 周。与米诺地尔和非那雄胺类似，疗效取决于设备的持续使用。重要的是，PBMT 为患者提供了一种在家治疗脱发的选择。

PBMT 的禁忌证包括妊娠和哺乳期，主要是由于缺乏对这些群体的任何研究。不良反应很少见，最常见的包括干燥症（5.1%）、瘙痒（2.5%）和头皮压痛（1.3%）。刺激、发红、轻度荨麻疹和温热感也有报道。虽然目前还没有毒性或致癌性证据，但在有癌症病史的区域（如头皮上的黑色素瘤和非黑色素瘤皮肤癌）使用 PBMT 时应该谨慎。此外，没有任何由 FDA 批准的设备造成眼部损伤的报道，但考虑到光线照射对视网膜的理论损伤风险，应该建议患者避免接触眼睛[24]。

需要进一步研究以确定每个 PBMT 设备的最

佳参数，包括用于 AGA 治疗的功率设置、波长和使用频率。

2. 雄激素性脱发的二线治疗 螺内酯：螺内酯是最常用于治疗 FPHL 和多毛症的超说明书抗雄激素药物。它是醛固酮的结构拮抗药，也是一种保钾利尿药。它通过竞争性地阻断雄激素受体和抑制卵巢雄激素产生发挥作用。虽然已发表的支持螺内酯疗效的研究有限，但推荐的治疗剂量为每天 100～200mg。虽然大多数患者对药物耐受性很好，但可能的不良反应包括低血压、电解质异常（尤其是在肾脏疾病的情况下）、月经不调、乳房胀痛、疲劳和荨麻疹。由于其抗雄激素作用，药物可能导致男性胎儿女性化，应避免在妊娠和哺乳期使用。

3. 雄激素性脱发的新兴疗法

(1) 富血小板血浆：近年来，富血小板血浆（platelet rich plasma，PRP）在治疗脱发方面引起了广泛关注。PRP 是一种血浆成分，相对于全血，它含有更高浓度的血小板，通常会增加 3～7 倍。血小板含有 α 颗粒，并在其活化后分泌大量生长因子（表 6-2）。

PRP 可诱导毛囊周围血管生成，刺激真皮乳头层细胞增殖，延长毛发生长期，为治疗 AGA 提供了一种有吸引力的选择。然而，PRP 促进头发生长的确切机制仍在积极研究中。

虽然有许多商业和手动 PRP 处理技术，但基本方法是相同的。一般情况下，在治疗当天从患者身上采集 10～60ml 的全血。添加抗凝血药，如柠檬酸葡萄糖或柠檬酸钠，以防止凝血和 α 颗粒的过早分泌。将血液离心根据比重分离出细胞类型。离心后，可以看到三层（图 6-3），最上层是血浆，主要包含血小板和少量白细胞（white blood cell，WBC），中间是白细胞密集的棕黄层，最下层是红细胞（red blood cell，RBC）。

为了生产纯 PRP（P-PRP）（图 6-4），只收集最浅表的棕黄层和血浆的下部。当需要富含白细胞的 PRP（L-PRP）时，整个棕黄层与较低的血浆层一起收集。有时会进行第二次离心以进一步浓缩血小板。最后，可以在给药前加入葡萄糖酸钙、氯化钙或凝血酶以激活 PRP（自体活化 PRP，即AA-PRP）。活性生长因子在激活后 10min 内开始

表 6-2　血小板 α 颗粒中的主要生长因子	
血小板衍生生长因子	促进血管生成，间充质细胞的有丝分裂原，上调参与细胞增殖和分化的 ERK 通路
表皮生长因子	刺激上皮细胞分化，上调参与细胞增殖分化的 ERK 通路
转化生长因子	促进间充质细胞增殖和分化，促进胶原蛋白合成
成纤维细胞生长因子	刺激和调节间充质细胞的有丝分裂，刺激细胞分化
胰岛素样生长因子 -1	刺激间充质细胞的增殖和分化，促进胶原蛋白合成，诱导和延长生长期
血管内皮生长因子	促进血管生成，内皮细胞的分化，增加内皮细胞的通透性

ERK. 细胞外信号调节激酶

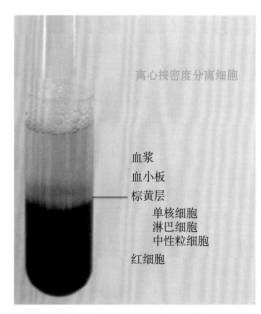

▲ 图 6-3　离心后血液分层

经许可转载，引自 Hessler MJ, Shyam N. Platelet-rich plasma and its utility in medical dermatology: a systematic review. *J Am Acad Dermatol*. 2019;81(3):834-846. Copyright © 2019 American Academy of Dermatology, Inc.

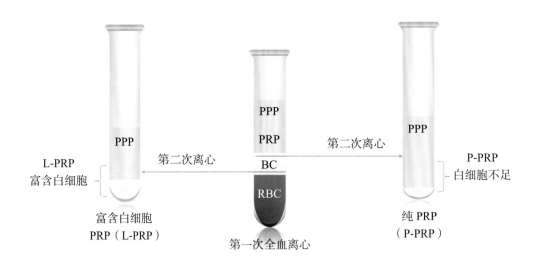

▲ 图 6-4　单次离心（低速离心）技术或两次离心技术中的纯富血小板血浆与富含白细胞的 **PRP**

经许可转载，引自 Hessler MJ, Shyam N. Platelet-rich plasma and its utility in medical dermatology: a systematic review. *J Am Acad Dermatol*. 2019;81(3):834-846. Copyright © 2019 American Academy of Dermatology, Inc.

分泌。或者，非活化 PRP（自体非活化 PRP，即 NA-PRP）利用宿主真皮胶原蛋白和凝血酶作为内源性活化剂。

Magalon 等（2016）提出了报道 PRP 处理的四个参数，希望创建一个标准化的协议。这被统称为 DEPA：剂量（dose）、效率（efficiency）、纯度（purity）和活化（activation）。通过将 PRP 中的血小板浓度乘以获得的 PRP 体积（以数十亿或数百万血小板为单位）来计算剂量。

效率是指从全血中回收的 PRP 中血小板的百分比。纯度指的是最终 PRP 制剂中血小板、白细胞和红细胞的组成。活化表示用于激活 PRP 的制剂[25]。产生最大临床结果的最优 PRP 收集技术仍有待确定。

PRP 通常被认为是安全的，不良反应最小且禁忌证很少（表 6-3）。

(2) 单一 PRP 治疗雄激素性脱发：有大量研究评价 AA-PRP 和 NA-PRP 在治疗 AGA 中的应用。虽然单次注射 NA-PRP 似乎缺乏疗效，但 Kachhawa 等（2017）最近的一项研究显示，在将富含白细胞的 NA-PRP 用作一系列治疗时显示出有希望的结果。具体来说，当每 3 周连续注射 PRP 共 6 次时，患者报告了头发质量的主观改善。

表 6-3　PRP 禁忌证	
绝对禁忌证	**相对禁忌证**
• 严重的血小板减少症	• 48h 内使用非甾体抗炎药
• 血小板功能障碍	• 1 个月内在治疗部位注射糖皮质激素
• 血流动力学不稳定	
• 脓毒症	• 2 周内全身使用糖皮质激素
• 富血小板血浆给药部位局部感染	• 使用烟草
	• 近期疾病或发热
• 患者不愿接受风险	• 癌症，尤指骨癌或淋巴癌
	• 贫血，血红蛋白<10mg/dl
	• 血小板减少至<105/μl

与更严重的脱发患者相比，轻度 AGA 患者的结果更好。患者报告头发质量 / 厚度主观增加，55% 报告头发密度增加[26]。

一些研究评估了葡萄糖酸钙或氯化钙活化后的 PRP 治疗效果。Gentile 等（2017）每 30 天给 20 名男性注射 AGA，共注射 3 次[27]。在 3 个月时，与安慰剂组相比，PRP 组的平均头发数和终末头发密度显著增加。随访时间为 16 个月，是迄今为止公布的最长记录的随访时间。组织学上，与基线相比，经 PRP 处理的皮肤表皮厚度和毛囊数量增加，基底角质形成细胞和毛囊凸起细胞中的 Ki-67 更高，毛囊周围血管增加。12 个月时，有 20% 的患者观察到复发，需要在 16 个月时再次治疗。

Alves 和 Grimalt（2016）对 22 名患者进行了一系列的 AA-PRP 注射，每个月注射 1 次。与对照组相比，接受 PRP 治疗的患者在 3 个月和 6 个月时平均总头发密度均有所增加[28]。Tawfik 等（2018）评估了对 30 名 FPHL 女性的活化 L-PRP 连续 4 周的每周治疗。6 个月后对患者进行了随访，毛囊镜测量显示，与安慰剂相比，经 PRP 治疗的头皮的头发密度和头发厚度均显著增加。在 6 个月时，83%PRP 治疗区域的毛发拉力测试得到改善，患者报告总体满意度很高，平均评分为 7.0（10 分制）[29]。

(3) PRP 辅助治疗雄激素性脱发：鉴于 PRP 作为单一疗法治疗 AGA 的优势，一些研究集中于 PRP 与现有治疗方案（如米诺地尔或非那雄胺）联合使用的效用。重要的是，许多 AGA 患者在这些一线治疗中失败，而 PRP 可能在该人群中提供有价值的辅助治疗。

Alves 和 Grimalt（2017）对 24 名受试者（11 名男性，13 名女性）进行了一项随机、双盲、安慰剂对照、头皮分离研究。每月 3 次在一半头皮病灶内非活化 PRP 治疗，另一半用生理盐水。这些患者被随机分配到每天 2 次局部使用 5% 米诺地尔组或每天口服非那雄胺 1mg 组。6 个月时，与生理盐水相比，PRP 显著增加了平均毛发数量、毛发密度和终末毛发密度。值得注意的是，与 PRP/ 非那雄胺联合治疗相比，PRP/ 米诺地尔组合在平均毛发数量、毛发密度、生长期与休止期百分比、平均生长期 / 休止期比率方面产生了更大的改善[30]。

(4) 雄激素性脱发的建议治疗方案：目前 PRP 治疗 AGA 的证据很有希望。许多研究已经注意到利用广泛的结果测量方法的好处，包括拍照、平均头发数量和密度、生长期与休止期比率、头发拉力试验和患者满意度调查。虽然 PRP 可以作为单一疗法，但其最佳疗效在于与其他一线疗法如米诺地尔和（或）非那雄胺联合治疗。

在目前的文献中，PRP 的制备存在很大差异 –

利用商业技术和手动技术、单离心与双旋离心、AA-PRP 和 NA-PRP、可变血小板浓度、2～12ml 的注射量、注射深度的可变性（真皮和皮下）。根据对当前文献的回顾，大多数阳性研究使用的平均血小板浓度为全血平均血小板浓度的 3～6 倍，每月治疗 3～4 次。虽然真皮注射和皮下注射都有效果，但后者疼痛更少且扩散增加，可能最大限度地减少每个治疗区域所需的注射次数。虽然大多数研究没有跟踪患者超过 6 个月的临床过程，但 Gkini 等（2014）注意到 6 个月和 12 个月时头发密度降低。此外，Gentile 等（2015）注意到 16 个月时复发。这与目前的临床实践是一致的，即在最初的 3～4 个月的治疗后，3～6 个月再进行维持注射。鉴于缺乏当前的临床资料，后续治疗应根据个体情况进行。PRP 耐受性良好，仅注射时出现短暂的红斑或疼痛，一般在 24h 内消退。

三、毛发移植

毛发移植是一种针对头发稀疏的女性和男性的门诊局部麻醉手术治疗的选择。随着近 20 年的进步，与过去相比，移植的头发可以持续自然地显现（图 6-5）。

这是因为技术的发展，以前从枕部头皮供区采集包含 10～20 个毛囊的片状头皮，现在仅在头皮上选椭圆形供体或机器人 / 非机器人（follicular unit extraction，FUE）采集 1～4 个天然毛囊单位（图 6-6）。

候选者的选择和手术技术对手术的成功至关重要。

1. 候选者的选择 与所有的外科手术一样，候选者的选择是头发移植成功的关键。患者的后部头皮必须有足够的供体密度来填充前额毛发稀疏的区域。供体密度（每平方厘米的毛囊单位）越高，可供移植的毛发就越多。如果患者的供体密度较低，移植对患者的效果微乎其微。

对于所有患者，FUE 和椭圆形供体采集都进行了回顾。椭圆形供体采集和 FUE 仍然是最先进的供体采集技术，应作为选择与患者讨论。两者都创建了独立的毛囊单位，当放置在受体区域时，将产生自然显现的移植头发。对于 FUE，无

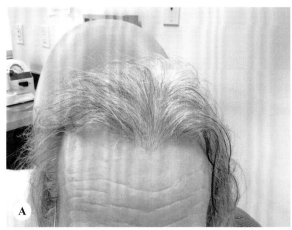

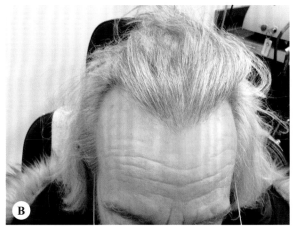

▲ 图 6-5　A. 毛发移植前；B. 毛发移植后
利用毛囊单位恢复自然毛发发际线的外观

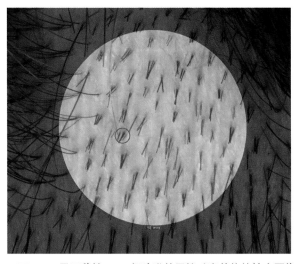

▲ 图 6-6　显示移植 1～4 根头发的天然毛囊单位的放大图像

论手动还是使用机器人，都需要将供体头发修剪到 1mm 以内。对于许多留短发的男士来说，这是一个小小的不便。他们绝大多数选择 FUE 机器人来避免因较短的发型而可见的线性瘢痕，并且由于这种技术的微创性，不需要缝合。对于大多数女性和部分男性来说，将头发修剪到 1mm 是追求 FUE 的主要实际限制。他们选择椭圆的供体，留下一个线性的瘢痕，并将被他们的头发遮住。

　　MPHL 和 FPHL 是伴随终生脱发的慢性疾病。脱发的速度和程度因人而异，但始终会持续。这是与所有患者一起回顾的重要概念。医生必须计划获得最佳的短期和长期美容效果。跟所有患者讨论维持现有头发的药物治疗。显然，通过药物治疗最大限度地减少未来的损失可以使植发产生最大程度的美容效果。成功的药物治疗和手术相结合将产生最明显的效果。医生在计划手术时应考虑到患者可能在将来想要停止药物治疗，并考虑这将如何影响移植的美容外观。男性和女性的前额头皮对大多数患者的美容影响最大，而长期美容风险最小。

　　应与患者一起沟通术前和术后伤口护理和活动情况（表 6-4）。

表 6-4　术前术后指导	
术前指导	**术后指导**
● 手术前查看发给患者的同意书和书面说明。如有不明情况，联系医院 ● 手术当天正常饮食 ● 审查书面同意 / 口头术后指导 ● 待移植区域做标记并拍照 ● 医生与患者一起审查治疗程序	● 立即恢复日常活动 ● 术后 5～7 天避免剧烈运动 ● 泼尼松 40mg/d，3 天 ● 止痛 12～24h ● 次日卸掉隔夜敷料 ● 术后淋浴时避免剔掉结痂。5～8 天去除结痂 ● 在供体区域使用润肤剂，每天 2 次，持续 5～10 天 ● 移植的头发 3～6 个月后开始生长 ● 完整毛发生长期为 9～18 个月

患者应该了解供体头发的数量有限，MPHL和 FPHL 的持续性质，以及随着时间的推移，这将如何影响头发的密度和美容外观。在确定患者是否适合进行头发移植时，将头发放置在短期和长期看起来自然的位置也是至关重要的。与所有的选择性手术一样，如果患者不了解手术的过程，则不应该进行手术。

2. 手术技术

(1) 椭圆供区提取：无论男女，最佳的供体区域都是枕中头皮。该区域密度最高，未来自然变薄的可能性最低。供体区域修剪至 1mm。上面的头发被绑起来，以便在手术后覆盖缝合线。

患者置于俯卧位，用利多卡因和肾上腺素麻醉。长度和宽度取决于需要移植到额部头皮的毛囊数量。一旦椭圆被移除，用头皮针或缝线缝合伤口，术后 7～10 天拆除。

(2) 机器人毛囊单元提取手术技术：机器人毛发移植必须在进行手术之前将供区的头发修剪到 1mm。由外科助手使用胡须修剪器将头发修剪到 1mm（图 6-7）。

长发会妨碍机器人以最高效率工作。用于识别和采集毛囊单位的机器人光学扫描仪需要看到毛囊中的色素才能发挥作用。灰色、金色或红色头发的患者，修剪后的毛囊会被助手染成黑色。这对美容没有实际影响，因为头发只有 1mm 长。患者俯卧位，供区麻醉后患者将移动到机器人处进行供体采集。患者坐在为机器人设计的椅子上，头向前倾，下颌触碰到胸部。这使得机器人能够以最佳的方式查看和收获移植物。将 3cm×3cm 的网格置于头皮后部麻醉区域。该网格有基准标记来引导机器人在网格内获取毛囊单位。机器人校准并从每个网格中移除 90～110 个毛囊单位（图 6-8）。

根据手术所需的毛囊单位数量，每次手术使用 5～20 个网格。这款机器人使用两种打孔器，一种是锋利的打孔器，用于穿透真皮，另一种是"钝的"打孔器，深入皮下浅层组织，使单个毛囊

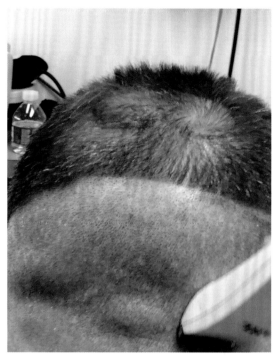

▲ 图 6-7 当使用毛囊单位提取技术时，将供体区修剪至 1mm

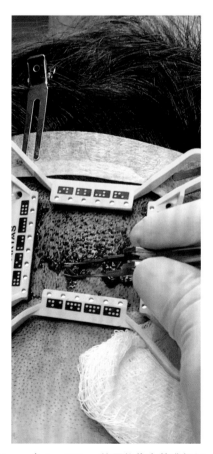

▲ 图 6-8 一个 3cm×3cm 的网格作为基准标记，以指导机器人在该网格内采集毛囊单位

从皮肤上松开。该机器人有一种算法，不允许它取尽头皮上的某个区域。机器人不会采集毛囊单元之间超过 1.6mm 的移植物。

机器人完成采集后，手术助手取出毛囊单位并将它们放入固定溶液中，直到它们被放置到受体位置（图 6-9）。

毛囊不能干燥是至关重要的。如果它们变干，就无法生长。

最后一个毛囊单位从供体区域取出后，在头皮上施加临时压力敷料。患者可能会站起来，伸展身体并休息一下，可能还会查看信息或吃点心。休息后，患者回到房间将移植物植入受体区。

3. 创建受区并放置移植物 机器人能够创建受体部位并放置移植物，以及从供体区域收获毛囊单位。有几个实际的障碍使创建受体部位和使用机器人放置移植物不如供体收集受欢迎。

(1) 需要将额部的头发修剪至 1mm 以创建受体部位并放置移植物。

(2) 机器人放置速度比训练有素的工作人员慢。

(3) 与传统的 19～21 号规格针相比，创建定制发际线的灵活性较低。

许多男性会为了 FUE 而修剪他们的后部头皮，但许多人不愿意将整个头皮修剪到 1mm 以便采集、定位和移植放置。如果在质量或速度方面有明显的优势，有些人会愿意遵守。但与训练有素

的医生和手术团队相比，机器人在使用当前技术手动制作部位和放置移植物方面没有明显的优势。对于没有经验的医生或没有经验丰富的手术团队，机器人可能会有所帮助，但不会为他们的患者提供明显的优势。

手动创建的受区使用 19～21 号规格的各种不同针头来完成。以 30°～40° 平行于现有毛囊创建位点。

为了清晰起见，许多医生使用放大的偏振 LED 灯来辅助建立受区位点以避免横切现有毛囊（图 6-10）。然后，手术团队使用微血管钳放置移植物。

(1) 术后伤口护理：一旦最后一个移植毛囊被机器人或由手术团队放置好，就会放置过夜敷料。敷料是为了移植物在一夜之间愈合时保护它们。患者可以立即恢复正常活动，但 7 天内避免剧烈运动。给予短期的口服类固醇以防止额部水肿和几片轻度止痛药。除非有医学指征，否则不开抗生素。手术后的第 2 天，患者取下敷料，他们可以淋浴。然后指导患者在供体区域涂抹润肤剂 5～7 天。术后 1 周，患者可恢复全面运动和剧烈的体力活动。每天淋浴后，毛囊周围出血性结痂会在 6～8 天内消退。移植的头发在术后 3～6 个月进入休止期。毛囊在手术后 3～9 个月开始生长，并在术后 9～14 个月对患者美容产生影响。

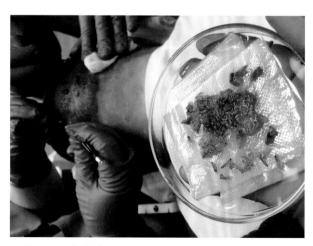

▲ 图 6-9 机器人取出毛囊后，手术助理将毛囊单位取出放入固定的溶液以防止干燥

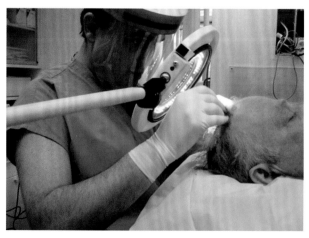

▲ 图 6-10 受体部位是在放大镜下以平行于现有毛囊的角度下手动创建的

（2）机器人与手动技术：在过去的 20 年里，男性和女性已经能够期待移植的头发始终保持自然的外观。这是由于使用单个毛囊单位，而不是过去使用的较大的移植物。对从事现代毛发移植手术的医生来说，面临的挑战是在手术过程中采集和放置成百上千个毛囊。为此，需要一支训练有素的外科助理团队来有效地执行手术。无论是机器人还是非机器人，椭圆供体采集和 FUE 都是最先进的供体采集技术。对于不定期进行毛发移植的医生来说，从椭圆中创建数百或数千个毛囊单位是一个挑战。该机器人能够完成训练有素的外科手术团队过去所能完成的大部分工作。对一些医生来说，这是一个革命性的新工具。仍然存在的挑战包括适当的候选者选择、现实的期望成功的药物治疗来保持现有的头发，以及为未来潜在的短期和长期脱发计划一个方案。此外，机器人虽然是最先进的仪器，但不具备经验丰富的植发外科医生的判断能力和艺术能力。

4. PRP 和毛发移植　最近有两项研究探讨了 PRP 与 FUE 植发手术相结合的效用。PRP 中的生长因子既可作为最佳的毛囊移植保存液，也可在毛囊植入前刺激受体区域。

Suruchi Garg（2016）对 40 名接受 FUE 的患者进行了一项单盲、前瞻性随机研究。在 PRP 组患者的受区建立位点后，立即将未活化的富含白细胞的 PRP（NA-L-PRP）注射到真皮和皮下头皮中。对照组注射生理盐水。在第 2 周、第 4 周、第 8 周、第 3 个月和第 6 个月进行评估。6 个月时，PRP 组的所有 20 名受试者的毛发再生＞75%，而对照组只有 4 名患者达到。与对照组相比，PRP 组表现出更快的时间来实现高密度毛发、减少移植毛发的退行期损失、更快的术后愈合和休眠毛囊的激活。与对照组相比，PRP 组患者的头发长度也有所增加[31]。

最近，Navarro 等（2018）评估了 30 例头发移植患者（19 例男性，11 例女性），其中 15 例患者接受了 FUE 手术结合 PRP。与单独的传统 FUE 手术相比，联合组在受体部位注射 3～4cm³ 的活化纯 PRP（AA-P-PRP）。此外，在采集阶段，毛囊转移单元浸泡在 AA-P-PRP 中，植入前 3h 在移植物周围形成纤维蛋白凝块作为保存生物材料。与对照组相比，联合治疗的患者表现出更快的术后痂皮愈合和头发固定（9±1 天 vs. 18±5 天）。与对照组相比，PRP 治疗组术后毛囊损失减少。此外，术后炎症也显著减少，包括头皮疼痛、瘙痒和发红，从而使术后恢复更快。重要的是，在任何治疗组中均未发现不良事件[32]。

结论

在过去的几十年里，AGA 的治疗取得了重大进展。毛发移植仍然是雄激素性脱发最明确的治疗方法。随着 PRP 和光生物调节等新的治疗方法的出现，联合治疗很可能成为脱发治疗的基石。

参 考 文 献

[1] Cash TF. The psychological effects of androgenetic alopecia in men. *J Am Acad Dermatol*. 1993;26(6):926–931.

[2] Cash TF, Price VH, Savin RC. Psychological effects of androgenetic alopecia on women: comparisons with balding men and with female control subjects. *J Am Acad Dermatol*. 1993;29(4):568–575.

[3] Drupa Shankar DS, Chakravarthi M, Shilpakar R. Male androgenetic alopecia: population-based study in 1005 subjects. *Int J Trichology*. 2009;1(2):131–133.

[4] Braun-Falco O, Plewig G, Wolff HH, Landthaler M. *Braun-Falco's Dermatology*. 3rd ed. Berlin, Heidelberg: Springer-Verlag Berlin Heidelberg; 2009.

[5] Batrinos ML. The endocrinology of baldness. *Hormones (Athens)*. 2014;13:197–212.

[6] Sawaya ME, Price VH. Different levels of 5α-reductase type I and II, aromatase, and androgen receptor in hair follicles of women and men with androgenetic alopecia. *J Invest Dermatol*. 1997;109:296–300.

[7] Heilmann S, Kiefer AK, Fricker N, et al. Androgenetic alopecia: identification of four genetic risk loci and evidence for the contribution of WNT signaling to its etiology. *J Invest Dermatol*. 2013;133:1489–1496.

[8] Hagenaars SP, Hill WD, Harris SE, et al. Genetic prediction of male pattern baldness. *Plos Genet*. 2017;13:e1006594.

[9] Cobb JE, Zaloumis SG, Scurrah KJ, et al. Evidence for two independent functional variants for androgenetic alopecia around the androgen

receptor gene. *Exp Dermatol*. 2010;19:1026–1028.

[10] Birch MP, Lalla SC, Messenger AG. Female pattern hair loss. *Clin Exp Dermatol*. 2002;27:383–388.

[11] Herskovitz I, Tosti A. Female pattern hair loss. *Int J Endocrinol Metab*. 2013;11(4):e9860.

[12] Redler S, Messenger AG, Betz RC. Genetics and other factors in the aetiology of female pattern hair loss. *Exp Dermatol*. 2017;26:510–517.

[13] Orme S, Cullen DR, Messenger AG. Diffuse female hair loss: are androgens necessary? *Br J Dermatol*. 1999;141:521–523.

[14] Ramos PM, Miot HA. Female pattern hair loss: a clinical and pathophysiological review. *Bras Dermatol*. 2015;90(4):529–543.

[15] El Sayed MH, Abdallah MA, Aly DG, Khater NH. Association of metabolic syndrome with female pattern hair loss in women: a case-control study. *Int J Dermatol*. 2016;55:1131–1137.

[16] Adil A, Godwin M. The effectiveness of treatments for androgenetic alopecia: a systematic review and meta-analysis. *J Am Acad Dermatol*. 2017;7(1):136–141.

[17] Kaufman KD. Long-term (5–year) multinational experience with finasteride 1 mg in the treatment of men with androgenetic alopecia. *Eur J Dermatol*. 2002;12:38–49.

[18] Shum KW, Cullen DR, Messenger AG. Hair loss in women with hyperandrogenism: four cases responding to finasteride. *J Am Acad Dermatol*. 2002;47:733–739.

[19] Price VH, Roberts JL, Hordinsky M, Olsen EA, Savin R, Bergfeld W. Lack of efficacy of finasteride in post-menopausal women with androgenetic alopecia. *J Am Acad Dermatol*. 2000;43:768–776.

[20] D'Amico AV, Roehrborn CG. Effect of 1 mg/day finasteride on concentrations of serum prostate-specific antigen in men with androgenic alopecia: a randomised controlled trial. *Lancet Oncol*. 2007;8:21–25.

[21] Guess HA, Gormley GJ, Stoner E, Oeserling JE. The effect of finasteride on prostate specific antigen: review of available data. *J Urol*. 1992;155:3–9.

[22] Motofei IG, Rowland DL, Tampa M, et al. Finasteride and androgenetic alopecia; from therapeutic options to medical implications. *J Dermatol Treat*. 2020;31:415–421. doi:10.1080/09546634.2019.1595507.

[23] Mester E, Szende B, Tota JG. Effect of laser on hair growth of mice. *Kiserl Orvostud*. 1967;19:628–631.

[24] Dodd EM, Winter MA, Hordinsky MK, Sadick NS, Farah RS. Photobiomodulation therapy for androgenetic alopecia: a clinician's guide to home-use devices cleared by the Federal. *Drug Adm*. 2018;20(3):159–167.

[25] Magalon J, Chateau AL, Betrand B, et al. DEPA classification: a proposal for standardizing PRP use and a retrospective application of available devices. *BMJ Open Sport Exerc Med*. 2016;2(1):e000060.

[26] Kachhawa D, Vats G, Sonare D, Rao P, Khuraiya S, Kataiya R. A spilt head study of efficacy of placebo versus platelet-rich plasma injections in the treatment of androgenic alopecia. *J Cutan Aesthet Surg*. 2017;10:86–89.

[27] Gentile P, Garcovich S, Bielli A, Scioli MG, Orlandi A, Cervellia V. The effect of platelet-rich plasma in hair regrowth: a randomized placebo controlled trial. *Stem Cell Transl Med*. 2015;4:1317–1323.

[28] Alves R, Grimalt R. Randomized placebo-controlled, double-blind, half-head study to assess the efficacy of platelet-rich plasma on the treatment of androgenetic alopecia. *Dermatol Surg*. 2016;42:491–497.

[29] Tawfik AA, Osman MAR. The effect of autologous activated platelet-rich plasma injection on female pattern hair loss: a randomized placebo-controlled study. *J Cosmet Dermatol*. 2018;17:47–53.

[30] Alves R, Grimalt R. Platelet-rich plasma in combination with 5% minoxidil topical solution and 1 mg oral finasteride for the treatment of androgenetic alopecia. *Dermatol Surg*. 2017;44:1.

[31] Garg S. Outcome of intra-operative injected platelet-rich plasma therapy during follicular unit extraction hair transplant: a prospective randomized study in forty patients. *J Cutan Aesthet Surg*. 2016;9(3):157–164.

[32] Navarro RM, Pino A, Martinez-Andres A, et al. The effect of plasma rich in growth factors combined with follicular unit extraction surgery for the treatment of hair loss: a pilot study. *J Cosmet Dermatol*. 2018;17(5):862–873.

第7章 减 脂
Treatment of Excess Fat

Ethan C. Levin　　Jessica B. Dietert　　Eva A. Hurst　著

本章重点

- 肿胀吸脂术彻底改变了医疗机构减脂治疗的效果。
- 进一步地发展激光辅助抽脂技术等可以增加皮肤紧致度，提升美学效果。
- 脂肪细胞对低温的敏感性导致冷冻溶脂过程中的选择性凋亡。
- 射频和高强度聚焦超声设备也已成为无创减脂技术。
- 脱氧胆酸是治疗局部颏下脂肪的一种注射疗法。

一、吸脂术

吸脂是 20 世纪 70 年代末在欧洲发展起来的一种局部脂肪去除技术。它于 1982 年由耳鼻喉科医生 Norman Martin 在美国首次进行。然而，一直以来该手术都采用全身麻醉或静脉镇静。直到 1987 年，皮肤科医生 Jeffrey Klein 首次提出肿胀技术，吸脂手术才完全使用局部麻醉进行[1]。这一发展大大提高了吸脂术的安全性和耐受性。在随后的几年中，该领域的前沿报道总结使用高达 55mg/kg 总剂量的利多卡因治疗的数千例患者总体并发症较低[2-5]。

二、局部麻醉肿胀技术

“肿胀”一词是指脂肪组织被大量液体浸润时会变坚实和膨胀。该技术是将大量稀释的利多卡因、肾上腺素和碳酸氢钠溶液输送至皮肤和皮下组织。通过稀释麻醉药的浓度，可以减缓利多卡因的全身吸收[4, 5]。大量肿胀液形成一个局部组织储存库，可延长麻药作用时间，减少术后对麻醉药的需要。肿胀的另一个好处是，它能从物理上撑起靶向脂肪，产生水分离效应。这使得在抽吸过程中能够更均匀、精确地移除脂肪组织。

在麻醉液中使用肾上腺素之前，手术吸出物中的整体血量接近其体积的一半。当应用肾上腺素以后，这一比例降低到 1%～3%。因而，手术创伤减少的同时，术后疼痛也会减轻，并且术中补液需求大大减少。

与其他局部注射麻醉药一样，添加碳酸氢钠可以减少麻药浸润时的不适感。不含缓冲剂的利多卡因的 pH 为 3.5～5.5，注射入皮肤后会导致严重的灼烧和刺痛感。添加碳酸氢盐可将 pH 提高到生理范围，从而最大限度地减少这些不良反应。

虽然肿胀原理可以适用于许多麻醉药，但利多卡因是最常用的，并且具有极高的安全记录[4, 6-10]。根据完整的处方信息，成人利多卡因的最大推荐剂量为 7mg/kg。一般来说，总剂量不应超过 500mg[11]。然而，在肿胀麻醉中使用高达 35～55mg/kg 仍然是安全的[4, 5]。其药代动力学可以通过浓度梯度对扩散速率的影响来解释。

利多卡因是一种疏水性分子，可迅速扩散穿过细胞膜。血液水平与全身毒性迹象正相关。从浸润组织进入血管内的利多卡因量与其浓度梯度成正比。换句话说，较高浓度的利多卡因会导致较高的血药浓度和毒性风险的增加。在一项对近 10 000 个神经阻滞的研究中，所有 8 种毒性事件都归因于无意的血管内注射[12]。在小鼠研究中，皮下注射的浓度越高，致死剂量就越低（表 7-1）[13]。因此，浓度稀释后允许使用的利多卡因的总剂量可以更高。

表 7-1 利多卡因稀释对皮下注射后小鼠致命毒性的影响[13]

利多卡因浓度（%）	小鼠半数致死量 LD$_{50}$（mg/kg）
0.5	1.07
1.0	0.72
2.0	0.59
4.0	0.42

利多卡因由肝脏中细胞色素 P$_{450}$ 系统代谢。有肝病史或肝功能异常的患者发生利多卡因中毒的风险可能会增加。应审查已知抑制细胞色素 P$_{450}$ 系统的药物。如果不能安全地停用这些药物，则应调整利多卡因的最大剂量。利多卡因中毒的最初表现包括口周感觉异常、头晕和兴奋。随着利多卡因浓度的增加，症状进展为恶心、呕吐、视物模糊、癫痫发作、心脏和呼吸抑制（表 7-2）。

在肿胀麻醉中，利多卡因的浓度为 0.05%～0.15%。最低浓度 0.05% 会导致最严重的肿胀，这是 Klein 开创性研究中推荐的剂量[4]。然而，一些作者指出，0.1% 或 0.15% 的较高浓度可更好地麻醉敏感部位，如大腿内侧、腹部、侧腰和前胸等。最大化地提高每次治疗效果的一种策略是用 0.05% 利多卡因溶液浸润术区，并在治疗期间为需要额外麻醉以提高患者舒适度的区域保持 0.1% 的浓度。

利多卡因肿胀液的配方、给药量和最大剂量计算分别见表 7-3 至表 7-5。

表 7-2 利多卡因含量和毒性[4]

3～6µg/ml	• 主观毒性 – 轻微头痛，精神欣快 – 手指和口腔周围感觉异常 – 烦躁不安，嗜睡
5～9µg/ml	• 客观毒性 – 恶心，呕吐，震颤，视物模糊 – 耳鸣，意识混乱，兴奋，精神极度紧张 – 颤抖
8～12µg/ml	癫痫发作，心肺抑制
12µg/ml	昏迷
20µg/ml	呼吸骤停
26µg/ml	心搏骤停

表 7-3 利多卡因肿胀液配方（利多卡因 0.05%，肾上腺素 1∶1 000 000）[4]

利多卡因	500mg（50ml 1% 利多卡因溶液）
肾上腺素	1mg（1mg 1∶1000 肾上腺素溶液）
碳酸氢钠	12.5mEq（12.5ml 8.4%NaH$_2$CO$_3$ 溶液）
生理盐水	1000ml 0.9%NaCl 溶液

所得溶液是利多卡因（0.047%）、肾上腺素（1∶1 063 500）和碳酸氢钠 11.8mEq/L 溶于 1063.6ml 0.84% 生理盐水中

表 7-4 各解剖部位大致所需利多卡因肿胀液的剂量[4]

腹部，上腹，下腹	500～2000ml
臀部	400～1000ml
大腿，外侧和内侧	600～1200ml
膝盖	200～500ml
男性乳房	400～1200ml
下颌脂肪袋（双下巴）	100～200ml
上臂	500～1200ml

表 7-5　70kg 患者利多卡因 0.05% 肿胀液的最大剂量计算
● （55mg/kg）（70kg）=3850mg
● （3850mg）/（0.5mg/ml[a]）=7700ml

a. 1% 利多卡因溶液为 10mg/ml，0.05% 利多卡因溶液为 0.5mg/ml

最大麻醉剂量限制了手术中可以进行的抽吸量。当需要重复治疗时，为确保安全用药，我们建议间隔 1 个月。然而，一些外科医生会在几天内即治疗其他部位。为了最大限度地提高每次治疗的效果，在浸润后 10～30min 内进行抽吸非常重要。虽然利多卡因几乎是瞬间起效的，但肾上腺素需要更长的时间才能达到治疗阈值。皮肤发白是血管收缩发生的明显线索。浸润后等待时间过长会降低利多卡因的功效，并可能需要增加更多麻醉药。

普鲁卡因在美国没有获得肿胀麻醉适应证的使用批准，但它可以在德国和其他欧洲国家使用。有限的临床数据表明它有效且耐受性良好[14-16]。与利多卡因相比，普鲁卡因心脏毒性更小，代谢更快。一些外科医生主张在需要大量肿胀麻醉时联合使用利多卡因和普鲁卡因，以降低不良反应的风险[14]。普鲁卡因的一个缺点是它会导致剂量依赖性的高铁血红蛋白。然而，这对证明在肿胀吸脂术中使用它会引起任何不良事件并没有临床意义[16]。目前还没有其他麻醉药（包括布比卡因）用于吸脂的肿胀麻醉的研究数据。

1. 患者选择和术前咨询　适合外科吸脂手术的患者通常身体健康，体重处于或接近理想体重。可以针对局部脂肪过度堆积的区域进行治疗。患者应该了解，吸脂术不是治疗全身性肥胖的适当疗法。

获得详尽的病史，特别注意询问是否有凝血障碍、肝病和利多卡因过敏史。对抑制细胞色素 P_{450} 的药物进行评估和调整。

进行术前检查。在此期间，医生将根据治疗的主要区域和预期肿胀麻醉量与患者制订相关计划。拍摄术前照片。如果病史、系统回顾或治疗区域确定，可进行术前实验室检查，包括全血细胞计数与分类、基础代谢、肝功能、凝血酶原时间和部分促凝血酶原激酶时间。肝炎和 HIV 筛查也应该进行。

一旦与患者就治疗方案达成一致，就需要评估对治疗和术后恢复的预期。指导患者穿着深色、宽松的衣服，手术当天可以正常早餐和服药，停止使用可能导致出血风险增加和抑制利多卡因代谢的产品。虽然没有数据支持这一建议，大多数外科医生还是在手术前一天晚上开始使用抗生素，并在手术后延长 5～7 天。我们更喜欢第一代头孢菌素。如果患者有禁忌证或耐甲氧西林金黄色葡萄球菌病史，甲氧苄啶 / 磺胺甲恶唑或多西环素是合适的替代品。为了帮助减轻疼痛和提高患者舒适度，可以在手术前给予劳拉西泮。

2. 手术设备　有三种类型的设备可用于肿胀麻醉：输液泵、注射器和袖带。动力泵是输送大量溶液的最实用方法（图 7-1）。对于一些需要更多操作的小区域，注射器可能是首选。压力袖带是第三种选择。它们价格低廉，不需要电源即可运行。

所有这些设备都连接到锐针头或钝针上，以将麻醉溶液输送到组织中。虽然钝针输液更快，但锐针头更适合用于稍硬或含纤维的区域。20 号

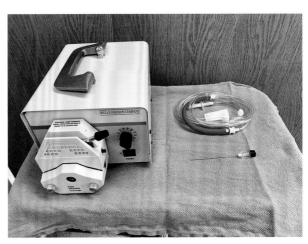

▲ 图 7-1　配有管子和 22 号脊髓穿刺针的动力泵，用于进行肿胀麻醉

或 22 号 3.5 英寸的脊椎穿刺针是一个很好的选择，因为它们的长度和灵活性较佳（图 7-2）。由于针尖钝，钝针在重新定位时对患者来说更舒适。它们通常在远端具有多个端口，这能浸润更大的区域并降低重新定位的需要。当拔出针管时，背压事件会导致麻醉溶液从不再位于患者体内的端口喷出。因此在拔出钝针之前，使用旋塞阀或将输液管的远端打结可以防止这种情况的发生。

当治疗区域被肿胀液充分麻醉，则用机械抽吸器或注射器对小区域进行抽吸。有各种电动吸引器可供购买。大多数机器都有一个真空系统，可以产生 1 个大气压的负压。其控制旋钮可用于降低敏感区域的压力。

注射器是完成抽吸的最简单方法。通过手动撤回大容量注射器上的柱塞产生负压。通常使用 60ml Toomey 注射器（图 7-3）。在可抽出的柱塞上放置一个锁扣以在抽吸过程中保持真空。

吸脂钝针有各种尺寸、尖端形状、直径和开孔配置（图 7-4）。根据治疗部位的不同，典型尺寸的长度为 10～25cm，直径为 2～4mm。尖端可以是钝的或子弹形、楔形或 V 形的。较温和的治疗从直径较小的带有钝头和单个端口的钝针开始。随着钝针直径增加、端口数量或尖端形状改变时，治疗会更加快捷。

有动力钝针可用于协助外科医生来回移动抽吸。一个好处是这些装置能够在整个治疗过程使用更小直径的钝针（即 2mm）。

3. 操作方法　使用永久性墨水笔在患者站立位时仔细标记，这样有助于标注治疗区域和外周羽状区域（图 7-5）。这一点非常重要，以便在肿胀麻醉之前明确患者对治疗区域的期望，标记出任何不对称及脂肪组织的确切所需区域。

为了进入皮下脂肪组织，可使用 15 号、11 号

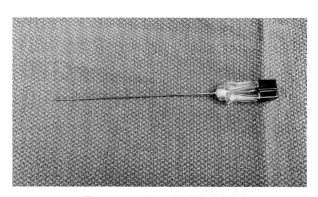

▲ 图 7-2　22 号 3.5 英寸脊髓穿刺针

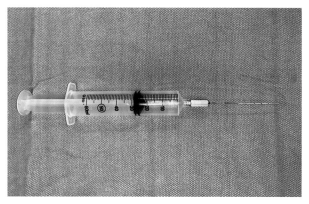

▲ 图 7-3　60ml Toomey 注射器

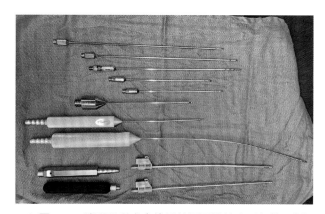

▲ 图 7-4　肿胀吸脂术中使用的不同钝针和手柄的示例

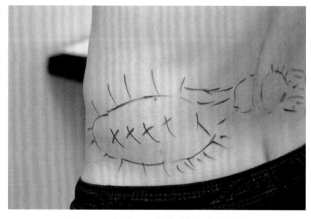

▲ 图 7-5　侧腹/下背部抽脂术前的标记
圆圈表示脂肪组织的区域，最丰满的区域用"X"标记，直线表示治疗期间的羽状区域

刀片或穿孔活检工具进行皮肤切口。根据钝针型号来选用适合的开口工具尺寸。如果使用 2mm 钝针，则可以使用 2mm 打孔工具。入口点可以使用与脂肪室相同的肿胀液进行麻醉，但也有些使用 0.5～1ml 的 1% 利多卡因和 1 : 100 000 肾上腺素注射。切口可以有助于钝针进入脂肪组织。切口的数量取决于所需治疗的区域和钝针的覆盖范围。它们的方向应该允许钝针沿治疗部位的长轴行进，并能够以三角形纵横交错的方式进行重叠治疗。术后，一些外科医生会缝合切口点，但通常会让这些伤口保持开放以进行二次愈合并促进引流。

一旦切口点准备妥当，就可以将麻醉液注入所需治疗的脂肪组织。一只手放在目标区域以感受组织的肿胀。当注入大量的麻醉药时，注意到组织变白，并且可见皮肤呈橙色鹅卵石外观时，达到浸润终点。为了最大限度地提高患者的舒适度，开始注射时应缓慢（即 1ml/min）进行，并根据耐受性增加而加快。尽量用最少的注射点来麻醉整个治疗区域。麻醉范围应在治疗区域边缘外几厘米。

浸润完成后，至少等待 10min 再进行抽吸，或从第一个麻醉区域开始。这可让肾上腺素的血管收缩作用完全发挥。脂肪抽吸的方式类似于麻醉注射，通常是重叠的扇形模式。为了确保抽吸均匀，需要在脂肪的不同深度进行穿吸。这通常需要使用逐渐增大的钝针从每个切入点多次通过治疗区域。

在操作时，使用近端优势手来回移动钝针，并将远端"安全"的手放置在治疗区域上方以探知钝针位置和深度。用远端手抓住脂肪可以帮助将钝针移动到不同的区域。钝针在径向和轴向平面上以略微不同的角度连续重新定位，以便在整个治疗区域形成小隧道。将钝针插入相邻组织以确保充分混合。治疗终点为获得目标吸出量。用拇指和食指轻捏皮肤可以判断脂肪去除是否充分。建议在治疗过程中让患者小心站立 1～2 次，以借助原始标记评估治疗的对称性。

4. 术后护理和康复 手术结束后，用无菌压缩敷料包扎伤口。敷料由吸水垫、网套或弹力套组成。患者可以在第 1 天主动引流，并在接下来的几天内逐渐减少次数。他们需要用抗菌肥皂清洁入口点，并在敷料浸湿时更换。可以在治疗后的前 48h 内每天更换数次。加压可持续数天，最长可达 2 周。

吸脂最常见的不良反应包括治疗区域的肿胀、瘀青、瘙痒和麻木。这些通常会在 1～2 周内消退。一些患者会有持续的局灶性麻木，以及脂肪中可触及到凹凸或结节，可以通过按摩和热敷进行处理。在接受皮肤科医生使用肿胀局部麻醉的吸脂手术的患者中，没有死亡报道。总体严重不良事件发生率（每例）为 0%～0.16%[2, 3, 7, 17-20]。报道的事件包括感染、静脉血栓栓塞、血肿 / 血清肿形成，以及对抗生素或敷料的过敏反应。一份对 24 例吸脂研究的综合分析表明，与其他结合全身麻醉的方法相比，单独肿胀麻醉的严重不良事件发生率最低[21]。

5. 激光辅助吸脂 激光辅助吸脂术（laser-assisted liposuction，LAL）通过使用选择性光热作用来靶向作用于脂肪并促进胶原蛋白收缩来增强手动抽吸的疗效[22]。这可以在吸脂术期间或之前作为单独的步骤进行。使用的激光器包括 980nm 二极管激光、1064nm Nd:YAG 激光、1064/1320nm Nd:YAG 激光和 1440nm 激光。市面上有多种设备可用。多数利用波长的组合来靶向作用于脂肪组织内的血管系统，刺激胶原蛋白的形成和收紧皮肤。激光钝针体积小且微创。这些"微型钝针"的直径约为 1mm，并且在钝针内包含更小的激光光纤。

最近一项比较 LAL 与传统吸脂术的综合分析发现，LAL 具有更好的脂肪减少、皮肤紧致和患者满意度[23]。然而，许多纳入的研究存在高偏倚风险。LAL 的并发症发生率和严重程度与传统吸脂术无显著差异[19]。

三、冷冻溶脂

1. 背景和临床发展 尽管肿胀吸脂术仍然是去除多余脂肪的流行选择，但它是一种侵入性外科手术。近年来，无创身体轮廓技术取得了重大进展，包括冷冻溶脂、射频和超声设备。这些设备针对脂肪固有的物理特性，有望降低不良反应的风险并缩短恢复时间。

冷冻溶脂术是非侵入性减脂治疗的最新和最受欢迎的方式。冷冻溶脂的出现源于对寒冷引起的脂膜炎的观察[24-26]。也称为"冰棒脂膜炎"，这首先在一名儿童中报道，该儿童吃冰棒后在面颊上出现一个孤立的硬化斑块，随后出现短暂的皮下组织萎缩。由此发现脂肪细胞比周围组织对冷损伤更敏感。2007 年，Anderson 及其同事推出了第一台旨在通过冷冻诱导细胞凋亡来减少脂肪的设备[27]。这种技术被称为冷冻溶脂，在设定的温度和时间将冷敷器应用于目标区域，从而导致选择性的脂肪细胞损伤。这会引发炎症反应和细胞凋亡介导的脂肪细胞丢失[27]。

冷冻溶脂（CoolSculpting™; Zeltiq，Pleasanton，CA）是美国 FDA 批准用于 BMI 为 30 或更低的患者的腹部、侧腰、大腿、上臂和颏下区域的脂肪治疗。其他可治疗的区域包括下背部和乳房下皱襞。冷冻溶脂的治疗对象是那些需要少量到中度减少脂肪的人。迄今为止进行的临床研究报道称，在 2～6 个月的随访中，脂肪量减少了 10%～30%[28-37]。量化脂肪减少的最常用方法是使用超声波或卡尺。虽然脂肪量的最大变化是在第一次治疗后，但第二次治疗减少的脂肪量大约为第一次治疗的一半[34, 36]。有些人得益于两次以上的治疗，这取决于个体的反应和耐受性。两次治疗应至少间隔 6 周。

2. 操作方法　CoolSculpting™ 系统由一个治疗手具组成，该手具应用于目标表面并通过真空吸力固定在适当的位置。根据治疗区域的不同，治疗手具有不同的尺寸（表 7-6）。在将手具放在皮肤上之前，应先涂抹润滑凝胶。一次性捕集器用于防止凝胶被吸入真空中。一旦治疗手具就位，就会打开真空吸力并开始治疗。该装置在治疗期间一直维持预设的冷却温度。支撑带从真空吸头连接到支撑枕，以将手具固定到位并提高患者舒适度。治疗温度和持续时间因解剖部位和使用的治疗手具而不同。

该机器有一个"冷却强度因子"（Cool Intensity Factor，CIF），它是衡量身体组织散热速度的指标。临床研究报道使用 34 或 42 的 CIF，分别对应于 -5℃ 和 -10℃ 的脂肪温度。治疗时间为 30～60min。最新的治疗手具 CoolAdvantage™ Plus 和 CoolAdvantage Petite™ 分别报道了 -11℃ 45min 和 35min 的治疗情况[38]。

3. 术后护理和恢复　完成治疗并移除手具后，组织会变得坚硬且冰冷。预计会出现隆起组织水肿的"黄油棒"畸形，并在 6min 内消退[30]（图 7-6）。治疗后皮肤的即刻变化包括红斑、水肿和紫癜。治疗后 2～5min 的按摩可能会促进脂肪减少[35]。研究作者认为，按摩可能会增加对脂肪细胞的再灌注损伤。

治疗后，大多数患者会出现水肿、红斑和紫癜，这些症状会在 1～2 周内消退。在最初的试点研究中，接受治疗的 60 名患者只有 3 例在治疗后 1 周出现轻度肿胀。有一半的患者报告局部麻木，20% 的患者反馈有刺痛感。在 12 周的随访中，所有患者的这些症状均得到缓解。一项研究进行了组织学分析，以进一步检查这种报告的不良反应。治疗前和治疗后活检均未发现周围神经有任何定量或定性的变化[29]。

其他不太常见的不良反应包括暂时敏感、瘙痒和压痛。1 名患者出现短暂的色素沉着，1 个月后消退[39]。仅 1 例报道颏下区域治疗后下颌边缘神经（marginal mandibular nerve，MMN）损伤，导致微笑不对称[40]。治疗后 8 周症状完全消退。多项研究表明了该治疗对脂质和转氨酶水平的影响，证实其对胆固醇、甘油三酯或肝功能均没有影响[31, 33]。

报道的另一种罕见的不良反应是反向脂肪增生（paradoxical adipose hyperplasia，PAH）。最初报道发病率约为 0.0051%[41]。然而，这可能出现了漏报，因为其他作者报道的发病率明显更高

表 7-6　CoolSculpting 装置（A）和手具（B）

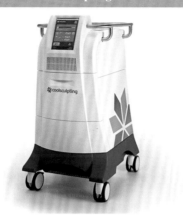

A

B. 手具　　　　　　　　　　　　　　　　　　治疗区域

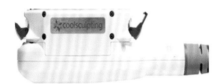

CoolAdvantage™　　　　　　　　　　　　腹部、侧腰、大腿内侧

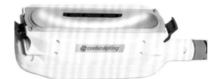

CoolAdvantage™ Plus　　　　　　　　　腹部、侧腰、大腿内侧（较大尺寸）

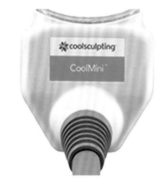

CoolMini™　　　　　　　　　　　　　　下部区域

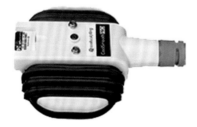

CoolSmooth PRO™　　　　　　　　　　不可捏的脂肪（如大腿外侧）

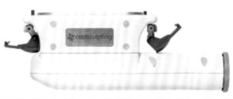

CoolAdvantage Petite™　　　　　　　　上臂

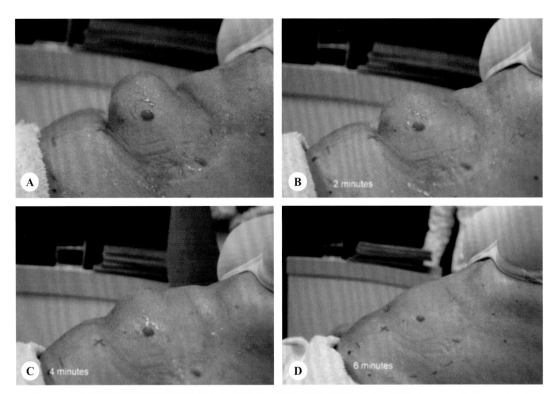

▲ 图 7-6　冷冻溶脂后立即出现隆起水肿组织的"黄油棒"畸形（A），随后在 2min（B）、4min（C）和 6min（D）时消退

经许可转载，引自 Dierickx CC, Mazer JM, Sand M, et al. Safety, tolerance, and patient satisfaction with noninvasive cryolipolysis. *Dermatol Surg.* 2013;39(8):1209-1216

（ 0.47%～0.78% ）[41-46]。尽管有初步反应（脂肪减少），但这些患者在治疗后 2～3 个月于治疗区域出现无压痛的脂肪团。这提出了一个挑战，因为它会因进一步的冷冻溶脂治疗而加剧，并且不会随着时间的推移而消退。如果患者想要改善这种情况，他们通常需要吸脂矫正。男性和西班牙裔的发病率较高，发病机制尚不清楚。可能与干细胞激活预先存在的脂肪细胞或组织缺氧诱导的反弹性增生有关。Karcher 等建议不要治疗男性的下腹部，而在治疗女性的该区域时，使用两个小手具而不是一个大手具[42]。目前尚没有已发表的数据支持这些建议。需要进行大型多中心研究来确定这种难以控制的不良反应的发生率，并制订相应策略以尽量减少其发生。

4. 潜在风险、优势和局限性　冷冻溶脂提供了一种安全且无创的减脂替代方案，无须明显的停工期。除 PAH 外，所有报道的不良反应都是暂时的，无长期严重或系统性不良事件报道。

设备干扰是治疗过程中的一个潜在风险。当传感器检测到意外的温度变化时，会导致设备中断治疗，而发生这种情况可能的因素包括患者的运动、电噪声或冷凝[39]。如果治疗过早停止并且真空吸力消失，必须使用新的一次性的点卡来重新启动仪器，从而显著增加消耗性成本。为了尽量减少干扰的可能性，患者应在治疗周期内保持静止且不说话。固定手具的带子提供了进一步的稳定性。在开始治疗前，应确保患者处在舒适体位。

总体而言，该设备易于操作，并且在治疗期间能最大化地减少医生的操作时间。与其他注射或手术治疗相比，这为操作者提供了可以同时进行其他治疗项目的优势。重要的是，治疗区域仅限于仪器探头的大小，配合注射类产品不同的给药剂量和治疗区域，可为患者提供更多的选择。

四、其他设备

1. 射频 射频是一种快速交流电，可根据施加的电流量和目标的电阻向组织传递热量。治疗通过一个或多个距离约 1cm 的电极进行。真皮和皮下组织的加热会导致胶原蛋白变性和新的胶原蛋白形成。这可以产生紧致效果，但不会直接导致脂肪减少[47, 48]。一种设备 Thermacool TC（Thermage，Hayward，CA）被批准用于面部和非面部皱纹的无创治疗[49]。

射频设备也被用于大腿和臀部的治疗。由于脂肪的含水量低于周围组织，它能起到一个绝缘体的作用。当能量通过脂肪组织时，纤维隔由于其较低的电阻而携带更多的电流，所以在不同部位的收紧效果各不相同[49]。

2. 超声 用于皮肤紧致的超声治疗（Ulthera，Inc.，Mesa，AZ）利用可视化功能的微聚焦超声。该技术可穿透高达 5mm 的深度，在真皮和浅筋膜系统内诱导新的胶原蛋白形成[50]。与射频一样，这种类型的超声治疗也不会导致脂肪减少。

然而，高强度聚焦超声设备用于治疗侧腰和腹部多余的脂肪组织。这些设备选择性地加热皮下脂肪，导致其凝固性坏死[51, 52]。另一种非热聚焦超声方法（UltraShape；Syneron Medical Ltd，Yokneam，Israel）利用机械能引起空化和脂肪细胞溶解。这种方法比组织加热更选择性地破坏脂肪，组织加热有损伤邻近结构的风险，包括血管、淋巴管、结缔组织、神经和肌肉[53]。但这种方式的临床数据仅限于非头部和颈部部位。

五、脱氧胆酸

1. 背景 下颌脂肪袋（双下巴）是美容患者的常见问题。年轻美观的颈部具有清晰的下颌缘，105°～120° 的下颌角，以及包括胸锁乳突前缘、甲状腺软骨和舌骨下凹陷在内的可见标志[54]。颏下脂肪堆积遮盖了下颌线并导致肥胖和老化的外观。这可能是一个顽固的脂肪堆积区域，通过节食和运动基本没有改善。颏下脂肪堆积的遗传易感性和正常的衰老都会造成颏下的过度饱满，并且与整体体重指数不一致。减少颏下脂肪堆积可以显著提高患者的容貌满意度[55]。用脱氧胆酸（deoxycholic acid，DCA）治疗颏下脂肪堆积的目标是减少颏下多余的脂肪组织。如果脂肪堆积很多，通常需要手术方法，即脂肪切除术，配合或不配合下颌成形术[55-57]。

内源性 DCA 是一种胆汁酸，对消化道中膳食脂肪的溶解、分解和吸收非常重要。分子 ATX-101［Kybella™（United States），Allergan，Inc.］是一种可注射形式的合成 DCA，于 2015 年获得 FDA 批准，用于治疗中度至重度颏下脂肪堆积。其适应证已扩展到外侧颈部和下颌部。当注射到皮下脂肪中时，合成的 DCA 通过破坏细胞膜而导致脂肪细胞溶解，然后激活组织中巨噬细胞和成纤维细胞以清除细胞碎片并刺激纤维化[54]（图 7-7）。鉴于治疗后脂肪细胞的破坏结果是持久的。在 Ⅲ 期临床试验中，所有测量结果都证明颏下脂肪堆积减少，包括患者自我评估、卡尺测量和磁共振成像[58-62]。

2. 患者选择和术前咨询 由于颏下脂肪堆积而出现中度或重度下颌脂肪袋（双下巴）的患者是 DCA 的合适人选。这可以通过让患者在低头时触诊颏下区域的脂肪垫来评估。

由于皮肤松弛而不是脂肪堆积导致的颏下脂肪堆积的患者应避免注射 DCA。皮肤明显松弛的患者可能更适合非手术收紧设备或手术干预。有颏下 / 颈前路手术史或有面神经麻痹或吞咽困难病史的患者不是 DCA 注射的最佳人选。临床医生还应避免注射到急性炎症期或硬化的组织中。

在治疗前，应检查患者是否存在明显的颈阔肌带。这些可能在减少颈阔肌前脂肪后加重，可以通过神经调节剂或手术干预（颈阔肌成形术）来解决[63]。

当评估患者是否可以注射 DCA 时，需要仔细检查颏下区域，以排除其他导致颏下肿胀的原因，

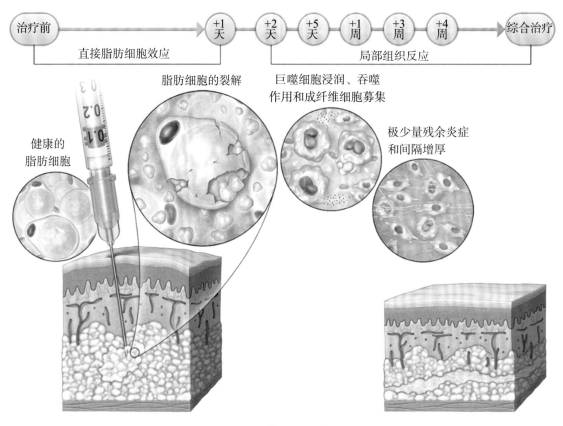

▲ 图 7-7　脱氧胆酸的作用机制

经许可转载，引自 Dayan SH, Humphrey S, Jones DH, et al. Overview of ATX-101 (deoxycholic acid injection): a nonsurgical approach for reduction of submental fat. *Dermatol Surg*. 2016;42:S263-S270

如甲状腺肿大、唾液腺肿大或淋巴结病。对患者进行直立和仰卧位检查，以充分评估颈部饱满度。治疗前，评估吞咽功能以排除吞咽困难，并注意微笑对称性。微笑不对称可能提示 MMN（下颌缘神经）功能障碍[64]。

在治疗前要讨论合理的效果预期。可能需要 1~6 次治疗才能达到令人满意的效果，大多数患者需要至少两次治疗。治疗次数取决于治疗前颏下脂肪堆积的严重程度，可以使用临床医生报告的颏下脂肪评定量表[61]定量评估颏下脂肪堆积程度（图 7-8）。大多数患者 2~4 次治疗后会看到显著效果[54]。

治疗间隔一般为 1 个月或更长时间，根据作者的经验，间隔 6 周是最佳的。顾客常见的不良反应将在后文进一步讨论。每次 DCA 治疗费可能需要 1000~2000 美元，如果需要多次治疗，对某些患者来说费用可能过高。

3. 治疗方法　相关解剖学知识对于正确治疗至关重要。MMN 在 DCA 注射后易受损伤。该神经支配下唇的肌肉，包括降口角肌、降下唇肌、口轮匝肌和颏肌。MMN 从咬肌下方的前角切迹处出来，在下颌缘下方略微弯曲，然后向上移动以支配下面部肌肉（图 7-9）。神经在前切迹处与面动脉和静脉一起通过下颌骨，可沿下颌中部在咬紧的咬肌前缘触到。随着年龄的增长，MMN 会下降到下颌缘下方，使其更容易受伤。应避免在该神经通路内直接注射活性药物。损伤会导致损伤侧的下唇暂时无法下压，出现微笑不对称[65]。

(1) 术前准备和定位。

• 患者舒适地处于半直立位置，头部略微倾斜并靠在头枕上。

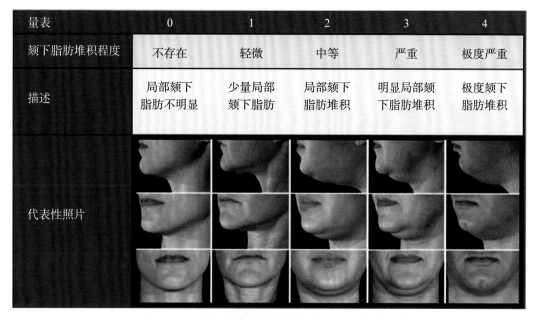

量表	0	1	2	3	4
颏下脂肪堆积程度	不存在	轻微	中等	严重	极度严重
描述	局部颏下脂肪不明显	少量局部颏下脂肪	局部颏下脂肪堆积	明显局部颏下脂肪堆积	极度颏下脂肪堆积
代表性照片					

▲ 图 7-8 经验证的临床医生报告的颏下脂肪评定量表

经许可转载，引自 McDiarmid J, Ruiz JB, Lee D, et al. Results from a pooled analysis of two European, randomized, placebo-controlled, phase 3 studies of ATX- 101 for the pharmacologic reduction of excess submental fat. *Aesthet Plast Surg.* 2014;38:849-860. Copyright © 2014 The Author(s). This article is published with open access at Springerlink.com

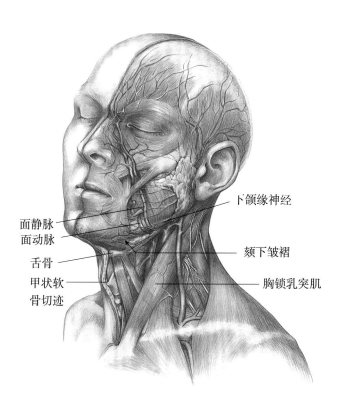

▲ 图 7-9 具有重要解剖标志的前颈部解剖结构
面部动脉和静脉分别以红色和蓝色显示（经 the Anatomical Charts Compang 许可转载）

- 用消毒液彻底清洁皮肤。
- 颏下脂肪堆积的边界用画线笔标记（图 7-10）。
  - 上边界：下颌下缘和颏下折痕。
- 下颌边缘下方 1~1.5cm 的线勾勒出一个区域，以避开 MMN 在下颌骨下方穿过前角切迹时可能行进的位置。
  - 下侧边界：舌骨。
  - 外侧边界：唇下颌骨褶皱的延长。

每个治疗区域的最佳浓度为 2mg/cm²。4mg/cm² 的较高浓度具有较大的不良事件风险，但却没有更好的疗效。Kybella™ 提供 10mg/ml 的小瓶规格，按每间隔 1cm 注入 0.2ml 药物，达到浓度为 2mg/cm²。在治疗区域标记网格点进行注射，以实现精准的注射间距（图 7-11）。为了计算所需 DCA 的量（以 ml 为单位），将绘制的治疗范围内的网格点数除以 5。例如，如果有 20 个注射点，则需要 4ml DCA。建议通过 1ml 注射器和半英寸 30 号针头进行注射[64]。减轻疼痛的措施在文中其他部分进行概述。

（2）注射技术。

- 如上所述，为患者准备解剖标记线和标记的注射间距网格（图7-11）。

- 从最下排的最外侧点开始。用两根手指捏住颏下脂肪，将针垂直于皮肤插入到皮下脂肪中部。避免挤压皮肤或注射太浅，可能会导致皮肤坏死。将0.2ml药物注入第一个注射部位。

- 继续在每个注射点注射0.2ml药物，沿底行水平注射每个点。

- 完成底部一行后，逐行向上移动，直到完成每个注射点。注射应在最上排的侧边结束。

- 每次疗程的最大推荐注射量为10ml[54,66]。

- 每隔至少28天重复一次治疗。这个时间内，

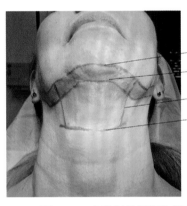

▲ 图7-10　在注射前标记的颏下堆积脂肪的边界

边界包括上方的颏下皱褶，颏下缘及下颌缘，以及下部的舌骨。不应在下颌下缘和颏下皱褶之间的间隙进行治疗，因为该区域神经损伤的风险更大

组织病理学炎症将得到解决[54]。

4. 术后护理和康复　注射DCA后常见的治疗反应包括疼痛、肿胀、瘀伤、红斑、麻木和硬结[59,60]。表7-7显示接受DCA治疗的患者中有2%或以上发生不良反应，并且高于安慰剂组[67]。轻度水肿和硬结可持续长达4周。患者如出现微笑不对称或吞咽困难，应联系医生。

疼痛的强度从轻微到严重不等。减轻疼痛的措施包括冷敷、局部注射麻醉药、口服镇痛药、口服抗组胺药和使用下颌套。在一项对83例患者的研究中，与单独使用冷敷相比，外敷表面麻醉药或注射麻醉药可减少17%峰值疼痛。治疗前口服布洛芬和氯雷他定，同时外用和局部注射麻醉药，会进一步减少40%的疼痛峰值[64]。减轻疼痛的措施见表7-8[66]。

大多数患者会出现瘀青。增加出血风险的口服药物应在注射前7～10天停用[68]。我们不建议对发生心血管或凝血异常的患者停用医学上必要的抗凝血药。注射含有肾上腺素的麻醉药可让血管收缩，减少明显紫癜形成的风险。烦人的瘀伤可以在治疗后用脉冲染料激光进行处理。

5. 临床结果　ATX-101的安全性和有效性已经在超过15项临床试验中进行了研究，其中包括在欧洲、美国和加拿大进行的4项随机、双盲、安慰剂对照的Ⅲ期研究[58-62,69-71]。Ⅲ期研究需要具有"中度至重度脂肪堆积"（图7-12）才能考

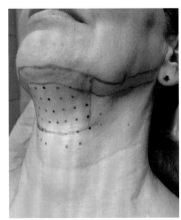
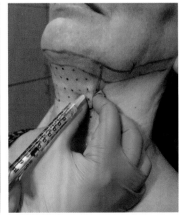
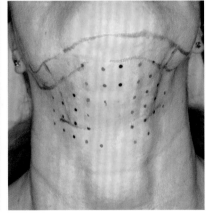

▲ 图7-11　注射前、注射中和注射后即刻治疗区域内的网格标记显示

表 7-7 合并试验 1 和 2 中的不良反应 [67] a

不良反应	Kybella® (n=513) (%)	安慰剂 (n=506) (%)
注射部位反应	492 (96)	411 (81)
水肿 / 肿胀	448 (87)	218 (43)
血肿 / 瘀伤	368 (72)	353 (70)
疼痛	356 (70)	160 (32)
麻木	341 (66)	29 (6)
红斑	136 (27)	91 (18)
硬结	120 (23)	13 (3)
感觉异常	70 (14)	20 (4)
结节	68 (13)	14 (3)
瘙痒	64 (12)	30 (6)
皮肤紧绷	24 (5)	6 (1)
局部发热	22 (4)	8 (2)
神经损伤 b	20 (4)	1 (<1)
头痛	41 (8)	20 (4)
口咽疼痛	15 (3)	7 (1)
高血压	13 (3)	7 (1)
恶心	12 (2)	3 (1)
吞咽困难	10 (2)	1 (<1)

a. ≥2% 接受 Kybella® 治疗的受试者发生的不良反应发生率高于安慰剂
b. 下颌边缘神经麻痹

虑纳入。总体而言，52% 的受试者在使用 DCA 进行第二次治疗后，颏下堆积感提高了 1 级或更高。在第 4 次治疗后，这一数字增加到受试者的 72%。在两项 Ⅲ 期试验 REFINE-1 和 2 中，MRI 显示颏下脂肪显著减少（46.3% 和 40.2%，两者 $P<0.001$）[59, 60]。这对应于颏下脂肪厚度从基线平均为 21.9 和 17.8mm（$P<0.001$）。Ⅲ 期临床试验的概述见表 7-9。代表性结果见图 7-12。

ATX-101 的 Ⅲb 期研究正在进行中，正在随访治疗后 12 周的部分和完全反应受试者以监测持

表 7-8 减少脱氧胆酸注射治疗后疼痛的措施 [66]

处 理	方 法
冷敷	• 在治疗前和治疗后 10～15min 应用
表面麻醉	• 4% 利多卡因乳膏在治疗前 45min 封包应用
注射麻醉药	• 1% 利多卡因加肾上腺素（1:100 000）治疗前 15～30min • 直接注射到皮下脂肪或用钝针浸润到治疗区域内
口服抗组胺药	• 氯雷他定 10mg，每天 1 次口服，治疗前及治疗后 7 天
口服镇痛药	• 布洛芬 600mg，治疗前 1h，治疗后持续 3 天，每天 3 次 • 治疗前 1h 口服对乙酰氨基酚 650mg
下颌套	• 治疗后 15min 开始使用，佩戴至少 24h

表 7-9 ATX-101 的 Ⅲ 期临床试验概述 [57]

研 究	作 者	受试者数量	ATX-101 浓度 (mg/cm²)	5 点量表中一项或多项改进的百分比	P
欧洲Ⅲ期	Ascher 等 [58]	119	1	59.2	<0.001
		121	2	65.3	<0.001
欧洲Ⅲ期	Rzany 等 [62]	121	1	58.2	<0.001
		122	2	68.3	<0.001
美国 / 加拿大Ⅲ期（REFINE-1）	Jones 等 [60]	256	2	70.0	<0.001
美国 / 加拿大Ⅲ期（REFINE-2）	Humphrey 等 [59]	258	2	66.5	<0.001

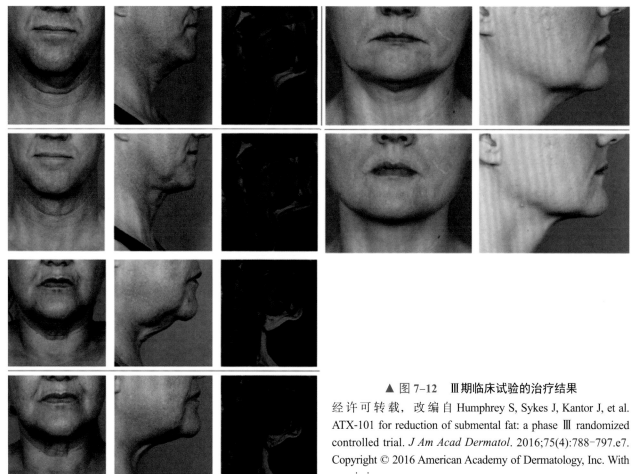

▲ 图 7-12 Ⅲ期临床试验的治疗结果

经许可转载，改编自 Humphrey S, Sykes J, Kantor J, et al. ATX-101 for reduction of submental fat: a phase Ⅲ randomized controlled trial. *J Am Acad Dermatol*. 2016;75(4):788-797.e7. Copyright © 2016 American Academy of Dermatology, Inc. With permission.

续反应。大多数患者已显示在 1 年和 2 年的随访时间内保持了部分（87.5%～95.4%）或完全缓解（87.4%～90.4%）[72]。考虑到 DCA 导致脂肪细胞死亡，我们有理由提出结论：治疗后脂肪减少的效果会持续。

6. 潜在的风险、效果和限制性 DCA 最常见的不良反应是治疗后疼痛，其强度可为中度至重度。这通常局限在一天或更短的时间内，可以通过表 7-8 中列出的措施来缓解[64, 68]。

MMN 麻痹是 DCA 注射的一个已知风险因素。在 REFINE Ⅲ 期试验中，4%（11/258）接受 ATX-101 治疗的患者发生了 MMN 麻痹[59, 60]。所有的发病率的严重程度均为轻至中度。恢复时间差异很大，为 7～60 天。1 例严重的 MMN 麻痹发生并在治疗后 85 天得到缓解。1 名患者出现皮肤溃疡，可能是由于注射到皮下浅层而不是皮下脂肪层。

有 2%（6/258）受试者因注射后肿胀和疼痛而出现暂时性吞咽困难。

尽管颏下脂肪减少，但并没有常规观察到皮肤松弛度增加。矛盾的是，在 REFINE-1 试验中，多数患者（93%）报告颏下皮肤松弛没有变化或改善，这可能是由于纤维化和新胶原蛋白的形成。

男性的另一个潜在不良反应是治疗区域脱发。在一项研究中，39 名男性中有 8 名出现了这种情况，并且在 6 周的随访中所有患者都得到了解决[39]。

尽管在注射后 12～24h 血浆内源性 DCA 水平短暂升高，但未报道全身性不良反应。在两项 Ⅰ 期临床试验中，心率、血脂浓度、促炎细胞因子、肝转氨酶或肌酐水平没有显著差异[69, 70]。另一项 Ⅰ 期研究显示，皮下注射 ATX-101 后，QT 间期或其他心电图参数没有变化。

结论

将无创技术添加到减脂治疗设备中，大大增加了进行这类治疗的数量。随着技术的不断改进，它们会越来越受欢迎。与抽脂和DCA注射相比，冷冻溶脂的停工期和潜在的不良反应更少，但需要机构购买和维护该设备。因此，如果治疗区域的大小适合真空手具，冷冻溶脂是一个很好的治疗方式。然而，对于较大区域的脂肪堆积，吸脂仍然是首选方式，因为多个或大面积区域的冷冻溶脂可能非常耗时且昂贵。吸脂手术可以在门诊环境中使用肿胀技术安全地进行，无须全身麻醉。对于小面积的颏下脂肪或不对称脂肪增生，DCA注射提供了一种更有针对性的治疗方法。它还可用于去除颏下吸脂或冷冻溶脂后小面积的脂肪不对称或持续堆积。应与患者一起筛选所有可用方式，以便他或她能够根据风险承受能力和治疗目标做出明智的决定。

参 考 文 献

[1] Klein JA. The tumescent technique for liposuction surgery. *Am J Cosmet Surg*. 1987;4:263–267.

[2] Bernstein G, Hanke CW. Safety of liposuction: a review of 9478 cases performed by dermatologists. *J Dermatol Surg Oncol*. 1988;14(10):1112–1114.

[3] Hanke CW, Bernstein G, Bullock S. Safety of tumescent liposuction in 15,336 patients. National survey results. *Dermatol Surg*. 1995;21(5):459–462.

[4] Klein JA. Tumescent technique for regional anesthesia permits lidocaine doses of 35 mg/kg for liposuction. *J Dermatol Surg Oncol*. 1990;16(3):248–263.

[5] Ostad A, Kageyama N, Moy RL. Tumescent anesthesia with a lidocaine dose of 55 mg/kg is safe for liposuction. *Dermatol Surg*. 1996;22(11):921–927.

[6] Burk RW III, Guzman-Stein G, Vasconez LO. Lidocaine and epinephrine levels in tumescent technique liposuction. *Plast Reconstr Surg*. 1996;97(7):1379–1384.

[7] Habbema L. Efficacy of tumescent local anesthesia with variable lidocaine concentration in 3430 consecutive cases of liposuction. *J Am Acad Dermatol*. 2010;62(6):988–994.

[8] Lillis PJ. Liposuction surgery under local anesthesia: limited blood loss and minimal lidocaine absorption. *J Dermatol Surg Oncol*. 1988;14(10):1145–1148.

[9] Rubin JP, Bierman C, Rosow CE, et al. The tumescent technique: the effect of high tissue pressure and dilute epinephrine on absorption of lidocaine. *Plast Reconstr Surg*. 1999;103(3):990–996; discussion 7–1002.

[10] *Tumsecent Local Anesthesia: Recommendations from the American Academy of Dermatology*; 2017. Available at https://www.aad.org/practicecenter/quality/clinical-guidelines/office-based-surgery/tumescent-local-anesthesia.

[11] *Xylocaine (Lidocaine)* [package insert]. Schaumburg, IL: APP Pharmaceuticals; 2010.

[12] Moore DC, Bridenbaugh LD, Thompson GE, Balfour RI, Horton WG. Factors determining dosages of amide-type local anesthetic drugs. *Anesthesiology*. 1977;47(3):263–268.

[13] Gordh T. Xylocaine – a new local anesthetic. *Aneaesthesia*. 1949;4:4–9.

[14] Augustin M, Maier K, Sommer B, Sattler G, Herberger K. Double-blind, randomized, intraindividual comparison study of the efficacy of prilocaine and lidocaine in tumescent local anesthesia. *Dermatology*. 2010;221(3):248–252.

[15] Breuninger H, Wehner-Caroli J. Slow infusion tumescent anesthesia. *Dermatol Surg*. 1998;24(7):759–763.

[16] Lindenblatt N, Belusa L, Tiefenbach B, Schareck W, Olbrisch RR. Prilocaine plasma levels and methemoglobinemia in patients undergoing tumescent liposuction involving less than 2,000 ml. *Aesthet Plast Surg*. 2004;28(6):435–440.

[17] Boeni R. Safety of tumescent liposuction under local anesthesia in a series of 4,380 patients. *Dermatology*. 2011;222(3):278–281.

[18] Housman TS, Lawrence N, Mellen BG, et al. The safety of liposuction: results of a national survey. *Dermatol Surg*. 2002;28(11):971–978.

[19] Chia CT, Albert MG, Del Vecchio S, Theodorou SJ. 1000 consecutive cases of laser-assisted liposuction utilizing the 1440 nm wavelength Nd:YAG laser: assessing the safety and efficacy. *Aesthet Plast Surg*. 2018;42(1):9–12.

[20] Hanke W, Cox SE, Kuznets N, Coleman WP III. Tumescent liposuction report performance measurement initiative: national survey results. *Dermatol Surg*. 2004;30(7):967–977; discussion 78.

[21] Halk AB, Habbema L, Genders RE, Hanke CW. Safety studies in the field of liposuction: a systematic review. *Dermatol Surg*. 2019;45(2):171–182.

[22] Al Dujaili Z, Karcher C, Henry M, Sadick N. Fat reduction: pathophysiology and treatment strategies. *J Am Acad Dermatol*. 2018;79(2):183–195.

[23] Pereira-Netto D, Montano-Pedroso JC, Aidar A, Marson WL, Ferreira LM. Laser-assisted liposuction (LAL) versus traditional liposuction: systematic review. *Aesthet Plast Surg*. 2018;42(2):376–383.

[24] Duncan WC, Freeman RG, Heaton CL. Cold panniculitis. *Arch Dermatol*. 1966;94(6):722–724.

[25] Epstein EH Jr, Oren ME. Popsicle panniculitis. *N Engl J Med*. 1970;282(17):966–967.

[26] Rotman H. Cold panniculitis in children. Adiponecrosis E frigore of Haxthausen. *Arch Dermatol*. 1966;94(6):720–721.

[27] Manstein D, Laubach H, Watanabe K, Farinelli W, Zurakowski D, Anderson RR. Selective cryolysis: a novel method of non-invasive fat removal. *Lasers Surg Med*. 2008;40(9):595–604.

[28] Boey GE, Wasilenchuk JL. Enhanced clinical outcome with manual massage following cryolipolysis treatment: a 4–month study of safety and efficacy. *Lasers Surg Med*. 2014;46(1):20–26.

[29] Coleman SR, Sachdeva K, Egbert BM, Preciado J, Allison J. Clinical efficacy of noninvasive cryolipolysis and its effects on peripheral nerves. *Aesthet Plast Surg*. 2009;33(4):482–488.

[30] Dierickx CC, Mazer JM, Sand M, Koenig S, Arigon V. Safety, tolerance, and patient satisfaction with noninvasive cryolipolysis. *Dermatol Surg*. 2013;39(8):1209–1216.

[31] Ferraro GA, De Francesco F, Cataldo C, Rossano F, Nicoletti G,

D'Andrea F. Synergistic effects of cryolipolysis and shock waves for noninvasive body contouring. *Aesthet Plast Surg*. 2012;36(3):666–679.

[32] Garibyan L, Sipprell WH Ⅲ, Jalian HR, Sakamoto FH, Avram M, Anderson RR. Three-dimensional volumetric quantification of fat loss following cryolipolysis. *Lasers Surg Med*. 2014;46(2):75–80.

[33] Lee KR. Clinical efficacy of fat reduction on the thigh of Korean women through cryolipolysis. *J Obes Weight Loss*. 2013;3:1–5.

[34] Pinto HR, Garcia-Cruz E, Melamed GE. A study to evaluate the action of lipocryolysis. *Cryo Lett*. 2012;33(3):177–181.

[35] Sasaki GH, Abelev N, Tevez-Ortiz A. Noninvasive selective cryolipolysis and reperfusion recovery for localized natural fat reduction and contouring. *Aesthet Surg J*. 2014;34(3):420–431.

[36] Shek SY, Chan NP, Chan HH. Non-invasive cryolipolysis for body contouring in Chinese – a first commercial experience. *Lasers Surg Med*. 2012;44(2):125–130.

[37] Ingargiola MJ, Motakef S, Chung MT, Vasconez HC, Sasaki GH. Cryolipolysis for fat reduction and body contouring: safety and efficacy of current treatment paradigms. *Plast Reconstr Surg*. 2015;135(6):1581–1590.

[38] Zeltiq Aesthetics I. FDA 510(k); 2017 Available at https://www.accessdata.fda.gov/cdrh_docs/pdf17/k171069.pdf.

[39] Kilmer SL, Burns AJ, Zelickson BD. Safety and efficacy of cryolipolysis for non-invasive reduction of submental fat. *Lasers Surg Med*. 2016;48(1):3–13.

[40] Lee NY, Ibrahim O, Arndt KA, Dover JS. Marginal mandibular injury after treatment with cryolipolysis. *Dermatol Surg*. 2018;44(10):1353–1355.

[41] Jalian HR, Avram MM, Garibyan L, Mihm MC, Anderson RR. Paradoxical adipose hyperplasia after cryolipolysis. *JAMA Dermatol*. 2014;150(3):317–319.

[42] Karcher C, Katz B, Sadick N. Paradoxical hyperplasia post cryolipolysis and management. *Dermatol Surg*. 2017;43(3):467–470.

[43] Kelly E, Rodriguez-Feliz J, Kelly ME. Paradoxical adipose hyperplasia after cryolipolysis: a report on incidence and common factors identified in 510 patients. *Plast Reconstr Surg*. 2016;137(3):639e-640e.

[44] Singh SM, Geddes ER, Boutrous SG, Galiano RD, Friedman PM. Paradoxical adipose hyperplasia secondary to cryolipolysis: an underreported entity? *Lasers Surg Med*. 2015;47(6):476–478.

[45] Stefani WA. Adipose hypertrophy following cryolipolysis. *Aesthet Surg J*. 2015;35(7):NP218–NP220.

[46] Stroumza N, Gauthier N, Senet P, Moguelet P, Nail Barthelemy R, Atlan M. Paradoxical adipose hypertrophy (PAH) after cryolipolysis. *Aesthet Surg J*. 2018;38(4):411–417.

[47] Arnoczky SP, Aksan A. Thermal modification of connective tissues: basic science considerations and clinical implications. *J Am Acad Orthop Surg*. 2000;8(5):305–313.

[48] Goldberg DJ, Fazeli A, Berlin AL. Clinical, laboratory, and MRI analysis of cellulite treatment with a unipolar radiofrequency device. *Dermatol Surg*. 2008;34(2):204–209;discussion 9.

[49] Sukal SA, Geronemus RG. Thermage: the nonablative radiofrequency for rejuvenation. *Clin Dermatol*. 2008;26(6):602–607.

[50] Oni G, Hoxworth R, Teotia S, Brown S, Kenkel JM. Evaluation of a microfocused ultrasound system for improving skin laxity and tightening in the lower face. *Aesthet Surg J*. 2014;34(7):1099–1110.

[51] Fatemi A, Kane MA. High-intensity focused ultrasound effectively reduces waist circumference by ablating adipose tissue from the abdomen and flanks: a retrospective case series. *Aesthet Plast Surg*. 2010;34(5):577–582.

[52] Robinson DM, Kaminer MS, Baumann L, et al. High-intensity focused ultrasound for the reduction of subcutaneous adipose tissue using multiple treatment techniques. *Dermatol Surg*. 2014;40(6):641–651.

[53] Coleman WP Ⅲ, Coleman W, Weiss RA, Kenkel JM, Ad-El DD, Amir R. A multicenter controlled study to evaluate multiple treatments with nonthermal focused ultrasound for noninvasive fat reduction. *Dermatol Surg*. 2017;43(1):50–57.

[54] Dayan SH, Humphrey S, Jones DH, et al. Overview of ATX-101 (deoxycholic acid injection): a nonsurgical approach for reduction of submental fat. *Dermatol Surg*. 2016;42(suppl 1):S263–S270.

[55] Jordan JR, Yellin S. Direct cervicoplasty. *Facial Plast Surg*. 2014;30(4):451–461.

[56] Vanaman M, Fabi SG, Cox SE. Neck rejuvenation using a combination approach: our experience and a review of the literature. *Dermatol Surg*. 2016;42(suppl 2):S94–S100.

[57] Hurst E, Dietert J. *Nonsurgical treatment of submental fullness*. In: *Advances in Cosmetic Surgery*. Philadelphia, PA: Elsevier; 2018:1–15.

[58] Ascher B, Hoffmann K, Walker P, Lippert S, Wollina U, Havlickova B. Efficacy, patient-reported outcomes and safety profile of ATX-101 (deoxycholic acid), an injectable drug for the reduction of unwanted submental fat: results from a phase Ⅲ, randomized, placebo-controlled study. *J Eur Acad Dermatol Venereol*. 2014;28(12):1707–1715.

[59] Humphrey S, Sykes J, Kantor J, et al. ATX-101 for reduction of submental fat: a phase Ⅲ randomized controlled trial. *J Am Acad Dermatol*. 2016;75(4):788–797 e7.

[60] Jones DH, Carruthers J, Joseph JH, et al. REFINE-1, a multicenter, randomized, double-blind, placebo-controlled, phase 3 trial with ATX-101, an injectable drug for submental fat reduction. *Dermatol Surg*. 2016;42(1):38–49.

[61] McDiarmid J, Ruiz JB, Lee D, Lippert S, Hartisch C, Havlickova B. Results from a pooled analysis of two European, randomized, placebo-controlled, phase 3 studies of ATX-101 for the pharmacologic reduction of excess submental fat. *Aesthet Plast Surg*. 2014;38(5):849–860.

[62] Rzany B, Griffiths T, Walker P, Lippert S, McDiarmid J, Havlickova B. Reduction of unwanted submental fat with ATX-101 (deoxycholic acid), an adipocytolytic injectable treatment: results from a phase Ⅲ, randomized, placebo-controlled study. *Br J Dermatol*. 2014;170(2):445–453.

[63] Koehler J. Complications of neck liposuction and submentoplasty. *Oral Maxillofac Surg Clin North Am*. 2009;21(1):43–52;vi.

[64] Jones DH, Kenkel JM, Fagien S, et al. Proper technique for administration of ATX-101 (deoxycholic acid injection): insights from an injection practicum and roundtable discussion. *Dermatol Surg*. 2016;42(suppl 1):S275–S281.

[65] Kenkel JM, Jones DH, Fagien S, et al. Anatomy of the cervicomental region: insights from an anatomy laboratory and roundtable discussion. *Dermatol Surg*. 2016;42(suppl 1):S282–S287.

[66] Dover JS, Kenkel JM, Carruthers A, et al. Management of patient experience with ATX-101 (deoxycholic acid injection) for reduction of submental fat. *Dermatol Surg*. 2016;42(suppl 1):S288–S299.

[67] *Kybella (Deoxycholic Acid)* [package insert]. Irvine, CA: Allergan; 2018.

[68] Fagien S, McChesney P, Subramanian M, Jones DH. Prevention and management of injection-related adverse effects in facial aesthetics: considerations for ATX-101 (deoxycholic acid injection) treatment. *Dermatol Surg*. 2016;42(suppl 1): S300–S304.

[69] Walker P, Fellmann J, Lizzul PF. A phase I safety and pharmacokinetic study of ATX-101: injectable, synthetic deoxycholic acid for submental contouring. *J Drugs Dermatol*. 2015;14(3):279–287.

[70] Walker P, Lee D. A phase 1 pharmacokinetic study of ATX-101: serum lipids and adipokines following synthetic deoxycholic acid injections. *J Cosmet Dermatol*. 2015;14(1):33–39.

[71] Glogau RG, Glaser DA, Callender VD, et al. A double-blind, placebo-controlled, phase 3b study of ATX-101 for reduction of mild or extreme submental fat. *Dermatol Surg*. 2019;45:1531–1541.

[72] Dunican KC, Patel DK. Deoxycholic acid (ATX-101) for reduction of submental fat. *Ann Pharmacother*. 2016;50(10):855–861.

第 8 章　下肢的血管治疗
Vascular Treatments of the Lower Extremity

Dillon Clarey　Ashley Wysong　著

本章重点

- 继发于瓣膜反流的慢性静脉疾病是一个常见且日益严重的问题。
- 存在许多危险因素，包括年龄增加、家族史、经产多胎次和体重。
- 该疾病除了增加社会经济负担外，还对患者的生活质量有重大影响。
- 在选择治疗方法之前，详细询问病史（持续隐痛 / 疲劳、剧烈疼痛、压痛、水肿）和体格检查（静脉曲张、网状静脉、毛细血管扩张、水肿）是至关重要的。
- 硬化治疗是无症状毛细血管扩张的主要治疗方法。
- 治疗隐静脉静脉曲张时，静脉消融取代了高位结扎和静脉剥离。
- 动态静脉切除术（小静脉剥离）已被微创技术广泛取代，但仍用于特定的患者和覆盖骨突出处的区域。

　　广义上讲，慢性静脉疾病（chronic venous disease，CVD）是指血液无法从下肢返回到心脏 [1, 2]。在功能正常的静脉中，血液通过小腿收缩（肌肉泵）从腿部推进到心脏，并通过二尖静脉瓣膜防止回流 [3]。这种组合可以实现单向流动 [4]。静脉血流受内在（静脉收缩、动脉流入、胸腹压、瓣膜完整性、静脉壁弹性）和外部（重力、大气压力、离心力、局部压力）等因素的影响 [4]。

　　静脉回流障碍，最常见的原因是静脉瓣膜功能障碍 [5]。这通常是继发于原发性静脉瓣膜功能不全 [5]。静脉瓣膜功能不全还可能继发于创伤、深静脉血栓形成（deep venous thrombosis，DVT）、缺少肌肉泵功能或先天性异常（梅 – 瑟纳综合征、埃勒斯 – 当洛斯综合征、希佩尔 – 林道综合征）[5]。CVD 的危险因素包括年龄的增长（小腿肌肉质量的减少会导

致肌肉收缩的减少、静脉壁的变薄、静脉瓣膜的进行性炎症性退化）[1]，家族史（如果父母双方都患此病，风险高达 90%）[6]，多产（由于激素的影响导致平滑肌放松和腹部压力增加）[6–10]。回流的血液从深静脉系统通过穿支静脉，最终进入浅静脉系统 [5]。

　　据估计，60%～70%（女性＞男性）患有一定程度的 CVD，静脉曲张的发病率约为每年 2% [1]。在工业化程度高的地区通常较高，如西方国家 [2]。在全球范围内，下肢 CVD 每年的医疗花费为数十亿美元 [12]。除了金钱上的影响外，CVD 对生活质量的心理健康的影响是显著的，特别是在静脉溃疡的情况下 [12]。

一、下肢解剖学

　　下肢的静脉壁比动脉薄得多。它们包含内

膜、中膜和外膜[13]。每一层在静脉功能中都起着重要的作用。内膜层的主要作用是发挥抗血栓形成功能；它通过多种机制［前列腺素 I_2 的产生、组织型纤溶酶原激活物（tissue-type plasminogen activator，t-PA）的产生等］来实现这一点[3]。这种抗血栓形成活性可被内膜层的损伤所干扰，导致血栓形成增加[3]。平滑肌、胶原蛋白和弹力蛋白构成了中间层[3, 14]。外膜层主要由胶原蛋白组成，形成静脉外层，其功能是为静脉提供一定程度的硬度（即刚性），有利于在小腿肌肉收缩产生泵作用时，推动血液流动[3]。下肢静脉系统分为三个不同的舱室：深室、浅室（隐室）和穿通室（图8-1)[15, 16]。

（一）深静脉室

深静脉系统的静脉位于肌肉筋膜下，并与其相关的动脉伴行（图8-1)[3]。由于深静脉所处的这个位置，它们的功能是引流下肢肌肉的静脉血回心[3]。深室中小腿肌肉的收缩和放松，将血液推进回心脏[3]。深层和穿通支系统的双尖静脉瓣具有防止静脉血逆流功能[3]。

从足部开始，趾静脉和跖静脉引流形成足底深静脉弓[17]。足底深静脉弓直接穿过足部，形成足底内侧和外侧静脉（图8-2)[17]。在踝关节，足底内侧和外侧静脉汇入胫骨后静脉。胫前静脉由

足背静脉形成[3]。胫后静脉负责从小腿后侧、足内侧和足底引流血液，而胫前静脉负责小腿前部和足背侧[3]。腓静脉从足外侧引流血液[18]。胫后静脉接受来自腓骨后内侧附近腓静脉的引流[18]。胫骨前静脉和胫骨后静脉在膝关节后下部汇合，形成胫腓干和腘静脉[3]。腘静脉上行穿过腘窝进入内收肌裂孔后成为股静脉[3]。股静脉继续上行与股深静脉汇合，形成股总静脉[3]。隐股交界处（saphenofemoral junction，SFJ）位于耻骨结节下外侧4cm，由大隐静脉（great saphenous vein，GSV）汇入到股总静脉形成[18]。股总静脉上行于腹股沟韧带处成为髂外静脉[18]。

（二）浅静脉室

浅静脉系统在深筋膜浅面引流皮肤血液[19]。CVD最常见于下肢浅静脉，相较于下肢深静脉，浅静脉获得肌肉收缩（促进血液回流）的支持非常少[3]。浅静脉室的主要血管包括主干静脉（如GSV和小隐静脉），以及隐静脉系统外的命名的支流或分支（如GSV的前、后方各属支)[3, 20]。网状静脉是一组位于真皮和隐筋膜之间的静脉，其功能是引流皮肤和软组织血液（图8-3)[3, 20]。穿支静脉系统允许网状静脉与深静脉系统和隐静脉分支连通[3, 20]。

GSV位于隐室，即浅筋膜室中的一个区域，

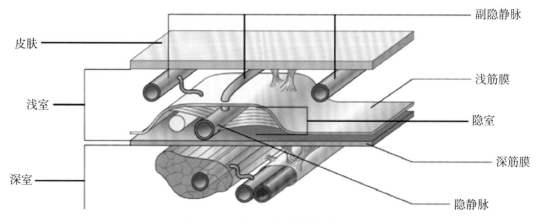

▲ 图 8-1 三个不同间隔间的示意图

经许可转载，引自 Bergan J, Pascarella L. Chapter 4: Venous anatomy, physiology, and pathophysiology. In: *The Vein Book. Elsevier*; 2007:39-45. Copyright © 2007 Elsevier

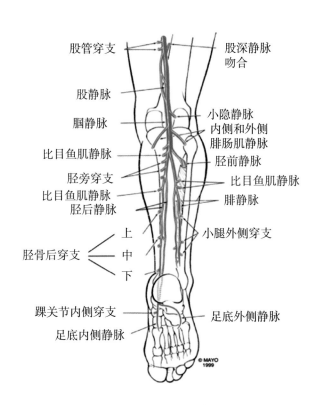

▲ 图 8-2 下肢深静脉系统

经许可转载，引自 Mozes G, Gloviczhi P. Chapter 2: Venous embryology and anatomy. In: *The Vein Book*. Elsevier; 2007:15-25. Copyright © 2007 Elsevier

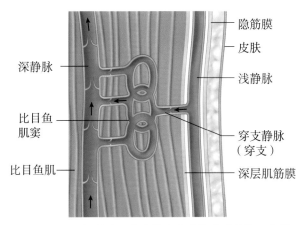

▲ 图 8-3 深静脉、穿支静脉和浅静脉系统的示意图

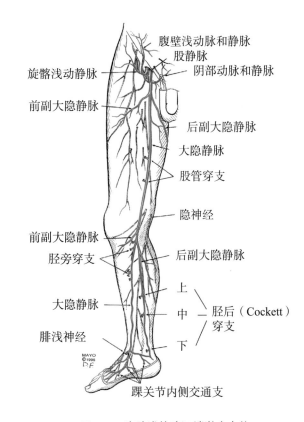

▲ 图 8-4 腹壁浅静脉远端激光定位

经许可转载，引自 Caggiati A, Bergan JJ, Gloviczki P, et al. Nomenclature of the veins of the lower limbs: an international interdisciplinary consensus statement. *J Vasc Surg*. 2002;36(2):416-422. Copyright © 2002 The Society for Vascular Surgery and The American Association for Vascular Surgery

其表面和深部分别与隐筋膜和肌筋膜相连（图 8-1）[3, 20]。隐室也包含与隐静脉相关的神经和动脉，但不包含网状静脉（更浅）[3, 21]。GSV 起源于足背内侧的足背侧静脉弓，于内踝的前上方穿行[3, 20-22]。在小腿中部和远端的交叉处，静脉交叉并延伸到膝关节后内侧[3]。然后它继续从大腿内侧上升到耻骨结节下外侧 3～4cm 的点，此处它穿过深筋膜于 SFJ 处与股静脉汇合[3]。在 SFJ 处，还有旋髂浅静脉（引流腹股沟）、腹壁浅静脉（引流腹壁）（图 8-4）和阴部外静脉（引流骨盆）汇入。

当隐静脉走行于大腿中远端时，它可能会穿透隐筋膜变得更浅[22]。缺乏筋膜支持被认为是这些区域更容易出现静脉曲张的可能解释[3, 20]。GSV 在大腿（8%）和小腿（25%）也显示有重复[3, 21]。这些重复的血管位于隐室内，然后重新连接[22]。值得注意的是，隐神经位于小腿 GSV 的前面，在 GSV 功能不全时对其累及小腿的范围必须进行监测[3]。

小隐静脉起于足背静脉弓（图 8-5）[3, 23]。从外踝后外侧上行，在腘静脉有不同的终点[3]。60% 的小隐静脉（short saphenous veins，SSV）在膝关节 8cm 内汇入腘静脉，20% 汇入 GSV，20% 与

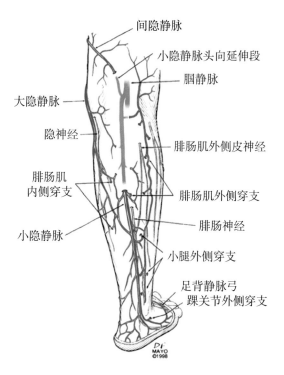

▲ 图 8-5　下肢浅表静脉系统

经许可转载，引自 Mozes G, Gloviczhi P. Chapter 2: Venous embryology and anatomy. In: *The Vein Book*. Elsevier; 2007:15-25. Copyright © 2007 Elsevier

另一条深静脉汇合（股深静脉、股静脉、髂内静脉）[3]。SSV 也可以作为 Giacomini 静脉向上延伸，并通过股后旋静脉引流至 GSV[3, 24]。腓肠神经负责足外侧和腿后外侧的皮肤感觉，位于隐室的 SSV 和跟腱的外侧，它在终止前穿过肌肉筋膜[3]。

3. 穿通静脉室　穿通静脉系统的静脉（从踝关节到腹股沟平均 64 条）穿过肌筋膜，连接浅静脉和深静脉室（图 8-3）[3]。这使得血液从浅静脉单向流向深静脉[21]。根据位置有四组具有临床意义的穿支，即足部、小腿内侧、外侧和大腿[3]。这些静脉通过在小腿肌肉泵过程中关闭瓣膜来防止反向流动，此时深静脉压力增加[3]。相反，瓣膜随着小腿肌肉松弛而打开，使血液沿压力梯度从表面流向深处[3]。唯一不会将血液从浅表引导到深部的穿通系统是在足部发现的[3]。

二、对慢性静脉疾病的检查

初步评估时应获得完整的病史[1]。这应该包括

症状的描述和持续时间、诱发和缓解因素、妊娠次数、盆腔症状（更不良的月经、性交、站立）、静脉血栓栓塞（venous thromboembolism, VTE）史、静脉曲张家族史、溃疡、VTE、凝血功能障碍[25]、周围血管疾病[26]、冠状动脉疾病[26]，以及既往接受过的治疗。CVD 有多种表现[27, 28]。尽管最常见的症状是腿部疼痛 / 疲劳、疼痛感（搏动、灼热、扭转、拉伸）、肿胀（最显著的症状）、静脉压痛，不宁腿综合征也会遇到[3]。长时间坐姿或站立症状会更严重，而运动、腿部抬高、非甾体抗炎药和压缩治疗会改善[29, 30]。

在全面了解后，应进行重点体格检查[1]。在检查时，必须检查动脉脉搏。在使用任何压迫治疗之前，需要确认动脉血流充足[31]。检查结果包括以下几种：静脉曲张（3～8mm）（图 8-6A）、网状静脉（2～4mm，蓝色）（图 8-6B）、毛细血管扩张（0.2～1mm，红色，"蜘蛛状静脉"）（图 8-6C）、水肿、溃疡（图 8-7）和肤色变化（图 8-8）[1]。注意到静脉曲张和（或）溃疡的具体位置

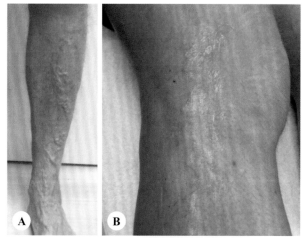

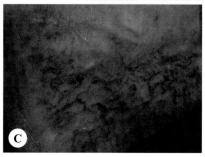

▲ 图 8-6　**A.** 静脉曲张；**B.** 网状静脉；**C.** 毛细血管扩张

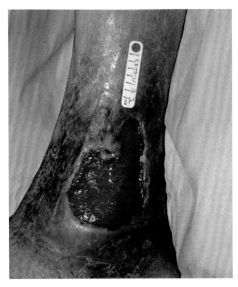

▲ 图 8-7 大隐静脉分布区域内踝皮肤溃疡

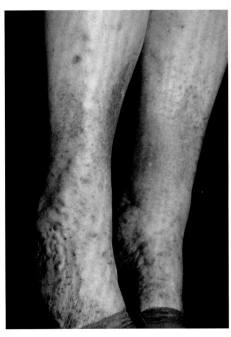

▲ 图 8-8 代表急性和慢性静脉淤积性皮炎的皮肤变化
图片由 Dr.Ryan M Trowbridge，MD 提供

表 8-1 临床模式有助于识别潜在的无效的静脉	
皮肤位置	受影响的静脉
大腿 / 小腿内侧	大隐静脉（GSV）
内侧踝关节	GSV
外侧踝关节	小隐静脉（SSV）
小腿后侧	SSV
大腿内侧 / 近端	盆腔（会阴、外阴）静脉
阴唇	外阴部，盆腔静脉
腹部 / 耻骨上	髂股静脉

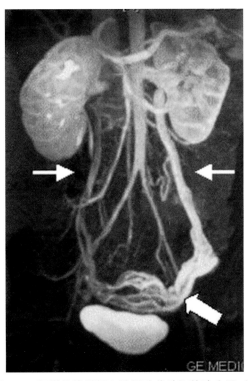

▲ 图 8-9 卵巢静脉逆行血流导致盆腔深静脉充盈（女性盆腔深静脉充盈相当于男性的精索静脉曲张）导致盆腔充血综合征[32]

有助于识别功能不全的潜在模式（表 8-1）。重要的是，腹部、耻骨上、外阴、大腿内或臀静脉曲张可能与髂股静脉阻塞 / 血栓形成有关，需要进一步的检查和成像[37]。这些区域的盆腔（图 8-9）和腹腔内静脉充血可能表现为下背部、骨盆、外阴和大腿上部区域的疼痛。该综合征被称为盆腔充血综合征，其特征是慢性盆腔疼痛持续超过 6 个月[36]。常见于有多胎妊娠史和下肢静脉曲张家族史的患者[32]。

在完成病史采集和体检后，可以用图 8-10 中的法则来帮助指导工作决策。任何有症状的患者都应接受由合法注册的血管技术人员进行双侧多普勒超声检查。灰阶超声用于识别静脉大小和静脉解剖（标测，先天性异常，排除阻塞）。彩色多

管理算法

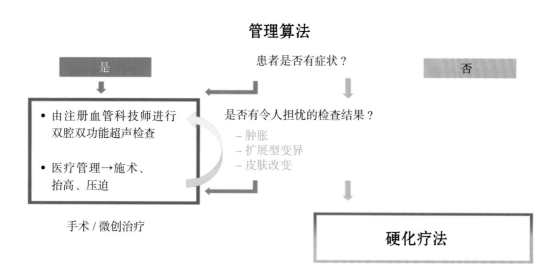

▲ 图 8-10　慢性静脉疾病管理算法

普勒超声用于识别血流方向和频移，加压彩色血流有助于排除深静脉血栓（DVT）或其他类型的阻塞。脉冲波多普勒可识别异常回流：浅静脉＞0.5s[33]，深静脉＞1s[33]，穿通静脉＞0.35s[34]。其他影像检查方式包括传统的静脉造影、计算机断层扫描和磁共振静脉造影／动脉造影（MRV/MRA）。然而，如果患者没有症状，但在体检中发现令人担忧的体征（下肢肿胀，广泛的静脉曲张，皮肤改变），那么就需要进行完整的静脉标测和双功超声检查。如果患者症状和体征不存在，硬化疗法可用于治疗其网状静脉征和毛细血管扩张。

临床 - 病因学 - 解剖学 - 病理生理学（Clinical-Etiology-Anatomy-Pathophysiology，CEAP）分类（表 8-2）是一个标准化 CVD 分析和管理替代方案的系统[35]。它不用于判断静脉疾病的临床严重程度，也不用于判断治疗效果[35]。CEAP 的临床征象（C）用于对可观察到的 CVD 体征进行分类。那些患有 $C_{0\sim3}$ 或 C_4 疾病的患者通常无症状[35]。

三、慢性静脉疾病的治疗

（一）医疗管理

与许多疾病一样，CVD 的治疗最初是保守的，从外部压迫的弹力袜（external compression

stockings）、腿部抬高（elevation of the legs）和运动治疗（exercise therapy）开始，也被称为 "EEE" 治疗[1]。此外，还鼓励肥胖或超重的患者关注减肥策略。这些都是为了减少腿部的血液淤积，这将有助于减轻 CVD 的症状[1]。可使用其他全身药物，包括非甾体抗炎药（减轻疼痛／炎症）、芸香苷（减轻疼痛／肿胀）[36]、七叶树籽提取物（增加静脉张力，降低滤过，改变前列腺素／组胺）[37] 和己酮可可碱（改善血流）[38]。对于与淤积性皮炎（又称静脉曲张性湿疹）相关的症状，可以增加局部治疗（润肤剂、糖皮质类固醇）[39]。

尽管做了这些努力，保守治疗不太可能治愈潜在的主干大静脉瓣膜功能障碍和静脉功能不全。随着技术的进步，CVD 的最终治疗已经从结扎和静脉剥离发展到更微创和静脉内方法（表 8-3）[40]。微创静脉治疗的总体方法见图 8-10。目前最常用的治疗是静脉内热消融（endovenous thermal ablation，EVTA），硬化治疗（可视化和超声引导）和动态静脉切除术将在下文讨论[40]。

（二）静脉内热消融：热消融和非热消融

静脉内消融术是一种相对较新的 CVD 治疗方法，它已经取代了高位结扎（high ligation，HL）和剥离（stripping，S）作为隐静脉静脉曲张的治

表 8-2　临床－病因学－解剖学－病理生理学（CEAP）							
临床标志（C）		病因学（E）		解剖学（A）		病理生理学（P）	
C_0	无静脉疾病的迹象	Ec	先天性	As	浅静脉系统	Pr	静脉反流
C_1	仅毛细血管扩张 / 网状蜘蛛静脉	Ep	原发性	Ap	穿通静脉	Po	静脉梗阻
C_2	单纯静脉曲张	Es	继发性	Ad	深静脉系统	Pr, o	静脉反流及梗阻
C_3	静脉源性水肿	En	原因不明	An	无特定解剖结构	Pn	无特定反流
C_{4a}	含铁血黄素色素沉着或湿疹						
C_{4b}	脂性皮肤硬化症						
C_5	愈合的静脉溃疡						
C_6	活动性静脉溃疡						

表 8-3　转诊至静脉专科医生的适应证
• 静脉溃疡（活动性或愈合）
• C_4 疾病症状（皮肤变化，如淤积性皮炎、脂性皮肤硬化、检查阴性的血管病变或青斑样血管病变）
• $C_{2/3}$ 疾病症状伴发广泛静脉曲张
• 有症状的 V_1 患者（即使仅有毛细血管扩张或网状静脉）
• 硬化治疗失败

疗金标准[40]。与 HL 和 S 相比，静脉内消融有许多好处，包括其微创技术，能够在门诊进行且具有同等的治疗成功率，减少不良反应（疼痛、伤口感染、血肿形成），减少复发率，并且该方法可促进术后快速恢复活动能力[40]。它通常与硬化治疗或静脉切除术联合使用，因为在处理下肢毛细血管扩张或网状血管之前，解决隐静脉功能不全是必要的，可以减少复发风险[41]。两种主要的能量传递方法包括静脉内消融：热［射频消融术（radiofrequency ablation，RFA）和静脉内激光治疗（endovenous laser therapy，EVLT）］和非热［氰基丙烯酸酯胶、VenaSeal 静脉曲张管腔内闭合技术、机械化学消融（mechanochemical ablation，MOCA）］[42]。

1. 热消融　静脉内热消融包括 EVLT 和 RFA。EVLT 中的激光能量源自裸尖端激光光纤（波长

810～1470nm）。EVLT 通过加热 / 沸腾静脉壁附近的血液，从而导致蒸汽气泡的形成[43]。这些蒸汽气泡与腔内红细胞血红蛋白和静脉壁水的光热吸收结合，导致血管损伤[44]。这种损伤导致内膜抗血栓形成功能丧失、纤维化、中膜胶原蛋白丧失而闭塞，最终静脉消融[40]。可以通过减少血管壁和激光纤维之间的空间（肿胀麻醉）、增加热接触的数量和长度来增加血管损伤而达成更好的手术目的[44, 45]。

射频消融术（RFA）利用双极射频导管的射频能量来损伤静脉内皮[40]。将导管末端的电极置入接受治疗的静脉中。将电极接触静脉内皮，然后释放射频能量，可致静脉血栓形成伴血管内皮破坏[46]。

这两种静脉内热消融方式均已被证明有效[47]。EVLT 的闭合率高于 RFA，尤其是在较高的波长下（1320nm），尽管两者差异很小[48-59]。EVLT 初始治疗后静脉曲张的复发 / 再通率低于 RFA[58]。尽管术后疼痛更可能与 EVLT 相关，但很少有研究注意到轻微并发症的差异[50, 52, 55, 59-63]。据推测，疼痛的增加可能是继发于 EVLT 观察到的最高温度值升高和达到最高温度的时间缩短。瘀斑在 EVLT 治疗中比 RFA 更常见[66]。与 EVLT 相关的严重不良反应［深静脉血栓（DVT）、肺栓塞（PE）、静

脉内热刺激诱导的血栓形成〕非常罕见，他们更常见于使用 HL 和 S [52-56, 59, 64, 67]。

静脉内热消融技术：首先，用双功超声波来定位病变的静脉 [51, 54, 55, 60-62, 64, 68]。使用 Seldinger 技术，在超声引导下使用 18G 针头进入静脉，回抽注射器显示血液和生理盐水变红以确认针头已进入静脉腔内（图 8-11）。取下注射器，将导丝通过 18G 针放置。在针插入部位的皮肤上用 11 号刀片做一个小切口，为导管置入留出空间。拔出针，将导管通过导丝就近送入病变静脉，然后将激光光纤或射频装置放置入静脉中。必须确认热装置放置于腹壁浅静脉远端，通常在 SFJ 远端 2～3cm（图 8-12）[40]。一旦确认热装置放置到位，将导管从静脉中撤出。

此时，操作者或经过培训的超声波技术人员再次利用双功超声波来确保激光光纤处于所需的治疗位置 [40]。将肿胀麻醉（利多卡因）注入静脉周围间隙（隐室），并环形包围隐静脉（图 8-13）[40]。这有许多功能，特别是增加静脉与上覆皮肤和软组织之间的空间（减少皮肤损伤），增加静脉壁和激光纤维之间的接触表面积，便于更有效的消融，并减少疼痛 [40, 69]。

当激光纤维处于目标位置，肿胀麻醉满意后，

释放热能 [40]。当能量传递时，导管慢慢撤回其起始位置 [40]。这使得热损伤能够在治疗静脉的整个过程中传递到血管内膜，有效地闭塞整个静脉 [40]。将激光光纤从初始进入点拔出，适当地闭合切口，并在离开诊所前对受影响的腿部施加压力 [40]。该过程通常会持续 1～2h。

2. 非热消融 通过 VenaSeal 封闭系统输送的氰基丙烯酸酯黏合剂和 MOCA 构成了当前的非热消融选项。氰基丙烯酸酯黏合剂（"超级胶"）通过促进注射后聚合作用所引起的炎症级联反应而导致静脉壁闭塞 [68]。MOCA 将带有旋转导丝的导管插入静脉，有效地破坏静脉内皮。这同时导致无效的血管壁痉挛 [46]。缓慢拔出导管，在拔出时，同时注射硬化剂会导致进一步的内皮损伤和静脉闭合 [46]。

在静脉闭合方面，非热消融提供了与热消融相似的治疗效果，同时还避免了麻醉和与热能相关的发病率。这种发病率的降低表明了神经损伤率的降低 [69]。

（三）硬化治疗

硬化治疗（sclerotherapy, sclero= 硬化, therapy= 治疗）是一种门诊手术，包括将硬化剂（液体或泡沫）注入病变静脉 [70]。这样做是为了损害血管

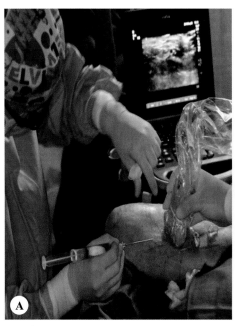
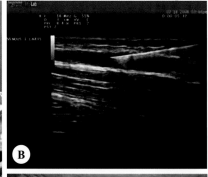
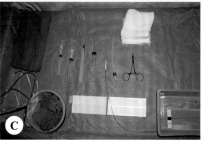

◀ 图 8-11　静脉腔内激光消融
在超声引导下获得进入隐静脉的血管通路（A），并在血管腔内可视化行针（B）。静脉内激光治疗的典型手术托盘设置（C）

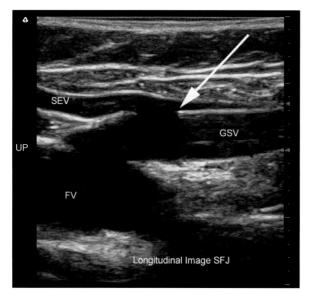

▲ 图 8-12 腹壁浅静脉远端热装置，通常位于隐股交界处远端 2~3cm

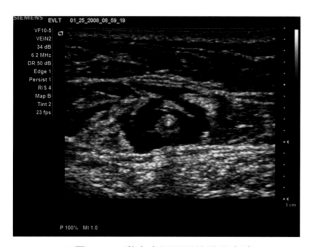

▲ 图 8-13 激光光纤周围的肿胀麻醉

内膜导致其纤维化，并通过血栓形成闭塞血管[12]。硬化疗法被认为是针对没有深面主干静脉功能不全的、皮肤层次、浅静脉、孤立的小网状静脉和毛细血管扩张的标准治疗[71]。它用于由美容原因不接受手术治疗的患者[72]。高容量、高效的超声引导下，当 EVTA 有禁忌证时，硬化疗法（静脉内化学消融）也可用于干血管（GSV、SSV）。静脉内化学消融通常用于治疗不适合 EVTA 的迂曲、大型功能不全分支。

硬化治疗的原则是由最小硬化剂浓度开始，即产生有效硬化症所需的硬化剂的浓度[72]。硬化剂注射时会扩散开，并被血管中的血液稀释[72]。因此，直径较大的血管不会看到硬化剂分布于整个血管的全长（图 8-14）[72]。为了缓解这种情况，患者的理想位置是抬高腿或仰卧位，这样可有效缩小静脉血管直径，以便硬化剂可以通过更长的血管扩散（图 8-15）[73]。

目前有三类主要的硬化剂：清洁剂、渗透剂和化学刺激物[12]。他们是根据作用机制来区分的[72]。

1. 清洁剂类硬化剂 清洁剂类硬化剂是一种脂肪酸 / 醇，在注射后聚集成脂质双分子层（胶束），通过蛋白质变性导致静脉内皮细胞表面蛋白变性[12]。这破坏了内皮细胞表面的膜性结构，有效地降低了表面张力，导致血管内皮细胞脱落[12]。清洁剂类硬化剂的实例包括十四烷基硫酸

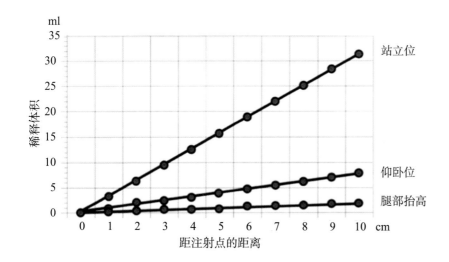

◀ 图 8-14 基于体位的稀释体积与注射点距离的关系
引自 Goldman MP, Weiss RA. Sclerotherapy: Treatment of Varicose and Telangiectatic Leg Veins. New York, NY: Elsevier Health Science; 2016

钠（STS，商品名 Sotradechol®）和聚多卡醇（商品名 Asclera®）。

2. 渗透型硬化剂 渗透型硬化剂通过引起渗透性细胞脱水，从而导致细胞死亡[72, 74]。注射较高浓度的硬化剂会导致液体从细胞中转移，导致内皮细胞表面蛋白变性、血栓形成和纤维化形成[72]。这种类型相关的中度不适与肌肉痉挛往往继发于渗出和坏死[72]。渗透型硬化剂也会由于在血液中的快速稀释而迅速失去效力和浓度[72, 75]。使用高渗溶液的优点是它们缺乏过敏性。由于上述诸多缺点，这类硬化剂的使用近年来有所减少[72]。

3. 化学性硬化剂 化学性硬化剂会导致化学键的破坏，导致细胞表面蛋白死亡和随后的细胞死亡[72]，如聚合碘（最高效力）、乙醇和甘油[72]。甘油是 72% 的溶液，与 1% 利多卡因和肾上腺素混合，加入这两种成分是为了减轻注射疼痛和增加血管收缩[72]。乙醇和聚合碘很少使用[72]。表 8-4 对硬化剂进行了总结。

最近的研究进展表明，硬化疗法已被证明更有效，包括双功超声使用、更好的可视化操作和使用泡沫硬化剂的能力[71, 72, 76-78]。清洁剂类硬化剂是唯一一种能够作为泡沫注射的硬化剂[12, 72]。泡沫有更大的表面积，可接触更多的血液，增加了硬化剂与内皮细胞的接触面[74]。这使得泡沫硬化剂比液体更有效（效力是液体的 2 倍。毒性是液体的 1/4），所需的体积更小[72]。通过混合液体与气体来进行发泡[74]。最常用的方法是使用两个注射器，一个带有室内空气，另一个带有液体洗涤硬化剂（通常溶液与空气的比例为 1：4）[72]。接下来，用三通管连接到两个注射器（Tessari）。将三

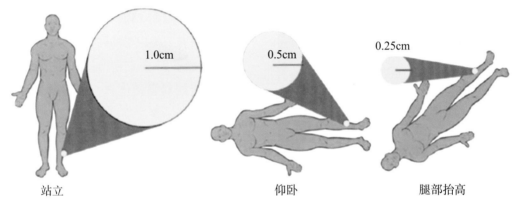

站立　　　　　　　仰卧　　　　　腿部抬高

▲ 图 8-15　体位对静脉血管直径的影响

引自 Goldman MP, Weiss RA. Sclerotherapy: Treatment of Varicose and Telangiectatic Leg Veins. New York, NY: Elsevier Health Science; 2016

表 8-4　硬化剂使用总结（按血管尺寸）				
血管尺寸	**硬化剂**	**最小有效占比**	**最大有效占比**	**泡沫化**
网状静脉 （1~3mm）	十四烷基硫酸钠（STS）	0.1%	0.25%	需要
	聚多卡醇	0.25%	0.5%	需要
毛细血管扩张 （0.2~1mm）	十四烷基硫酸钠（STS）	0.1%	0.2%	不需要
	聚多卡醇	0.2%	0.5%	不需要
	甘油	72%	72%	不需要
	Sclerodex®（一种渗透型硬化剂）	10% 高渗盐水 +25% 葡萄糖	10% 高渗盐水 +25% 葡萄糖	不需要

通管两端插入的注射器来回推 10~15 次，以充分混合两个注射器内容物，直到获得理想的泡沫稠度[72, 79]。由于泡沫内容物容易在 1~2min 内降解，因此需要在注射前不久进行混合[72, 79]。如果必要，静脉血管显像灯和双功超声可以获得更好的静脉可视化操作，因为泡沫相比液体而言回声更强[72]。

泡沫已被证明与更好的闭合率有关[72, 80]。泡沫硬化治疗通常用于＞1mm 的静脉和静脉曲张治疗（表 8-5）[72]。在小血管（＜1mm）的治疗中，由于色素沉着过度和破裂的风险增加，因此通常不使用和（或）以较小的剂量或效力使用[72, 81, 82]。在使用之前，询问是否存在卵圆孔未闭（patent foramen ovale，PFO）或其他左右心分流和先兆偏头痛（未确诊的心分流风险较高的既往病史）是很重要的，因为 PFO 患者可能会发生空气栓塞[83, 84]。那些患有先兆偏头痛的患者应该在使用泡沫硬化治疗之前进行超声心动图和气泡研究[12]。

使用硬化治疗的禁忌证包括 SFJ/SPJ 反流患者、卧床不起或其他不能自主行动的患者，有浅表或深静脉血栓形成、创伤、局部感染史，妊娠或哺乳，不能行走、凝血功能障碍和以前对硬化剂有过敏反应[85, 86]。

4. 硬化治疗技术　静脉内化学消融与直接视觉硬化治疗。需要注意的是，在硬化治疗开始时，应首先治疗高压力血管［隐静脉 / 主干静脉（GSV/SSV）、隐静脉 / 主干静脉的大分支、静脉曲张、网状静脉、微静脉扩张，然后才是毛细血管扩张］[72]。如果不这样做，预计毛细血管扩张将继续复发，因为更深的隐静脉和网状静脉中的反流仍在继续[72]。

静脉内化学消融是一种非无菌手术，在超声引导下利用高效的泡沫硬化疗法，关闭不适合 EVTA 的干静脉上的大的、弯曲的分支。在超声引导下，识别出一个扩大的、功能不全的、有记录的反流分支后，将一个相对直的不覆盖骨性隆起的节段确定为穿刺进入的部位。用酒精或氯己定清洗该区域（图 8-16A），然后在超声波引导下放置一根蝴蝶针，并通过空气和生理盐水冲洗确认放置到位。使用超声识别和标记穿支静脉，并确保泡沫硬化剂（图 8-16B）注射到血管内是很重要的，因为该治疗使用高效的泡沫硬化剂，通常为 5~10ml 的 0.5%~1% 聚多卡醇。

其余的网状静脉和毛细血管扩张（"蜘蛛静脉"）可通过直接的可视硬化疗法进行治疗。第一步是用酒精消毒治疗的区域。接下来，将患者置于仰卧位。网状静脉应使用 27/30 号针头在 3ml 注射器上直接注入，而毛细血管扩张需要更大的注射器（5ml）。由于毛细血管扩张的表面性质，针头可能弯曲在 10°~30° 且斜面向上。可以用环形放大器（有或没有偏振光）来帮助识别要注射的血管。注射器夹在食指和中指之间，拇指放在活塞上。第四指、第五指和另一只手可放置在患肢以减少注射时晃动。硬化剂应在注射器上施加最小压力的情况下缓慢注射。每个部位注射 0.1~0.2ml。预计在距离注射部位约 2cm 的半径范围内会出现发白[76]。如果在任何时候出现水疱或有外渗或疼痛，应立即停止注射。在毛细血管扩张的治疗中，必须降低硬化剂的浓度，包括 0.1%~0.2%STS、0.2%~0.4% 聚多卡醇、72% 甘油和 Sclerodex®（10% 高渗盐水 +25% 葡萄糖）[76]。

表 8-5　基于血管尺寸的泡沫硬化治疗选择方案总结			
静脉类型	血管尺寸	仪　器	硬化治疗类型
大隐静脉 / 小隐静脉上的大分支	3~6 mm 蓝色	超声波	泡沫
网状静脉	2~4 mm 蓝色	静脉显像灯	泡沫或液体
蜘蛛状静脉 / 毛细血管扩张	0.2~1mm 红色	环形偏振光	液体

对于毛细血管扩张，较大的注射器（30G）将在针尖处提供更小的压力[87]，通常不使用泡沫。

在任何硬化治疗操作后，患者应该步行20～30min。穿压缩（弹力）长袜以使血管壁更接近，允许更彻底的内皮损伤。这会增加静脉闭塞，降低血栓性静脉炎的风险[88]。它还具有减少毛细血管扩张、水肿、瘀青和血管再通的作用[89]。弹力长筒袜应该在接下来的24～48h内一直穿着，然后在接下来的2～3周的清醒状态时间内穿着[90]。最常使用的是大腿高弹力袜，以便管理整个受影响的区域[72]。仅对于毛细血管扩张，可使用15～20mmHg的压力，而网状静脉推荐使用20～30mmHg的压力[91]。在此期间，鼓励患者运动，但重要的是要避免重阻力运动或强烈的肌肉收缩，因为这些运动会升高腹部压力并最终升高静脉压[91]。如果最初的结果不令人满意，不要在4～8周内再次治疗同一区域，因为治疗后的瘀青、无光泽和色素沉着变化预计将在接下来的2～4周内才会消除。如果患者对治疗反应不佳，应重新评估网状血管、干静脉曲张、深层反流和穿通静脉功能不全，因为一项研究报道，46%蜘蛛静脉的女性存在GSV或SSV反流[92]。硬化治疗后2～4周，可以进行微血栓切除术，以清除注射部位的凝血，并减少不良反应（图8-17）[93]。

需要监测的不良反应包括过度色素沉着、暂时性肿胀、毛细血管扩张、疼痛、局部荨麻疹和复发[91]。色素沉着是继发于注射部位血液外渗后的含铁血黄素沉积[91]。色素沉着最常见的是STS，最低的是甘油[94]。通过硬化治疗后去除凝血可以降低其发生率，可以用Q开关激光（如Nd:YAG）治疗[95]。

硬化疗法的并发症如下：皮肤坏死（聚多卡醇毒性最小，但坏死可继发于小动脉闭塞）；血栓性浅静脉炎；短暂性视觉障碍（有偏头痛或PFO

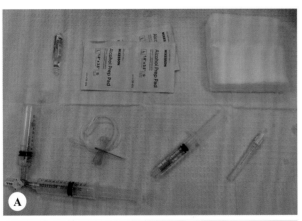

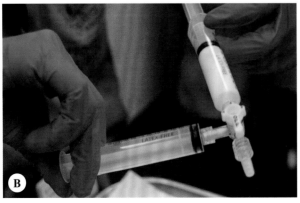

▲ 图 8-16　A. 静脉内化学消融术的设置；B. 泡沫可用于静脉内化学消融术

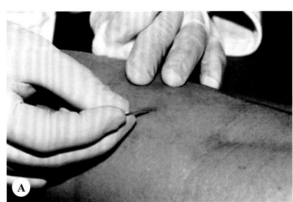

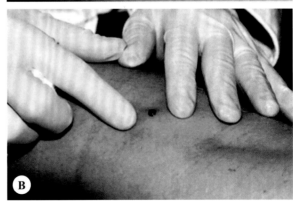

▲ 图 8-17　硬化治疗后 2～4 周清除凝血块
使用小刀片刮擦表皮以使凝血块可视化（A）。表皮下方可见凝血块（B）

史的患者采用泡沫硬化治疗）；过敏反应（3% 鱼肝油酸钠最高，0.3%STS 最低）；神经损伤（隐神经、腓肠神经）、深静脉血栓形成、PE、栓塞性卒中、血尿（甘油）和注射入动脉[96]（疼痛、感觉异常、坏死、筋膜室综合征），最常见于内踝后上方的胫后动脉、腹股沟阴部外动脉和膝关节腓动脉[97]。

（四）门诊静脉切除术

门诊静脉切除术或小静脉剥离已在很大程度上被上述微创技术取代；然而，它仍然偶尔用于骨突出的区域（不适合硬化治疗）或过敏或有硬化治疗禁忌证的患者[40]。它可以成功地与其他 CVD 治疗方案（包括静脉内消融和硬化治疗）联合使用，在我们的治疗阶段中（图 8-10），它通常保留到最后一步[98]。

门诊静脉切除技术：手术的第一步是在所需的皮肤微创切口的部位注射局部麻醉[99]。肿胀麻醉也可用于增加静脉压迫和减少失血[98]。接下来，在静脉附近的皮肤表面做狭缝状的微切口（1～3mm）[100]。许多设备，如 11 号刀片或 18G 切割针，可以用于在皮肤表面做切口[98]。然后用拉钩抓住静脉，并将其带出皮肤切口[98]。拉钩因大小、形状和锋利度而异，包括 Muller 和 Oesch 拉钩[98]。将血管钳插入到拉钩的两端[98, 101]。血管钳应该有一个很细的尖端，可以在靠近皮肤表面处紧紧夹住血管[98]。用剪刀分开血管夹之间的静脉[98]。再用血管钳将静脉的一端拔出切口部位[98]。当静脉被拉出时，由于可能会撕裂，故需要不断用止血钳夹住静脉[98]。可以进行血管结扎，但通常不做[98, 102]。用缝合线缝合或用 Steri-Strips™ 皮肤伤口胶带覆盖微切口，包扎，用软纱布包裹[98]。弹力长袜（30～40mmHg）应至少穿戴 2 周[98]。由于皮肤上切口很小，瘢痕极小[98]。与该手术相关的

并发症和不良反应非常罕见[98, 102]。

四、慢性静脉溃疡的治疗

慢性静脉溃疡（图 8-18）会导致严重的疼痛，并对个人的生活质量产生深远的影响[1]。传统的用于慢性静脉功能不全的治疗方法很少能治愈[1]。

静脉溃疡的治疗，有标准化指南[103]。静脉溃疡应使用不黏附的绷带[103]。压缩治疗（分级、多层、高压）在静脉溃疡治疗中显示出有效性[103]。非弹性压迫（短拉伸）和 Unna 靴子在维持泵功能方面比弹性压迫（长拉伸）更有效[103]。己酮可可碱（400mg，每天 3 次，持续 6 个月）与压迫治疗联合使用是有益的。抗生素在有典型感染的征象时方可使用[103]。建议进行小腿肌肉锻炼来帮助维持小腿肌肉泵功能[103]。目前还没有证据表明低剂量激光治疗可改善静脉溃疡[103]。其他的治疗措施，包括高压氧、植皮和真空辅助闭合，仅有较低水平的证据支持[103]。手术治疗和微创策略（图 8-10）对于慢性下肢静脉溃疡和浅静脉疾病的患者非常有效（图 8-19）[99]。如果治疗成功，预防复发是下一个重要的步骤。有充分的证据证明使用膝下加压袜是有效的[103]。

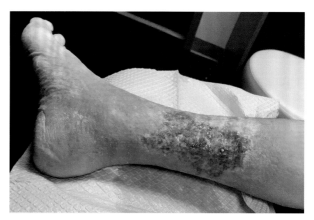

▲ 图 8-18　内踝以上大隐静脉分布区静脉溃疡导丝放置（底部）

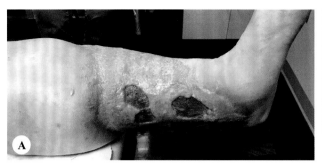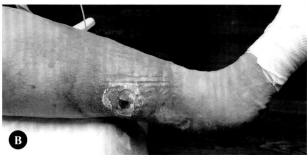

▲ 图 8–19　静脉内激光治疗（EVLT）前（A）和 4 个月随访（B）

参 考 文 献

[1] Eberhardt RT, Raffetto JD. Chronic venous insufficiency. *Circulation.* 2014;130(4):333–346. Available at http://www.ncbi.nlm.nih.gov/pubmed/25047584.

[2] Rabe E, Berboth G, Pannier F. Epidemiologie der chronischen Venenkrankheiten. *Wiener Medizinische Wochenschrift.* 2016;166(9–10):260–263. Available at http://link.springer.com/10.1007/s10354–016–0465–y.

[3] Meissner MH. Lower extremity venous anatomy. *Semin Intervent Radiol.* 2005;22(3):147–156. Available at http://www.ncbi.nlm.nih.gov/pubmed/21326687.

[4] Bazigou E, Makinen T. Flow control in our vessels: vascular valves make sure there is no way back. *Cell Mol Life Sci.* 2013;70(6):1055–1066. Available at http://www.ncbi.nlm.nih.gov/pubmed/22922986.

[5] Goldman MP, Weiss RA, Bergan JJ. Diagnosis and treatment of varicose veins: a review. *J Am Acad Dermatol.* 1994;31(3 pt 1):393–413;quiz 414–416. Available at http://www.ncbi.nlm.nih.gov/pubmed/8077464.

[6] Cornu-Thenard A, Boivin P, Baud JM, et al. Importance of the familial factor in varicose disease. Clinical study of 134 families. *J Dermatol Surg Oncol.* 1994;20(5):318–326. Available at http://www.ncbi.nlm.nih.gov/pubmed/8176043.

[7] Komsuoğlu B, Göldeli O, Kulan K, et al. Prevalence and risk factors of varicose veins in an elderly population. *Gerontology.* 1994;40(1):25–31. Available at https://www.karger.com/Article/FullText/213571.

[8] Hirai M, Naiki K, Nakayama R. Prevalence and risk factors of varicose veins in Japanese women. *Angiology.* 1990;41(3):228–232. Available at http://journals.sagepub.com/doi/10.1177/000331979004100308.

[9] Fowkes F, Lee A, Evans C, et al. Lifestyle risk factors for lower limb venous reflux in the general population: Edinburgh Vein Study. *Int J Epidemiol.* 2001;30(4):846–852. Available at http://www.ncbi.nlm.nih.gov/pubmed/11511615.

[10] Scott TE, LaMorte WW, Gorin DR, et al. Risk factors for chronic venous insufficiency: a dual case-control study. *J Vasc Surg.* 1995;22(5):622–628. Available at http://www.ncbi.nlm.nih.gov/pubmed/7494366.

[11] Fowkes FGR, Evans CJ, Lee AJ. Prevalence and risk factors of chronic venous insufficiency. *Angiology.* 2001;52(1 sup-pl):S5–S15. Available at http://www.ncbi.nlm.nih.gov/pubmed/11510598.

[12] Duffy DM. Sclerosants: a comparative review. *Dermatol Surg.* 2010;36(suppl 2):1010–1025. Available at http://www.ncbi.nlm.nih.gov/pubmed/20590708.

[13] DFriedman, VMishra, JHsu. Treatment of Varicose Veins and Telangiectatic Lower-Extremity Vessels. In: Fitzpatrick's Dermatology. 9th ed. New York, NY: McGraw-Hill Medical; 2019. Available at https://accessmedicine.mhmedical.com/content.aspx?bookid=2570&sectionid=210447008.

[14] Nawroth PP, Handley DA, Esmon CT, et al. Interleukin 1 induces endothelial cell procoagulant while suppressing cell-surface anticoagulant activity. *Proc Natl Acad Sci U S A.* 1986;83(10):3460–3464. Available at http://www.ncbi.nlm.nih.gov/pubmed/3486418.

[15] Kahn SR, M'lan CE, Lamping DL, et al. Relationship between clinical classification of chronic venous disease and patient-reported quality of life: results from an international cohort study. *J Vasc Surg.* 2004;39(4):823–828. Available at http://www.ncbi.nlm.nih.gov/pubmed/15071450.

[16] van Korlaar I, Vossen C, Rosendaal F, et al. Quality of life in venous disease. *Thromb Haemost.* 2003;90(1):27–35. Available at http://www.ncbi.nlm.nih.gov/pubmed/12876622.

[17] Ricci S, Moro L, Incalzi RA. The foot venous system: anatomy, physiology and relevance to clinical practice. *Dermatol Surg.* 2014;40(3):225–233. Available at http://www.ncbi.nlm.nih.gov/pubmed/24372905.

[18] Lee DK, Ahn KS, Kang CH, et al. Ultrasonography of the lower extremity veins: anatomy and basic approach. *Ultrason (Seoul, Korea).* 2017;36(2):120–130. Available at http://www.ncbi.nlm.nih.gov/pubmed/28260355.

[19] Chwała M, Szczeklik W, Szczeklik M, et al. Varicose veins of lower extremities, hemodynamics and treatment methods. *Adv Clin Exp Med.* 2015;24(1):5–14. Available at http://www.advances.umed.wroc.pl/en/article/2015/24/1/5/.

[20] Somjen GM. Anatomy of the superficial venous system. *Dermatol Surg.* 1995;21(1):35–45. Available at http://www.ncbi.nlm.nih.gov/pubmed/7600017.

[21] Thomson H. The surgical anatomy of the superficial and perforating veins of the lower limb. *Ann R Coll Surg Engl.* 1979;61(3):198–205. Available at http://www.ncbi.nlm.nih.gov/pubmed/485047.

[22] Caggiati A, Bergan JJ, Gloviczki P, et al. Nomenclature of the veins of the lower limbs: an international interdisciplinary consensus statement. *J Vasc Surg.* 2002;36(2):416–422. Available at http://www.ncbi.nlm.nih.gov/pubmed/12170230.

[23] Notowitz LB. Normal venous anatomy and physiology of the lower extremity. *J Vasc Nurs.* 1993;11(2):39–42. Available at http://www.ncbi.nlm.nih.gov/pubmed/8274376.

[24] Abramson DI. Diseases of the veins: pathology, diagnosis and treatment. *J Am Med Assoc.* 1988;260(24):3680. Available at http://jama.jamanetwork.com/article.aspx?doi=10.1001/jama.1988.03410240150061.

[25] Blomgren L, Johansson G, Siegbahn A, et al. Parameter der Koagulation und Fibrinolyse bei Patienten mit chronischer venöser Insuffizienz. *Vasa.* 2001;30(3):184–187. Available at http://www.ncbi.nlm.nih.gov/pubmed/11582948.

[26] Matic M, Matic A, Djuran V, et al. Frequency of peripheral arterial disease in patients with chronic venous insufficiency. *Iran Red Crescent Med J*. 2016;18(1):e20781. Available at http://www.ncbi.nlm.nih.gov/pubmed/26889387.

[27] Burnand K. The physiology and hemodynamics of chronic venous insufficiency of the lower limb. *Handb Venous Disord Guidel Am Venous Forum*. 2001;2nd:49–57.

[28] Mozes G, Carmichael SWGP. *Development and anatomy of the venous system*.In: *Handbook of Venous Disorders: Guidelines of the American Venous Forum*. 2nd ed. London, England: Arnold; 2011:11–24.

[29] Jawien A. The influence of environmental factors in chronic venous insufficiency. *Angiology*. 2003;54(1 suppl):S19–S31. Available at http://journals.sagepub.com/doi/10.1177/0003319703054001S04.

[30] Lacroix P, Aboyans V, Preux PM, et al. Epidemiology of venous insufficiency in an occupational population. *Int Angiol*. 2003;22(2):172–176. Available at http://www.ncbi.nlm.nih.gov/pubmed/12865883.

[31] Shabani Varaki E, Gargiulo GD, Penkala S, et al. Peripheral vascular disease assessment in the lower limb: a review of current and emerging non-invasive diagnostic methods. *Biomed Eng Online*. 2018;17(1):61. Available at http://www.ncbi.nlm.nih.gov/pubmed/29751811.

[32] Durham JD, Machan L. Pelvic congestion syndrome. *Semin Intervent Radiol*. 2013;30(4):372–380. Available at http://www.ncbi.nlm.nih.gov/pubmed/24436564.

[33] Konoeda H, Yamaki T, Hamahata A, et al. Quantification of superficial venous reflux by duplex ultrasound-role of reflux velocity in the assessment the clinical stage of chronic venous insufficiency. *Ann Vasc Dis*. 2014;7(4):376–382. Available at http://www.ncbi.nlm.nih.gov/pubmed/25593622.

[34] Labropoulos N, Tiongson J, Pryor L, et al. Definition of venous reflux in lower-extremity veins. *J Vasc Surg*. 2003;38(4):793–798. Available at http://www.ncbi.nlm.nih.gov/pubmed/14560232.

[35] Moneta G. *Classification of Lower Extremity Chronic Venous Disorders–UpToDate*. UpToDate. 2019. Available at https://www.uptodate.com/contents/classification-of-lower-extremity-chronic-venous-disorders.

[36] Martinez-Zapata MJ, Vernooij RW, Uriona Tuma SM, et al. Phlebotonics for venous insufficiency. *Cochrane Database Syst Rev*. 2016;4:CD003229. Available at http://www.ncbi.nlm.nih.gov/pubmed/27048768.

[37] Pittler MH, Ernst E. Horse chestnut seed extract for chronic venous insufficiency. *Cochrane Database Syst Rev*. 2012;11:CD003230. Available at http://www.ncbi.nlm.nih.gov/pubmed/23152216.

[38] Jull A, Waters J, Arroll B. Pentoxifylline for treatment of venous leg ulcers: a systematic review. *Lancet*. 2002;359(9317):1550–1554. Available at http://www.ncbi.nlm.nih.gov/pubmed/12047963.

[39] Sundaresan S, Migden MR, Silapunt S. Stasis dermatitis: pathophysiology, evaluation, and management. *Am J Clin Dermatol*. 2017;18(3):383–390. Available at http://link.springer.com/10.1007/s40257–016–0250–0.

[40] Ahadiat O, Higgins S, Ly A, et al. Review of endovenous thermal ablation of the great saphenous vein. *Dermatol Surg*. 2018;44(5):679–688. Available at http://insights.ovid.com/crossref?an=00042728–900000000–98787.

[41] Schuller-Petrovic S. Endovenöse ablation der Stammvenenvarikose. *Wiener Medizinische Wochenschrift*. 2016;166(9–10):297–301. Available at http://www.ncbi.nlm.nih.gov/pubmed/27295103.

[42] Brasic N, Lopresti D, McSwain H. Endovenous laser ablation and sclerotherapy for treatment of varicose veins. *Semin Cutan Med Surg*. 2008;27(4):264–275. Available at http://www.ncbi.nlm.nih.gov/pubmed/19150298.

[43] Parente EJ, Rosenblatt M. Endovenous laser treatment to promote venous occlusion. *Lasers Surg Med*. 2003;33(2):115–118. Available at http://www.ncbi.nlm.nih.gov/pubmed/12913883.

[44] van Ruijven PWM, Poluektova AA, van Gemert MJC, et al. Optical-thermal mathematical model for endovenous laser ablation of varicose veins. *Lasers Med Sci*. 2014;29(2):431–439. Available at http://link.springer.com/10.1007/s10103–013–1451–x.

[45] Proebstle TM, Sandhofer M, Kargl A, et al. Thermal damage of the inner vein wall during endovenous laser treatment: key role of energy absorption by intravascular blood. *Dermatol Surg*. 2002;28(7):596–600. Available at http://www.ncbi.nlm.nih.gov/pubmed/12135514.

[46] Kiguchi MM, Dillavou ED. Thermal and nonthermal endovenous ablation options for treatment of superficial venous insufficiency. *Surg Clin North Am*. 2018;98(2):385–400. Available at https://www.sciencedirect.com/science/article/pii/S003961091730230X?via%3Dihub.

[47] Vuylsteke ME, Martinelli T, Van Dorpe J, et al. Endovenous laser ablation: the role of intraluminal blood. *Eur J Vasc Endovasc Surg*. 2011;42(1):120–126. Available at http://www.ncbi.nlm.nih.gov/pubmed/21524926.

[48] Puggioni A, Kalra M, Carmo M, et al. Endovenous laser therapy and radiofrequency ablation of the great saphenous vein: analysis of early efficacy and complications. *J Vasc Surg*. 2005;42(3):488–493. Available at http://www.ncbi.nlm.nih.gov/pubmed/16171593.

[49] Luebke T, Brunkwall J. Systematic review and meta-analysis of endovenous radiofrequency obliteration, endovenous laser therapy, and foam sclerotherapy for primary varicosis. *J Cardiovasc Surg (Torino)*. 2008;49(2):213–233. Available at http://www.ncbi.nlm.nih.gov/pubmed/18431342.

[50] van den Bos R, Arends L, Kockaert M, et al. Endovenous therapies of lower extremity varicosities: a meta-analysis. *J Vasc Surg*. 2009;49(1):230–239. Available at http://www.ncbi.nlm.nih.gov/pubmed/18692348.

[51] Ravi R, Trayler EA, Barrett DA, et al. Endovenous thermal ablation of superficial venous insufficiency of the lower extremity: single-center experience with 3000 limbs treated in a 7–year period. *J Endovasc Ther*. 2009;16(4):500–505. Available at http://jet.sagepub.com/lookup/doi/10.1583/09–2750.1.

[52] Goode SD, Chowdhury A, Crockett M, et al. Laser and radiofrequency ablation study (lara study): a randomised study comparing radiofrequency ablation and endovenous laser ablation (810nm). *Eur J Vasc Endovasc Surg*. 2010;40(2):246–253. Available at http://www.ncbi.nlm.nih.gov/pubmed/20537570.

[53] Krnic A, Sucic Z. Bipolar radiofrequency induced thermotherapy and 1064 nm Nd:Yag laser in endovenous occlusion of insufficient veins: short term follow up results. *Vasa*. 2011;40(3):235–240. Available at https://econtent.hogrefe.com/doi/10.1024/0301–1526/a000098.

[54] Nordon IM, Hinchliffe RJ, Brar R, et al. A prospective double-blind randomized controlled trial of radiofrequency versus laser treatment of the great saphenous vein in patients with varicose veins. *Ann Surg*. 2011;254(6):876–881. Available at http://content.wkhealth.com/linkback/openurl?sid=WKPTLP:landingpage&an=00000658–201112000–00008.

[55] Mese B, Bozoglan O, Eroglu E, et al. A comparison of 1,470–nm endovenous laser ablation and radiofrequency ablation in the treatment of great saphenous veins 10 mm or more in size. *Ann Vasc Surg*. 2015;29(7):1368–1372. Available at http://www.ncbi.nlm.nih.gov/pubmed/26122425.

[56] Sydnor M, Mavropoulos J, Slobodnik N, et al. A randomized prospective long-term (>1 year) clinical trial comparing the efficacy and safety of radiofrequency ablation to 980 nm laser ablation of the great saphenous vein. *Phlebology*. 2017;32(6):415–424. Available at http://journals.sagepub.com/doi/10.1177/0268355516658592.

[57] Balint R, Farics A, Parti K, et al. Which endovenous ablation method does offer a better long-term technical success in the treatment of the incompetent great saphenous vein? Review. *Vascular*.

2016;24(6):649–657. Available at http://journals.sagepub.com/doi/10.1177/1708538116648035.

[58] Weiss RA, Weiss MA, Eimpunth S, et al. Comparative outcomes of different endovenous thermal ablation systems on great and small saphenous vein insufficiency: long-term results. *Lasers Surg Med*. 2015;47(2):156–160. Available at http://doi.wiley.com/10.1002/lsm.22335.

[59] Gale SS, Lee JN, Walsh ME, et al. A randomized, controlled trial of endovenous thermal ablation using the 810–nm wavelength laser and the ClosurePLUS radiofrequency ablation methods for superficial venous insufficiency of the great saphenous vein. *J Vasc Surg*. 2010;52(3):645–650. Available at https://linkinghub.elsevier.com/retrieve/pii/S0741521410010566.

[60] Tesmann JP, Thierbach H, Dietrich A, et al. Radiofrequency induced thermotherapy (RFITT) of varicose veins compared to endovenous laser treatment (EVLT): a non-randomized prospective study concentrating on occlusion rates, side-effects and clinical outcome. *Eur J Dermatol*. 2011;21(6):945–951. Available at http://www.ncbi.nlm.nih.gov/pubmed/21914582.

[61] Rasmussen L, Lawaetz M, Serup J, et al. Randomized clinical trial comparing endovenous laser ablation, radiofrequency ablation, foam sclerotherapy, and surgical stripping for great saphenous varicose veins with 3–year follow-up. *J Vasc Surg Venous Lymphat Disord*. 2013;1(4):349–356. Available at https://linkinghub.elsevier.com/retrieve/pii/S2213333X13000966.

[62] Bozoglan O, Mese B, Eroglu E, et al. Comparison of endovenous laser and radiofrequency ablation in treating varices in the same patient. *J Lasers Med Sci*. 2017;8(1):13–16. Available at http://www.ncbi.nlm.nih.gov/pubmed/28912938.

[63] Woźniak W, Mlosek RK, Ciostek P. Complications and failure of endovenous laser ablation and radiofrequency ablation procedures in patients with lower extremity varicose veins in a 5–year follow-up. *Vasc Endovascular Surg*. 2016;50(7):475–483. Available at http://journals.sagepub.com/doi/10.1177/1538574416671247.

[64] Almeida JI, Kaufman J, Göckeritz O, et al. Radiofrequency endovenous ClosureFAST versus laser ablation for the treatment of great saphenous reflux: a multicenter, single-blinded, randomized study (recovery study). *J Vasc Interv Radiol*. 2009;20(6):752–759. Available at http://www.ncbi.nlm.nih.gov/pubmed/19395275.

[65] Shepherd AC, Gohel MS, Brown LC, et al. Randomized clinical trial of VNUS® ClosureFAST™ radiofrequency ablation versus laser for varicose veins. *Br J Surg*. 2010;97(6):810–818. Available at http://www.ncbi.nlm.nih.gov/pubmed/20473992.

[66] Malskat WSJ, Stokbroekx MAL, van der Geld CWM, et al. Temperature profiles of 980–and 1,470–nm endovenous laser ablation, endovenous radiofrequency ablation and endovenous steam ablation. *Lasers Med Sci*. 2014;29(2):423–429. Available at http://link.springer.com/10.1007/s10103–013–1449–4.

[67] Dermody M, O'Donnell TF, Balk EM. Complications of endovenous ablation in randomized controlled trials. *J Vasc Surg Venous Lymphat Disord*. 2013;1(4):427–436.e1. Available at http://www.ncbi.nlm.nih.gov/pubmed/26992769.

[68] Moul DK, Housman L, Romine S, et al. Endovenous laser ablation of the great and short saphenous veins with a 1320–nm neodymium:yttrium-aluminum-garnet laser: retrospective case series of 1171 procedures. *J Am Acad Dermatol*. 2014;70(2):326–331. Available at https://linkinghub.elsevier.com/retrieve/pii/S0190962213010578.

[69] Manfrini S, Gasbarro V, Danielsson G, et al. Endovenous management of saphenous vein reflux. Endovenous reflux man-agement study group. *J Vasc Surg*. 2000;32(2):330–342. Available at http://www.ncbi.nlm.nih.gov/pubmed/10917994.

[70] Chiesa R, Marone EM, Limoni C, et al. Chronic venous insufficiency in Italy: the 24–cities cohort study. *Eur J Vasc Endovasc Surg*. 2005;30(4):422–429. Available at http://www.ncbi.nlm.nih.gov/pubmed/16009576.

[71] Goldman MP, Weiss RA, Duffy NSS DM. Guidelines of care for sclerotherapy treatment of varicose and telangiectatic leg veins. American Academy of Dermatology. *J Am Acad Dermatol*. 1996;34(3):523–528. Available at http://www.ncbi.nlm.nih.gov/pubmed/8609276.

[72] Weiss MA, Hsu JTS, Neuhaus I, et al. Consensus for sclerotherapy. *Dermatol Surg*. 2014;40(12):1309–1318. Available at http://www.ncbi.nlm.nih.gov/pubmed/25418805.

[73] Pollack AA, Taylor BE, Myers TT, et al. The effect of exercise and body position on the venous pressure at the ankle in patients having venous valvular defects. *J Clin Invest*. 1949;28(3):559–563. Available at http://europepmc.org/backend/ptpmcrender.fcgi?accid=PMC439636&blobtype=pdf.P

[74] Goldman MP, Guex J-J, Ramelet A-A, Ricci S. *Sclerotherapy Treatment of Varicose and Telangiectatic Leg Veins*. 5th ed. Edinburgh, TX: Elsevier; 2011. 416.

[75] Dietzek CL. Sclerotherapy: introduction to solutions and techniques. *Perspect Vasc Surg Endovasc Ther*. 2007;19(3):317–324. Available at http://www.ncbi.nlm.nih.gov/pubmed/17966153.

[76] Sadick NS. Choosing the appropriate sclerosing concentration for vessel diameter. *Dermatol Surg*. 2010;36(suppl 2):976–981. Available at http://insights.ovid.com/crossref?an=00042728–201006002–00003.

[77] Erkin A, Kosemehmetoglu K, Diler MS, et al. Evaluation of the minimum effective concentration of foam sclerosant in an ex-vivo study. *Eur J Vasc Endovasc Surg*. 2012;44(6):593–597. Available at https://linkinghub.elsevier.com/retrieve/pii/S1078588412006600.

[78] Palm MD. Commentary: choosing the appropriate sclerosing concentration for vessel diameter. *Dermatol Surg*. 2010;36(suppl 2):982. Available at http://insights.ovid.com/crossref?an=00042728–201006002–00004.

[79] Tessari L, Cavezzi A, Frullini A. Preliminary experience with a new sclerosing foam in the treatment of varicose veins. *Dermatol Surg*. 2001;27(1):58–60. Available at http://www.ncbi.nlm.nih.gov/pubmed/11231246.

[80] Bergan J. Sclerotherapy: a truly minimally invasive technique. *Perspect Vasc Surg Endovasc Ther*. 2008;20(1):70–72. Available at http://www.ncbi.nlm.nih.gov/pubmed/18403470.

[81] Kahle B, Leng K. Efficacy of sclerotherapy in varicose veins – prospective, blinded, placebo-controlled study. *Dermatol Surg*. 2004;30(5):723–728;discussion 728. Available at http://doi.wiley.com/10.1111/j.1524–4725.2004.30207.x.

[82] Rathbun S, Norris A, Morrison N, et al. Performance of endovenous foam sclerotherapy in the USA. *Phlebol J Venous Dis*. 2012;27(2):59–66. Available at http://www.ncbi.nlm.nih.gov/pubmed/21893552.

[83] StÜCker M, Kobus S, Altmeyer P, et al. Review of published information on foam sclerotherapy. *Dermatol Surg*. 2010;36(suppl 2):983–992. Available at http://www.ncbi.nlm.nih.gov/pubmed/20590705.

[84] Hamel-Desnos C, Allaert FA. Liquid versus foam sclerotherapy. *Phlebol J Venous Dis*. 2009;24(6):240–246. Available at http://journals.sagepub.com/doi/10.1258/phleb.2009.009047.

[85] Gillet J-L, Guedes JM, Guex J-J, et al. Side-effects and complications of foam sclerotherapy of the great and small saphenous veins: a controlled multicentre prospective study including 1,025 patients. *Phlebology*. 2009;24(3):131–138. Available at http://journals.sagepub.com/doi/10.1258/phleb.2008.008063.

[86] Sarvananthan T, Shepherd AC, Willenberg T, et al. Neurological complications of sclerotherapy for varicose veins. *J Vasc Surg*. 2012;55(1):243–251. Available at https://linkinghub.elsevier.com/retrieve/pii/S0741521411013358.

[87] Mann MW. Sclerotherapy: it is back and better. *Clin Plast Surg*.

2011;38(3):475–487. Available at https://www.plasticsurgery. theclinics.com/article/S0094–1298(11)00007–1/fulltext.

[88] Cavezzi A, Tessari L. Foam sclerotherapy techniques: different gases and methods of preparation, catheter versus direct injection. *Phlebology*. 2009;24(6):247–251. Available at http://journals.sagepub. com/doi/10.1258/phleb.2009.009061.

[89] Goldman MP. Compression in the treatment of leg telangiectasia: theoretical considerations. *J Dermatol Surg Oncol*. 1989;15(2):184–188. Available at http://www.ncbi.nlm.nih.gov/pubmed/2644328.

[90] Weiss RA, Sadick NS, Goldman MP, et al. Post-sclerotherapy compression: controlled comparative study of duration of compression and its effects on clinical outcome. *Dermatol Surg*. 1999;25(2):105–108. Available at http://www.ncbi.nlm.nih.gov/pubmed/10037513.

[91] Bergan JJ. *The Vein Book*. Elsevier Academic Press; 2007:617.

[92] Engelhorn CA, Engelhorn Al V, Cassou MF, et al. Patterns of saphenous venous reflux in women presenting with lower extremity telangiectasias. *Dermatol Surg*. 2007;33(3):282–288. Available at http://www.ncbi.nlm.nih.gov/pubmed/17338684.

[93] Scultetus AH, Villavicencio JL, Kao T-C, et al. Microthrombectomy reduces postsclerotherapy pigmentation: multicenter randomized trial. *J Vasc Surg*. 2003;38(5):896–903. Available at http://www.ncbi.nlm. nih.gov/pubmed/14603191.

[94] Ramadan W, El-Hoshy K, Shabaan D, et. al. Clinical comparison of sodium tetradecyl sulfate 0.25% versus polidocanol 0.75% in sclerotherapy of lower extremity telangiectasia. *Gulf J Dermatol Venereol*. 2011;18:33–40.

[95] Ianosi G, Ianosi S, Calbureanu-Popescu MX, et al. Comparative study in leg telangiectasias treatment with Nd:YAG laser and sclerotherapy. *Exp Ther Med*. 2019;17(2):1106–1112. Available at http://www.ncbi. nlm.nih.gov/pubmed/30679981.

[96] Hafner F, Froehlich H, Gary T, et al. Intra-arterial injection, a rare but serious complication of sclerotherapy. *Phlebol J Venous Dis*. 2013;28(2):64–73. Available at http://www.ncbi.nlm.nih.gov/ pubmed/22422795.

[97] Munavalli GS, Weiss RA. Complications of sclerotherapy. *Semin Cutan Med Surg*. 2007;26(1):22–28. Available at http://scmsjournal. com/article/buy_now/?id=378.

[98] Kabnick LS, Ombrellino M. Ambulatory phlebectomy. *Semin Intervent Radiol*. 2005;22(3):218–224. Available at http://www.ncbi.nlm.nih. gov/pubmed/21326696.

[99] Wysong A, Taylor BR, Graves M, et al. Successful treatment of chronic venous ulcers with a 1,320–nm endovenous laser combined with other minimally invasive venous procedures. *Dermatol Surg*. 2016;42(8):961–966. Available at http://content. wkhealth.com/linkback/openurl?sid=WKPTLP:landingpage& an=00042728–201608000–00006.

[100] Smith SR, Goldman MP. Tumescent anesthesia in ambulatory phlebectomy. *Dermatol Surg*. 1998;24(4):453–456. Available at http://www.ncbi.nlm.nih.gov/pubmed/9568202.

[101] Dortu J, Raymond-Martimbeau P. *Ambulatory Phlebectomy*. Houstan, TX: PMR Edition; 1993.

[102] Ramelet AA. Müller phlebectomy. A new phlebectomy hook. *J Dermatol Surg Oncol*. 1991;17(10):814–816. Available at http:// www.ncbi.nlm.nih.gov/pubmed/1918588.

[103] Rai R. Standard guidelines for management of venous leg ulcer. *Indian Dermatol Online J*. 2014;5(3):408–411. Available at http:// www.ncbi.nlm.nih.gov/pubmed/25165686.

第9章 药妆品
Cosmeceuticals

Michelle Henry 著

本章重点

- 药妆品是外用的含有关键活性成分的非处方护肤品。
- 防晒霜是外用的反射或吸收紫外线辐射的物理、化学或复合制剂产品。
- 贴上"广谱"标签的防晒霜必须同时阻挡紫外线（ultraviolet，UV）A 和紫外线 B 辐射。
- 维 A 酸是维生素 A 的衍生物，是被应用于外用的制剂，具有抵抗衰老的作用。
- 各种皮肤增白剂，包括氢醌、维 A 酸和抗坏血酸等，均可以在药妆店买到。
- 拥有敏感性皮肤的人群，必须熟悉并避免护肤品中的常见抗原成分；斑贴试验的结果有益于敏感肌肤。

越来越多的患者在寻求经济的无创方法来预防和逆转皮肤老化的迹象。药妆品是外用的、含有关键活性成分的非处方护肤品，是抗衰的第一道防线，被普遍纳入各项美容指标。与其他无创性（如光电医美设备）或微创性（如填充剂和神经毒素）医美方式相比，药妆在市场上占据了绝大部分份额，因为其不仅便于使用，而且任何经济水平的消费者都能购买。根据最新数据，2017年全球药妆市场值为 454.7 亿美元，预计将以 8.21% 的复合年增长率在 2023 年达到 729.9 亿美元。事实上，全球药妆市场的发展速度，超过了个人护理产品和化妆品行业的所有其他产品细分市场的发展速度[1]。

Albert Kligman 在 1984 年创造了"药妆"一词，其指的是同时具有美容和治疗作用的产品[2]。根据 Kligman 的说法，一个产品应该解决三个主要问题，才有资格被称之为药妆。第一，产品中的活性成分是否能穿透角质层并以足够的浓度到达皮肤中的目标位置；第二，该产品在人类皮肤的目标细胞或组织中是否有已知的特定生化作用机制；第三，该产品是否已公开且经同行评审，并按照双盲和安慰剂对照方法，进行了具有统计学意义的临床试验并证实了其疗效。由于药妆是化妆品和药品的混合体，药妆（除防晒霜外）仍然不被美国 FDA 所承认，并且无严格的监管途径来指导对药妆的研究及营销。直到最近，因为药妆产品被期待超越化妆品仅能着色及添香的作用，所以人们开始着力于解决药妆质量控制的问题，确立营销索赔制度，以及建立行业标准[3]。

药妆的应用范围包括改善皮肤光泽和质地，减少痤疮和色素沉着，以及目前最受欢迎的抗衰领域。大多数药妆是由海洋藻类、水果、草药、植物或细胞培养的提取物制成的。本章将重点介绍用于皮肤保护的药妆、用于抗衰的维 A 酸、用于皮肤美白的配方及可被安全用于敏感性皮肤的产品。

一、防晒霜

防晒霜是具有过滤作用的外用制剂，可以反射或吸收紫外线（ultraviolet，UV）波长范围内的辐射。虽然阳光对维生素 D 的合成至关重要，还可以促进健康，但长期或急性暴露于紫外线辐射（290～400nm）会对人体皮肤产生晒伤、光老化和皮肤癌等有害影响。到达地球表面的紫外线辐射包含 5% 的紫外线 B（UVB）辐射（290～320nm）和 95% 的紫外线 A（UVA）辐射（320～400nm）。UVB 辐射包括最具生物活性的波长的辐射，是造成晒伤、皮肤炎症和皮肤癌的主要原因，而 UVA 射线是导致皮肤显著光老化的射线，主要影响晒斑、色斑和细纹的生长[4-6]。

身体表面的光保护主要通过散射和反射紫外线能量或吸收紫外线能量来进行。目前许多防晒霜含有的成分在紫外线保护方面通过散射和反射紫外线与吸收紫外线两种机制发挥作用。在美国，防晒霜是需要得到 FDA 批准的非处方药，有 17 种不同的紫外线过滤剂。不仅如此，在欧洲、加拿大和澳大利亚也有许多其他的紫外线过滤剂[7-9]。这些紫外线过滤剂被分为有机过滤剂（旧称为化学性防晒霜）和无机过滤剂（旧称为物理性防晒霜）。由于没有一种单一的药剂能有效地提供足够的保护，用以防止 UVA 和 UVB 辐射，因此几乎所有市面上销售的防晒产品都含有这两类药剂。当以美国 FDA 批准的每种药剂的浓度使用时，两种或更多的防晒剂活性成分可以相互结合在一个产品中。广谱防晒霜一般是能够吸收 UVB 和 UVA 辐射的防晒复合产品。

有机过滤剂（表 9-1）包括各种芳香族化合物，通过吸收紫外线能量并将其转化为可忽略不计的热能来保护皮肤[19]。具体来说，在通过吸收紫外线辐射从基态被激发到较高的能量状态后，防晒化学品将以较长波长的形式（通常是非常微弱的

红光或温和的红外辐射）发射能量，并返回到基态。最常见的有机防晒剂，如水杨酸盐和肉桂酸盐，都能吸收 UVB。水杨酸盐是第一个被用于商业化防晒制剂的化学性紫外线吸收剂，其紫外线吸收率约为 300nm。防晒剂中的水杨酸盐包括水杨酸辛酯和甲基水杨醇。在肉桂酸盐中，桂皮酸盐是世界上被最广泛使用的 UVB 过滤剂。肉桂酸盐在化学上与秘鲁香脂、古柯叶、肉桂醛和肉桂油有关，其吸收的波长峰值约为 305nm。肉桂酸盐的化学结构为一个整体，其分子不溶于水，因此需要更频繁地重复使用制剂。

表 9-1　防晒霜

防晒霜	防护范围
有机过滤剂	
● 水杨酸盐	
－ 水杨酸辛酯	
－ 甲基水杨醇	UVB
－ 三乙醇胺水杨酸盐	
● 肉桂酸盐	
－ 桂皮酸盐	UVB
－ 西诺沙酯	
● 二苯甲酮	
－ 羟苯并唑	
－ 磺异苯酮	UVB, UVA2
－ 二羟基苯	
● 其他成分	
－ 奥克立林	● UVB
－ 恩索利唑	● UVB
－ 阿伏苯宗	● UVA1
－ 依茨舒	● UVB, UVA2
－ 甲酚曲唑	● UVB, UVA2
－ 美拉地酯	● UVA2
－ 双乙基己氧基苯酚甲氧基苯三嗪	● UVB, UVA2
－ 钛白粉	● UVB, UVA2
无机过滤剂	
● 二氧化钛	UVB, UVA1, UVA2
● 氧化锌	UVB, UVA1, UVA2

二苯甲酮衍生物和花青素能有效吸收UVA辐射。尽管二苯甲酮的主要防护范围是在UVA的范围内，但在UVB的范围内也能筑起第二道防线。最常用的二苯甲酮制剂是氧苯酮和二氧苯酮。尽管这些成分的过敏性比之第一代防晒霜要小得多，但它们仍然有接触性过敏的风险。其他药剂（如阿伏苯宗）可以与UVB过滤剂（如甲基水杨醇和水杨酸辛酯）结合使用，以产生一个广谱的覆盖保护范围。

无机过滤剂（表9-1）是矿物化合物，其中最常见的是氧化锌和二氧化钛。这些无机过滤剂被认为可以在广泛的波长范围内反射和散射紫外线，有效地作为入射紫外线和可见光的物理屏障[20]。然而，研究表明，这些化合物（特别是粉剂）会吸收而不是反射紫外线辐射。近年来，主要是由于无机过滤剂的低毒的优点而受到更多的青睐。除了能有效防护UVA和UVB之外，这些药剂还具有相当的光稳定性，并且尚未显示出会引起光毒性或光过敏反应。早期的物理防晒剂配方没有被广泛接受，是因为必须加入高浓度的颗粒物质，使得皮肤上形成外观上较厚重的保护隔膜。更新后的配方采用了"粉质细腻"的剂型，不仅为皮肤提供充分的保护，同时表面清透，从而减少对皮肤外观的影响。就氧化锌和二氧化钛进行对比，有结果显示氧化锌在340～380nm的范围内对UVA辐射提供了更强效的防护，并且在皮肤上更为清爽、不黏腻。

在确定防晒霜的功效时，最重要的测定指标是日光防晒系数（sun protection factor，SPF）。SPF指的是受防晒霜保护的皮肤与未受防晒霜保护的皮肤产生日晒红斑（最小红斑量）的最小太阳辐射量之比。因此，它衡量的是防晒霜在暴露于辐射（主要是UVB）时，防止日晒后出现红斑和晒伤的能力。测试时让浅肤色志愿者涂抹相当于$2mg/cm^2$的防晒霜，再使用模拟太阳辐射的光源照射志愿者皮肤来评估SPF值。由于SPF值不能充分衡量防晒霜对UVA的防护，因此美国FDA发布了新的法规用于标示防晒产品，该法规于2012年生效。新规定，只有通过了美国FDA对UVA和UVB射线的防护测试的防晒产品才能被贴上"广谱"的标签。

含有SPF值为15或更高值的广谱防晒产品在标签上可能有以下声明："如果按照指示与其他防晒措施一起使用，可降低由日光导致的皮肤癌和早期皮肤老化的风险。"而未能通过广谱测试或SPF值小于15的产品必须在其标签上标注以下内容："皮肤癌/皮肤老化警告：在日光下使用本产品会增加使用者患皮肤癌和皮肤早期老化的风险。该产品经检验能够有助于防止晒伤，而无降低患皮肤癌或皮肤早期老化风险的功效。"此外，美国FDA不再允许防晒产品标注"防汗"或"防水"的内容。如果防晒霜在游泳40min后或出汗80min后仍能保持其SPF值，则可被标为"具有防水性"或"防水性强"。一般建议日常使用SPF值为15的防晒产品，而含有防晒剂的化妆品（如面部润肤霜、粉底）可以提高光保护的依从性[21]。大多数化妆品的配方SPF值在15～30，不一定会被贴上广谱的标签。建议从事户外工作、运动或娱乐活动的人群使用SPF值为30或更高值的广谱防晒产品。

有结果表明，在临床研究中，防晒霜有助于防止多种疾病（如光老化和皮肤癌）的发展。例如，观察性试验和随机试验都表明，防晒霜可以防止日光性角化病和鳞状细胞癌的发展[22-25]。防晒霜不仅能防止皮肤外部刺激而防护皮肤老化，而且可以防护色素沉淀和皱纹等皮肤变化[26]。具有高SPF值的广谱防晒霜通常用于预防由UVB或UVA引起的光线性皮肤病。

尽管防晒霜对保护皮肤和预防皮肤疾病起重要作用，但防晒霜的依从性仍然是产品研发的一个挑战。不亲肤的常见原因是产品的黏稠度，SPF值越高，黏稠度越大。而化妆品的清爽度（包括质地、吸收性、无油腻感和香气）是消费者对防晒产品最为看重的[27, 28]。由于防晒霜的成分是脂溶性的，因此大部分的商业化防晒产品是水包油乳状液，其中油性物质的微滴分散在连续的水相中，该水相通常还含有其他极性成分，如甘油或乙二醇[29]。乳液与面霜相比，质地更轻薄、不油腻。一般来说，首选乳液来作大面积的身体涂抹使用。在日常护肤环节使用简单涂抹技巧也可以帮助提高产品使用的依从性。例如，通过使用"茶匙规则"，即在脸部和颈部、各上肢涂抹大约 1 茶匙的防晒霜，在前胸、后躯干和各下肢涂抹 2 茶匙，可以帮助充分涂抹防晒霜[30-32]。防晒霜的涂抹时间也很重要。在日晒前 15～30min 使用防晒霜，以便于在皮肤表面形成保护膜，并应至少每 2 小时补涂一次[33]。

二、抵抗衰老的维 A 酸

维 A 酸在医疗和药妆领域已经使用了数十年。维 A 酸指的是由维生素 A（视黄醇）及其衍生物组成的一类既有天然也有合成的物质。视黄醇的前体细胞是视黄酯和视黄醛，它们可以被氧化成视黄酸（维生素 A 的生物活性形式）[34, 35]。视黄醇也可与脂肪酸酯化，形成视黄酯。由于维 A 酸是亲脂性分子，因此它们可以通过浆膜扩散或在外用时穿过皮肤屏障。视黄醇及其活性代谢物可以与细胞核受体［视黄酸受体（retinoic acid receptor，RAR）或视黄酸 X 受体（retinoid X receptor，RXR）］在细胞内结合。然后，配体 - 受体复合物与 RAR 反应元件 DNA 序列结合，从而调控参与细胞分化和增殖的基因表达[36-38]。这导致了前胶原增多，抑制了炎症介质的释放，减少了胶原蛋白分解酶（如基质金属蛋白酶）的数量，并改善了真皮脉管系统。视黄醇依赖的生物级联可以促进表皮细胞的新增、细胞层扩大、皮肤屏障强化、胶原蛋白重塑。

治疗性维 A 酸是典型的 RAR 或 RXR 配体，明确被用于治疗痤疮、银屑病、光化性角化病和某些癌症等疾病[39]。其他能与视黄醇受体结合并影响基因表达的视黄醇代谢物（如全反式维 A 酸、阿利维 A 酸、异维 A 酸、阿达帕林和他扎罗汀）被视为治疗性维 A 酸[40]。

与此同时，视黄酸的前体细胞，如视黄酯、视黄醇、视黄醛，以及不与核视黄酸受体结合的 4- 氧视黄醇、4- 氧视黄醛和 4- 氧视黄酸，被考虑用作外用药妆产品[38]。几十年来，这些制剂一直被用于预防和治疗皮肤老化，其中视黄酸的活性最强，其次是视黄醛、视黄醇，最后是视黄酯。

视黄酸被认为是抗衰外用疗法的黄金标准。它是被研究最广泛的外用维 A 酸类药物，其安全性已得到证实。在美国，视黄酸是可以凭处方购得的非专利药品，被不同品牌用于乳霜、凝胶、微球凝胶和润肤霜等产品的配方中。尽管抗衰的最佳浓度尚未确定，但目前的商业产品中有 0.025%、0.05% 和 0.1% 浓度的配方。在使用外用维 A 酸类药物治疗之前，应警告患者可能会出现皮肤刺激、发红、脱屑、干燥、烧灼感、刺痛和脱皮等局部的不良反应，这些不良反应在前 2 周最为明显，之后逐渐消失[41]。全反式维 A 酸、他扎罗汀和阿达帕林这三种物质可被用于治疗光老化，并已在临床研究中得到验证。对 12 项随机试验的综合分析表明，持续 16～48 周每天使用一次浓度为 0.02%～0.1% 的全反式维 A 酸乳膏，对光损伤的整体改善比安慰剂更有效[41]。最近的一项试验评估了在 204 名患有中度至重度光老化的受试者中每天使用 0.05% 的全反式维 A 酸乳膏的长期疗效和安全性，与安慰剂相比，所有的光损伤迹象都得到了显著改善[42]。他扎罗汀通常适用于非敏感性皮肤的人群，也被证明在 0.05%～0.1% 的浓度范围内使用时，对治疗光老化是安全和有效的[43]。阿达帕林是最温和的视黄酸配剂，已被证明在 0.1%～0.3% 的浓度范围内使用时，可改善皮肤光老化和细纹现象[44]。视黄酸在被使用的前几周可改善光老化的几种临床表现，包括肤质变化、皮肤色差和细纹。在被连续使用 2～4 个月后，才能看到皱纹改善等变化。

天然的维 A 酸，如视黄醛和视黄酯，被广泛用于治疗光老化皮肤的药妆制剂。然而，由于这些化合物没有作为药物进行监管，因此没有适应证和禁忌证的数据。

与视黄酸相比，视黄醇的刺激性较小。在一些小规模的临床和组织学研究中显示，视黄醇能改善衰老的迹象。尽管如此，仍然缺乏将视黄醇的应用与胶原蛋白的生成联系起来的证据。一项研究评估了全反式视黄醇、全反式视黄酸和载体应用于人体皮肤时的效果。该研究表明，1.6% 的视黄醇能显著增加表皮的厚度，达到与使用 0.025% 的视黄酸相当的水平，但不会产生视黄酸导致的红斑[45]。在另一项研究中，53 位受试者外用 1% 的视黄醇 1 周后，胶原蛋白的合成增加，基质金属蛋白酶的数量减少[46]。视黄醇还成功地与配方中的其他物质（如维生素 C、氢醌和其他分子）结合在一起，有效地增加了它的抗衰作用[47, 48]。一般来说，药妆制剂的视黄醇浓度为 0.1%～1% 不等，浓度越高疗效越好，但视黄醇浓度信息并未标注于药妆制剂上。此外，由于暴露在光线和空气中的视黄醇及用于输送视黄醇的载体都极其不稳定且容易降解，因此如何激发其疗效十分关键。

视黄醛是另一种用于药妆制剂中的维 A 酸，因为它具有良好的耐受性，以及对老化和光老化皮肤的治疗功效。0.05% 浓度的视黄醛有效且耐受性良好，能在面部等敏感部位长期使用。与其他维 A 酸类药物相比，评估视黄醛疗效的研究较少。然而，有大量的证据支持其作为抗衰剂使用。在一项评估 0.05% 的视黄醛对 32 名轻度至中度光老化受试者的影响的研究中，在 4 个月的随访中观察到受试者皮肤表面粗糙程度和粗大皱纹得到显著改善[49]。另一项研究中，在 40 名患者使用 0.05% 的视黄醛后，观察到有表皮和真皮厚度、皮肤弹性明显增加的情况[50]。

视黄酯，如视黄醇乙酸酯和视黄醇棕榈酸酯，被认为是效用最低的外用维 A 酸类药品。虽然它们广泛存在于药妆产品中，但几乎没有数据支持它们作为抗衰剂使用。此外，它们通过角质层的渗透性远低于其他维 A 酸类药物。在一项双盲随机安慰剂对照试验中，有 80 名患者使用含有视黄酯的外用制剂，在 24 周或 48 周的随访中没有发现皮肤改善的情况。此外，没有组织学证据表明视黄酯在细胞外基质重塑中的作用[51]。

三、皮肤增白剂

选择性地针对增生的黑色素细胞并抑制黑色素合成中的关键调控步骤的药妆剂已被开发出来，用于治疗各种皮肤色素沉着状况，如黄褐斑、炎症后色素沉着和雀斑。治疗色素沉着的黄金标准和最有效的药剂是氢醌，但是由于存在不良反应和安全状况，其在药妆中的使用受到限制[52]。作为替代方案，各种维生素和植物性治疗药物被研发用作为皮肤美白剂的成分。表 9-2 列出了对减少色素的药剂和临床研究的摘要。

1. 维 A 酸　维 A 酸类药物除了具有上述抗衰的特性外，还可以通过多种机制发挥皮肤美白的作用。其机制包括抑制酪氨酸酶，抑制表皮黑色素的分散，干预色素向角质细胞的转移，以及通过增加表皮细胞的更替来加速色素的流失[53]。在一项临床研究中，38 名黄褐斑患者在 40 周内使用了全反式维 A 酸，观察到其中 68% 的患者的情况得到了改善，但是同时观察到红斑和脱屑等不良反应的出现[54]。图 9-1 显示了一名患者在使用含有维 A 酸的药妆前和每天使用含有维 A 酸的药妆 3 个月后的情况。

2. 熊果苷　熊果苷是一种在不同植物种类（包括蓝莓、蔓越莓、梨树）的干叶中发现的化合物，是全世界最流行的皮肤美白和脱色剂之一。熊果苷来源于氢醌，可以抑制酪氨酸酶的活性和黑色素细胞的成熟[55]。虽然缺乏熊果苷对色素沉着的疗效的试验，但一项使用合成外用药（脱氧熊果苷）的试验显示，其持续改善皮肤的效果增强，皮肤普遍增白，而且其安全性与氢醌相当[56]。

活性成分	患者	安慰剂对照	研究终点	用药途径	疗法	结果	参数
			表 9-2　具有皮肤美白作用的药妆品				
5% 维生素 C vs. 4% 氢醌	16	–	黄褐斑	外用	16 周	改善情况：62.5% vs. 93% 不良反应情况：6.2% vs. 68.7%	10
烟酰胺	18	+	色素沉着	外用	4 周	色素沉着明显减少	11
曲酸 vs. 氢醌	80	–	轻度 / 中度色差	外用	12 周	疗效相当	12
葡萄籽提取物	12	–	黄褐斑	口服	6 个月	明显改善	13
兰花提取物 vs. 3% 的维生素 C	48	–	黄褐斑, 雀斑	外用	8 周	疗效相当	14
咖啡豆提取物	30	+	色素沉着	外用	6 周	皮肤美白效果有整体改善	15
大豆润肤霜	65	+	中度光损伤	外用	12 周	明显改善	15
甘草萃取物	20	–	黄褐斑	外用	4 周	明显改善	16
2%NAG+4% 烟酰胺	202	+	色素沉着	外用	8 周	明显改善	17
天然成分的产品 vs. 氢醌	56	–	色素沉着	外用	12 个月	配方的改善效果相近	18

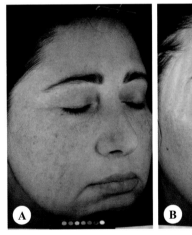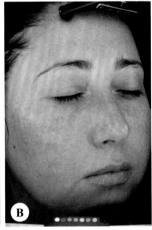

▲ 图 9-1　女性，58 岁，使用含有维 A 酸的药妆前（A）和每天使用含有维 A 酸的药妆 3 个月后（B）

3. 抗坏血酸（维生素 C） 维生素 C 是一种天然的抗氧化剂，已被证明具有降低酪氨酸酶活性和黑色素合成的生物特性[57]。它通过与酪氨酸酶活性部位的铜离子相互作用，减少多巴醌的产生，从而干预色素的产生。由于从水果和蔬菜中提取的外用维生素 C 是不稳定的，因此已经研发出稳定的衍生品（如抗坏血酸磷酸酯镁等）来维持增白皮肤的作用[58]。外用的维生素 C 制剂可以防护 UVB 辐射引起的光毒性，并改善黄褐斑和炎症性色素沉着（postinflammatory hyperpigmentation, PIH）等色素沉着的失调情况[59]。就耐受性而言，维生素 C 对皮肤通常无刺激性，因此对关注 PIH 的深色皮肤群体很有裨益。

4. α- 生育酚（维生素 E） 维生素 E 是一种存在于血浆、膜和组织中最主要的亲脂性抗氧化剂。有八种天然存在的分子具有维生素 E 的活性，其中 α- 生育酚是最丰富的，其次是 γ- 生育酚。维生素 E 已被证明具有皮肤增白的特性，有大量的实验证据证明其光保护的作用[60]。它通过干扰黑色素细胞膜的脂质过氧化作用，增加细胞内谷胱甘肽的含量，以及抑制酪氨酸酶的作用，来致使色素脱失[61]。维生素 E 与维生素 C 被证明对皮肤增白有协同作用。在一项关于维生素 E 和维生素 C 组合制剂与单一维生素 C 制剂治疗黄褐斑或色素

125

性接触性皮炎的治疗效果的对比双盲研究中，组合治疗带来的临床改善情况在这两种疾病中均明显优于单独使用维生素 C 的治疗情况[62]。维生素 E 的过敏反应或不良反应很罕见，市场上大多数产品都含有 α- 生育酚，最大浓度为 5%。

5. 烟酰胺　烟酰胺是维生素 B_3 的活性胺，通常用于药妆品中，已被证实可以干预角质细胞和黑色素细胞之间的相互作用，从而抑制黑色素的生成[11]。除了增白皮肤的功能外，烟酰胺还能减少经皮水分流失，改善皮肤屏障功能，并可用于治疗光损伤。使用 2% 烟酰胺的临床试验表明，在治疗 4 周后，它能显著减少色素沉着的总面积，增加皮肤亮度。在一项比较 4% 的烟酰胺和 4% 的氢醌治疗黄褐斑的研究中，尽管能证明烟酰胺比氢醌的刺激性小，但它需要更长的治疗时间才能产生明显的效果，而且对色素沉着的改善情况并不明显优于氢醌[63]。含有烟酰胺的药妆品中其浓度可达 5%。

6. 曲酸　曲酸是一种从醋酸菌、曲霉菌和青霉菌等真菌中提取的脱色剂。它通过抑制游离的酪氨酸酶的产生来减少色素[64]。除了干扰酪氨酸酶外，曲酸还能诱导黑色素细胞中 IL-6（一种具有抗黑色素生成作用的细胞因子）的产生[65]。曲酸的浓度为 1%～4%，但鉴于其疗效不大，通常与熊果苷、乙醇酸、甘草提取物、桑葚提取物和维生素 C 结合使用。曲酸也可与氢醌和乙醇酸一起用于治疗色素沉着。同时使用这些药剂可以减少刺激性接触性皮炎（曲酸的常见不良反应之一）的发作概率。

7. 植物提取物　各种植物提取物已被研究并显示出具有减少色素的潜力。它们通常具有天然的抗氧化特性，可以抑制酪氨酸酶，而且没有不良反应[66]。这类物质及其来源包括花青素（存在于红葡萄、蓝莓、草莓和红甘蓝中）、槲皮素（存在于洋葱、苹果皮、浆果和西兰花中）、儿茶素（存在于绿茶和可可中）、异黄酮（存在于大豆中）、类胡萝卜素（存在于胡萝卜、甜椒和橙子中）、番茄红素（存在于番茄中）和低聚原花青素或原花青素（存在于葡萄籽提取物中）[14, 15, 67]。

8. N - 乙酰葡萄糖胺　N - 乙酰葡萄糖胺（N-acetylglucosamine，NAG）是一种可以抑制前酪氨酸酶向酪氨酸酶的转化的单糖，从而减少色素沉着[68]。在一项临床研究中发现，2% 的 NAG 在被使用 8 周后可以减少面部的色素沉着的情况[68]。在另一项为期 10 周的临床研究中，使用含有烟酰胺 +NAG 组合的配方被证明可以减少不规则色素沉着（包括过度色素沉着）的出现，其效果超过了使用 SPF15 防晒霜的效果[17]。

四、敏感性皮肤的产品

在各种物理、化学、心理或激素因素作用后，皮肤出现红斑、瘙痒、刺痛、烧灼感或麻刺感等症状，即被定义为敏感性皮肤[69, 70]。拥有敏感性皮肤并不少见，流行病学研究表明，敏感性皮肤或影响全世界一半的人口。这些研究表明，受影响的性别分布大约是 60% 的女性和 40% 的男性，而且皮肤过敏的高发期在夏季而非冬季[71]。

皮肤敏感的人群表现出皮肤的高反应性，与任何免疫或过敏机制无直接关系。虽然对敏感性皮肤的研究最初集中在天生更为脆弱的脸部皮肤，但其他地方的皮肤（主要是头皮和手）也会出现过敏性症状[72]。

由于敏感性皮肤的发病机制不明，因此其治疗仍然是一个挑战，并且缺乏标准化治疗方案。皮肤屏障功能受损，以及更多经表皮水分的流失都会降低皮肤的敏感阈值，因为这会使皮肤接触到更多刺激性物质[73]。因此，养护敏感性皮肤的关键是强化角质层、加强补水和提高表皮的抗氧化能力，以抵御皮肤外部和内部触发因素。只要无刺激性和可能诱发疾病的物质，药妆品等产品就能使敏感性皮肤大大受益。

为此，需要避免会引起刺激的成分，如酒精、酮类和二甲苯；还需要避免过酸或过碱的物质，而优先考虑 pH 约为 5.5 的物质。药妆品配方的常见成分是植物性成分，但这些成分可能会增加皮肤受刺激的风险，因为它们可能具有高度致敏性。一些已被证实具有高度致敏性的植物有茶树油、蜂胶、薄荷、薰衣草、地衣和指甲花[74, 75]。其他可能引起光毒性作用，从而导致皮肤产生烧灼感和红斑的化合物有佛手柑内酯（又名 5- 甲氧基补骨脂素）、无花果叶中的补骨脂素和佛手柑油中天然存在的一种会引起光毒性作用的呋喃香豆素[76-78]。观察到德国洋甘菊（*Matricaria recutita*）、辣椒（*Capsicum annuum*）和紫锥菊（*Echinacea angustifolia*）已有严重的不良过敏反应[79, 80]。对于皮肤敏感的人群来说，在使用药妆产品之前进行安全测试（如重复全封闭型皮肤斑贴试验）是很明智的举措。重复全封闭型皮肤斑贴试验是为期 1 个月的皮肤测试，测量前 10 天的皮肤刺激性反应和最后 10 天的变应性致敏数据。

药妆剂在治疗玫瑰痤疮、湿疹和特应性皮炎等情况下是安全的，也有益于皮肤敏感的人群。其配剂包括烟酰胺、甘草提取物、野甘菊、绿茶和芦荟[81]。

治疗中外用烟酰胺已被证明可以改善角质层的屏障功能，也可以改善光老化患者的红斑情况[82]。羟丙基脱乙酰壳多糖和胶态燕麦粉是其他常见的药妆剂，不仅对皮肤屏障有保护作用，而且有抗炎作用[83, 84]。具有抗氧化特性的药妆品也能有益于敏感性皮肤，因为它们能减少皮肤中氧化应激分子的数量，并抑制促炎级联反应的强度。这类制剂包含维生素 C、茶叶提取物（绿茶、红茶、白茶和黑茶）、咖啡果提取物和咖啡因、芦荟、姜黄、洋甘菊（红没药醇）和蘑菇等。

五、讨论

实验室和临床数据表明，药妆品的应用是一个非常有前景的领域，其在多种疾病和美容行业中的潜在应用是非常丰富的。声称能影响皮肤结构及功能的药妆品，比化妆品在科学证实方面有着更高的标准。这些标准至少包括并能够证实 Albert Kligman 博士提出的三个主要问题，即清楚地了解该成分能够渗透到皮肤中、有明确的作用机制、持续外用能具有特定的临床效果。由于预计药妆品仅对皮肤外观进行微妙的改善，因此与载体控制相比，给展示药妆品的功效带来了挑战。尽管如此，总体而言，大量证据表明药妆品在防止光损伤、逆转衰老迹象、保护敏感性皮肤和美白皮肤方面具有重要效用。重要的是，除了作为独立的药剂外，药妆疗法还可用于化学换肤、激光和注射剂的辅助治疗，缓解美容治疗的疼痛，并缩短术后愈合的时间[85]。使用所述的一些药妆品（如抗坏血酸）可以减少 PIH[86]。在剥脱性激光治疗之前，外用维 A 酸类药物可以帮助表皮细胞再生，并减少红斑[87]。

尽管药妆品的使用有许多注意事项，但对药妆品使用中的活性成分的研究仍然是富有成效并引发诸多关注的。持续的研究可以推进对真皮信号传导机制的总体理解，并对现有美容手术的作用机制提供更深入的见解。对药妆的研究不仅可以提供临床疗效的证明，而且可以利用基因、蛋白质和组织学证据来明确其效果，从而改善药妆这一领域。消费者可以获得更多适合其特定皮肤需求和条件的无创性、低成本和高效率的选择，而医生可以获得全面的信息来应对其患者相应的咨询和治疗。

参 考 文 献

[1] Global Cosmeceuticals Market 2017–2023: Cosmeceuticals Market is Outpacing all Other Product Segments in Personal Care. Globenewswire.com, Globe Newswire, 18 June 2018. Available at https://www.globenewswire.com/news-re-lease/2018/06/11/1519409/0/en/Global-Cosmeceuticals-Market-2017–2023–Cosmeceuticals-Market-is-Outpacing-all-Other-Product-Segments-in-Personal-Care.html. Accessed August 17, 2020.

[2] Kligman A. The future of cosmeceuticals: an interview with Albert Kligman, MD, PhD. Interview by Zoe Diana Draelos. *Dermatol Surg*. 2005;31(7 pt 2):890–891.

[3] Amer M, Maged M. Cosmeceuticals versus pharmaceuticals. *Clin Dermatol*. 2009;27(5):428–430.

[4] de Gruijl FR, Rebel H. Early events in UV carcinogenesis – DNA damage, target cells and mutant p53 foci. *Photochem Photobiol*. 2008;84(2):382–387.

[5] Tewari A, Sarkany RP, Young AR. UVA1 induces cyclobutane pyrimidine dimers but not 6–4 photoproducts in human skin in vivo. *J Invest Dermatol*. 2012;132(2):394–400.

[6] Yaar M, Gilchrest BA. Photoageing: mechanism, prevention and therapy. *Br J Dermatol*. 2007;157(5):874–887.

[7] Fourtanier A, Moyal D, Seite S. UVA filters in sun-protection products: regulatory and biological aspects. *Photochem Photobiol Sci*. 2012;11(1):81–89.

[8] Hexsel CL, Bangert SD, Hebert AA, Lim HW. Current sunscreen issues: 2007 Food and Drug Administration sun-screen labelling recommendations and combination sunscreen/insect repellent products. *J Am Acad Dermatol*. 2008;59(2):316–323.

[9] Ou-Yang H, Stanfield JW, Cole C, Appa Y. An evaluation of ultraviolet A protection and photo-stability of sunscreens marketed in Australia and New Zealand. *Photodermatol Photoimmunol Photomed*. 2010;26(6):336–337.

[10] Espinal-Perez LE, Moncada B, Castanedo-Cazares JP. A double-blind randomized trial of 5% ascorbic acid vs. 4% hydroquinone in melasma. *Int J Dermatol*. 2004;43(8):604–607.

[11] Hakozaki T, Minwalla L, Zhuang J, et al. The effect of niacinamide on reducing cutaneous pigmentation and suppression of melanosome transfer. *Br J Dermatol*. 2002;147(1):20–31.

[12] Draelos ZD, Yatskayer M, Bhushan P, Pillai S, Oresajo C. Evaluation of a kojic acid, emblica extract, and glycolic acid formulation compared with hydroquinone 4% for skin lightning. *Cutis*. 2010;86(3):153–158.

[13] Yamakoshi J, Sano A, Tokutake S, et al. Oral intake of proanthocyanidin-rich extract from grape seeds improves chloasma. *Phytother Res*. 2004;18(11):895–899.

[14] Tadokoro T, Bonté F, Archambault JC, et al. Whitening efficacy of plant extracts including orchid extracts on Japanese female skin with melasma and lentigo senilis. *J Dermatol*. 2010;37(6):522–530.

[15] Wallo W, Nebus J, Leyden JJ. Efficacy of a soy moisturizer in photoaging: a double-blind, vehicle-controlled, 12-week study. *J Drugs Dermatol*. 2007;6(9):917–922.

[16] Amer M, Metwalli M. Topical liquiritin improves melasma. *Int J Dermatol*. 2000;39(4):299–301.

[17] Kimball AB, Kaczvinsky JR, Li J, et al. Reduction in the appearance of facial hyperpigmentation after use of moisturizers with a combination of topical niacinamide and N-acetyl glucosamine: results of a randomized, double-blind, vehicle-controlled trial. *Br J Dermatol*. 2010;162(2):435–441.

[18] Thornfeldt C, Rizer RL, Trookman NS. Blockade of melanin synthesis, activation and distribution pathway by a nonpre-scription natural regimen is equally effective to a multiple prescription-based therapeutic regimen. *J Drugs Dermatol*. 2013;12(12):1449–1454.

[19] Sambandan DR, Ratner D. Sunscreens: an overview and update. *J Am Acad Dermatol*. 2011;64(4):748–758.

[20] Cole C, Shyr T, Ou-Yang H. Metal oxide sunscreens protect skin by absorption, not by reflection or scattering. *Photodermatol Photoimmunol Photomed*. 2016;32(1):5–10.

[21] Draelos ZD. The multifunctional value of sunscreen-containing cosmetics. *Skin Ther Lett*. 2011;16(7):1–3.

[22] Darlington S, Williams G, Neale R, Frost C, Green A. A randomized controlled trial to assess sunscreen application and beta carotene supplementation in the prevention of solar keratoses. *Arch Dermatol*. 2003;139(4):451–455.

[23] Green A, Williams G, Neale R, et al. Daily sunscreen application and betacarotene supplementation in prevention of basal-cell and squamous-cell carcinomas of the skin: a randomised controlled trial. *Lancet*. 1999;354(9180):723–729.

[24] Sanchez G, Nova J, Rodriguez-Hernandez AE, et al. Sun protection for preventing basal cell and squamous cell skin cancers. *Cochrane Database Syst Rev*. 2016;7:CD011161.

[25] van der Pols JC, Williams GM, Pandeya N, Logan V, Green AC. Prolonged prevention of squamous cell carcinoma of the skin by regular sunscreen use. *Cancer Epidemiol Biomarkers Prev*. 2006;15(12):2546–2548.

[26] Hughes MC, Williams GM, Baker P, Green AC. Sunscreen and prevention of skin aging: a randomized trial. *Ann Intern Med*. 2013;158(11):781–790.

[27] Draelos ZD. Compliance and sunscreens. *Dermatol Clin*. 2006;24(1):101–104.

[28] Xu S, Kwa M, Agarwal A, Rademaker A, Kundu RV. Sunscreen product performance and other determinants of consumer preferences. *JAMA Dermatol*. 2016;152(8):920–927.

[29] Tanner PR. Sunscreen product formulation. *Dermatol Clin*. 2006;24(1):53–62.

[30] Isedeh P, Osterwalder U, Lim HW. Teaspoon rule revisited: proper amount of sunscreen application. *Photodermatol Photoimmunol Photomed*. 2013;29(1):55–56.

[31] Jeanmougin M, Bouloc A, Schmutz JL. A new sunscreen application technique to protect more efficiently from ultraviolet radiation. *Photodermatol Photoimmunol Photomed*. 2014;30(6):323–331.

[32] Schneider J. The teaspoon rule of applying sunscreen. *Arch Dermatol*. 2002;138(6):838–839.

[33] Beyer DM, Faurschou A, Haedersdal M, Wulf HC. Clothing reduces the sun protection factor of sunscreens. *Br J Dermatol*. 2010;162(2):415–419.

[34] Castenmiller JJ, West CE. Bioavailability and bioconversion of carotenoids. *Annu Rev Nutr*. 1998;18:19–38.

[35] Paik J, Vogel S, Piantedosi R, Sykes A, Blaner WS, Swisshelm K. 9-cis-retinoids: biosynthesis of 9-cis-retinoic acid. *Biochemistry*. 2000;39(27):8073–8084.

[36] Fisher GJ, Datta SC, Talwar HS, et al. Molecular basis of sun-induced premature skin ageing and retinoid antagonism. *Nature*. 1996;379(6563):335–339.

[37] Napoli JL. Biochemical pathways of retinoid transport, metabolism, and signal transduction. *Clin Immunol Immunopathol*. 1996;80(3 pt 2):S52–S62.

[38] Sorg O, Antille C, Kaya G, Saurat JH. Retinoids in cosmeceuticals. *Dermatol Ther*. 2006;19(5):289–296.

[39] Dawson MI. Synthetic retinoids and their nuclear receptors. *Curr Med Chem Anticancer Agents*. 2004;4(3):199–230.

[40] Sorg O, Saurat JH. Topical retinoids in skin ageing: a focused update with reference to sun-induced epidermal vitamin A deficiency. *Dermatology*. 2014;228(4):314–325.

[41] Samuel M, Brooke RC, Hollis S, Griffiths CE. Interventions for photodamaged skin. *Cochrane Database Syst Rev*. 2010;86(3):CD001782.

[42] Kang S, Bergfeld W, Gottlieb AB, et al. Long-term efficacy and safety of tretinoin emollient cream 0.05% in the treatment of photodamaged facial skin: a two-year, randomized, placebo-controlled trial. *Am J Clin Dermatol*. 2005;6(4):245–253.

[43] Kang S, Leyden JJ, Lowe NJ, et al. Tazarotene cream for the treatment of facial photodamage: a multicenter, investigator-masked, randomized, vehicle-controlled, parallel comparison of 0.01%, 0.025%, 0.05%, and 0.1% tazarotene creams with 0.05% tretinoin emollient cream applied once daily for 24 weeks. *Arch Dermatol*. 2001;137(12):1597–1604.

[44] Kang S, Goldfarb MT, Weiss JS, et al. Assessment of adapalene gel for the treatment of actinic keratoses and lentigines: a randomized trial. *J*

Am Acad Dermatol. 2003;49(1):83–90.

[45] Kang S, Duell EA, Fisher GJ, et al. Application of retinol to human skin in vivo induces epidermal hyperplasia and cellular retinoid binding proteins characteristic of retinoic acid but without measurable retinoic acid levels or irritation. *J Invest Dermatol.* 1995;105(4):549–556.

[46] Varani J, Warner RL, Gharaee-Kermani M, et al. Vitamin A antagonizes decreased cell growth and elevated collagen-degrading matrix metalloproteinases and stimulates collagen accumulation in naturally aged human skin. *J Invest Dermatol.* 2000;114(3):480–486.

[47] Draelos ZD. Novel approach to the treatment of hyperpigmented photodamaged skin: 4% hydroquinone/0.3% retinol versus tretinoin 0.05% emollient cream. *Dermatol Surg.* 2005;31(7 pt 2):799–804.

[48] Seite S, Bredoux C, Compan D, et al. Histological evaluation of a topically applied retinol-vitamin C combination. *Skin Pharmacol Physiol.* 2005;18(2):81–87.

[49] Vienne MP, Ochando N, Borrel MT, Gall Y, Lauze C, Dupuy P. Retinaldehyde alleviates rosacea. *Dermatology.* 1999;199(suppl 1):53–56.

[50] Diridollou S, Vienne MP, Alibert M, et al. Efficacy of topical 0.05% retinaldehyde in skin aging by ultrasound and rheo-logical techniques. *Dermatology.* 1999;199(suppl 1):37–41.

[51] Green C, Orchard G, Cerio R, Hawk JL. A clinicopathological study of the effects of topical retinyl propionate cream in skin photoageing. *Clin Exp Dermatol.* 1998;23(4):162–167.

[52] Nordlund J, Grimes P, Ortonne JP. The safety of hydroquinone. *J Cosmet Dermatol.* 2006;5(2):168–169.

[53] Ortonne JP. Retinoid therapy of pigmentary disorders. *Dermatol Ther.* 2006;19(5):280–288.

[54] Griffiths CE, Finkel LJ, Ditre CM, Hamilton TA, Ellis CN, Voorhees JJ. Topical tretinoin (retinoic acid) improves melasma. A vehicle-controlled, clinical trial. *Br J Dermatol.* 1993;129(4):415–421.

[55] Maeda K, Fukuda M. Arbutin: mechanism of its depigmenting action in human melanocyte culture. *J Pharmacol Exp Ther.* 1996;276(2):765–769.

[56] Boissy RE, Visscher M, DeLong MA. DeoxyArbutin: a novel reversible tyrosinase inhibitor with effective in vivo skin lightning potency. *Exp Dermatol.* 2005;14(8):601–608.

[57] Choi YK, Rho YK, Yoo KH, et al. Effects of vitamin C vs. multivitamin on melanogenesis: comparative study in vitro and in vivo. *Int J Dermatol.* 2010;49(2):218–226.

[58] Farris PK, Topical vitamin C: a useful agent for treating photoaging and other dermatologic conditions. *Dermatol Surg.* 2005;31(7 pt 2):814–817;discussion 818.

[59] Kameyama K, Sakai C, Kondoh S, et al. Inhibitory effect of magnesium L-ascorbyl-2-phosphate (VC-PMG) on melano-genesis in vitro and in vivo. *J Am Acad Dermatol.* 1996;34(1):29–33.

[60] Thiele JJ, Hsieh SN, Ekanayake-Mudiyanselage S. Vitamin E: critical review of its current use in cosmetic and clinical dermatology. *Dermatol Surg.* 2005;31(7 pt 2):805–813;discussion 813.

[61] Badreshia-Bansal S, Draelos ZD. Insight into skin lightning cosmeceuticals for women of color. *J Drugs Dermatol.* 2007;6(1):32–39.

[62] Hayakawa R, Ueda H, Nozaki T, et al. Effects of combination treatment with vitamins E and C on chloasma and pig-mented contact dermatitis. A double blind controlled clinical trial. *Acta Vitaminol Enzymol.* 1981;3(1):31–38.

[63] Navarrete-Solis J, Castanedo-Cázares JP, Torres-Álvarez B, et al. A double-blind, randomized clinical trial of niacinamide 4% versus hydroquinone 4% in the treatment of melasma. *Dermatol Res Pract.* 2011;2011:379173.

[64] Kim YJ, Uyama H. Tyrosinase inhibitors from natural and synthetic sources: structure, inhibition mechanism and perspective for the future. *Cell Mol Life Sci.* 2005;62(15):1707–1723.

[65] Choi H, Kim K, Han J, et al. Kojic acid-induced IL-6 production in human keratinocytes plays a role in its anti-melanogenic activity in skin. *J Dermatol Sci.* 2012;66(3):207–215.

[66] Sarkar R, Arora P, Garg KV. Cosmeceuticals for hyperpigmentation: what is available? *J Cutan Aesthet Surg.* 2013;6(1):4–11.

[67] No JK, Soung DY, Kim YJ, et al. Inhibition of tyrosinase by green tea components. *Life Sci.* 1999;65(21):241–246.

[68] Bissett DL, Robinson LR, Raleigh PS, et al. Reduction in the appearance of facial hyperpigmentation by topical N-acetyl glucosamine. *J Cosmet Dermatol.* 2007;6(1):20–26.

[69] Muizzuddin N, Marenus KD, Maes DH. Factors defining sensitive skin and its treatment. *Am J Contact Dermat.* 1998;9(3):170–175.

[70] Saint-Martory C, Roguedas-Contios AM, Sibaud V, Degouy A, Schmitt AM, Misery L. Sensitive skin is not limited to the face. *Br J Dermatol.* 2008;158(1):130–133.

[71] Willis CM, Shaw S, De Lacharrière O, et al. Sensitive skin: an epidemiological study. *Br J Dermatol.* 2001;145(2):258–263.

[72] Misery L, Rahhali N, Ambonati M, et al. Evaluation of sensitive scalp severity and symptomatology by using a new score. *J Eur Acad Dermatol Venereol.* 2011;25(11):1295–1298.

[73] Seidenari S, Francomano M, Mantovani L. Baseline biophysical parameters in subjects with sensitive skin. *Contact Dermatitis.* 1998;38(6):311–315.

[74] Corazza M, Borghi A, Gallo R, et al. Topical botanically derived products: use, skin reactions, and usefulness of patch tests. A multicentre Italian study. *Contact Dermatitis.* 2014;70(2):90–97.

[75] Jack AR, Norris PL, Storrs FJ. Allergic contact dermatitis to plant extracts in cosmetics. *Semin Cutan Med Surg.* 2013;32(3):140–146.

[76] Pathak MA. Phytophotodermatitis. *Clin Dermatol.* 1986;4(2):102–121.

[77] Bassioukas K, Stergiopoulou C, Hatzis J. Erythrodermic phytophotodermatitis after application of aqueous fig-leaf extract as an artificial suntan promoter and sunbathing. *Contact Dermatitis.* 2004;51(2):94–95.

[78] Bollero D, Stella M, Rivolin A, Cassano P, Risso D, Vanzetti M, et al. Fig leaf tanning lotion and sun-related burns: case reports. *Burns.* 2001;27(7):777–779.

[79] Kircik LH. Comparative study of the efficacy and tolerability of a unique topical scar product vs white petrolatum following shave biopsies. *J Drugs Dermatol.* 2013;12(1):86–90.

[80] Mammone T, Muizzuddin N, Declercq L, et al. Modification of skin discoloration by a topical treatment containing an extract of Dianella ensifolia: a potent antioxidant. *J Cosmet Dermatol.* 2010;9(2):89–95.

[81] Draelos ZD. Cosmeceuticals for rosacea. *Clin Dermatol.* 2017;35(2):213–217.

[82] Christman JC, Fix DK, Lucus SC, et al. Two randomized, controlled, comparative studies of the stratum corneum integrity benefits of two cosmetic niacinamide/glycerin body moisturizers vs. conventional body moisturizers. *J Drugs Dermatol.* 2012;11(1):22–29.

[83] Veraldi S, Raia DD, Schianchi R, De Micheli P, Barbareschi M. Treatment of symptoms of erythemato-telangiectatic rosacea with topical potassium azeloyl diglycinate and hydroxypropyl chitosan: results of a sponsor-free, multicenter, open study. *J Dermatolog Treat.* 2015;26(2):191–192.

[84] Wu J. Treatment of rosacea with herbal ingredients. *J Drugs Dermatol.* 2006;5(1):29–32.

[85] Wisniewski JD, Ellis DL, Lupo MP. Facial rejuvenation: combining cosmeceuticals with cosmetic procedures. *Cutis.* 2014;94(3):122–126.

[86] Davis EC, Callender VD. Postinflammatory hyperpigmentation: a review of the epidemiology, clinical features, and treatment options in skin of color. *J Clin Aesthet Dermatol.* 2010;3(7):20–31.

[87] Orringer JS, Kang S, Johnson TM, et al. Tretinoin treatment before carbon-dioxide laser resurfacing: a clinical and biochemical analysis. *J Am Acad Dermatol.* 2004;51(6):940–946.

第 10 章　其他美容治疗
Miscellaneous Aesthetic Procedures

Lindsey M. Voller　Rachit Gupta　Noora S. Hussain　Charles E. Crutchfield Ⅲ
Javed A. Shaik, PhD　Maria K. Hordinsky　Neil S. Sadick　Ronda S. Farah　著

本章重点

- 微晶磨皮利用温和机械摩擦重塑表皮、促进皮肤再生并增强美容效果。
- 脂肪团是女性美容患者的常见主诉，治疗方法包括局部用药、注射、手术和使用各种能量的美容仪。
- 微针是一种使用局灶性组织损伤刺激重塑和新胶原生成的美容技术。
- 富血小板血浆在美容医学中具有促进皮肤年轻化、治疗脱发、改善瘢痕等多种用途。

一、微晶磨皮

1. 概述　微晶磨皮（microdermabrasion，MDA）是一种简单非手术剥脱术，利用温和机械摩擦重塑表皮[1]。MDA 通过引起浅表损伤促进皮肤年轻化，并随着组织愈合改善外观。1985 年，MDA 开始应用于意大利；1988 年，Monteleone 首次描述了微晶磨皮的临床应用[2]。此后，MDA 成为各种临床环境中常用的微创手术。美国美容整形外科学会估计 MDA 是继化学换肤和强脉冲光（intense pulsed light，IPL）后第三大最广泛使用的皮肤年轻化治疗手段[3]。MDA 已被用于解决光损害、皱纹、肤色和肤质不均、黄褐斑、萎缩纹、毛孔粗大、痤疮表浅性瘢痕及祛文身等各种美容相关问题[1, 4, 5]。此外，MDA 还被证实可通过增强皮肤屏障的渗透性来提高某些药物的经皮给药功效[6]。本部分对 MDA 及其目前在临床实践中的效用作了简要概述。

2. 医疗设备　美国食品药品管理局将 MDA 设备归类为 I 类医疗设备豁免[7]。传统微晶磨皮机由两个主要元素构成闭环系统：研磨、剥落部件和真空泵或压缩空气动力源（图 10-1）[5]。研磨部件内含惰性晶体（通常是氧化铝），在负压下将晶体从灭菌性或一次性手柄中喷射到皮肤上。被喷射出的晶体随后将其动能转移至角质层，从而使角质层细胞脱落并清除表面碎屑[1, 5]。而无晶体的微晶磨皮机则利用金刚石或内嵌晶体的手柄或刷头作为研磨刺激物（表 10-1）。研磨程度因手柄的粗糙度而不同。当设备沿着皮肤移动时，真空吸引器同时收集碎屑。

除了去角质，MDA 还能让黑素体在表皮内重新分布和真皮 – 表皮交界处变平[1, 8-10]。也有报道称 MDA 可促进胶原蛋白增生[1, 8, 11]。Rajan 等的研究表明，MDA 1 周后，角质层的水合作用增强，同时经表皮失水减少，这表明微晶磨皮改善了皮肤屏障功能[12]。此外，相关文献记载，微晶磨皮能够帮助皮肤产生更多神经酰胺，改善脂质屏障

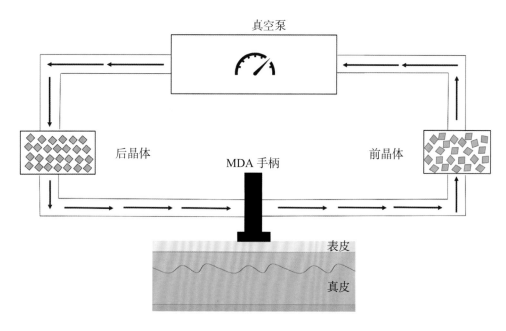

真空泵

后晶体　　　MDA 手柄　　　前晶体

表皮

真皮

▲ 图 10-1　常规微晶磨皮机示意图

图片由 Ronda S. Farah, MD, University of Minnesota, Department of Dermatology, MN, USA 提供

表 10-1　含晶体设备与无晶体设备对比		
	含晶体设备	无晶体设备
研磨介质	惰性晶体（如氧化铝或氯化钠）	金刚石或内嵌晶体的手柄
机制	晶体被喷射到皮肤表面，使角质层细胞脱落	研磨手柄直接去除角质并破坏皮肤表面
风险	增加颗粒物吸入及角膜擦伤风险	无颗粒物吸入及角膜擦伤风险

功能[13]。MDA 的联合作用在皮肤重塑时提升了美容效果。

　　自第一个 MDA 系统于 1985 年被引入以来，已迭代多次。无晶体系统由于降低了眼部刺激和颗粒物吸入的风险，正在很大程度上取代传统的雾化晶体装置[14]。部分使用了局部给药技术的装置还能够提高经皮给药功效。一些学者将低分子量化合物（例如维生素 C 和 5- 氟尿嘧啶）与 MDA 联合应用。然而，尚需开展更多研究来证实这种方法的效果[6, 15]。值得注意的是，家用设备正广受护肤品消费者青睐，市面上出现了无数产品可供选择。然而，这类设备不如医疗机构所用

的效果显著。因此，患者在治疗前应考虑咨询具备专科专业资格的皮肤科医生，从而选择合适的设备。

　　另一种无晶体的替代方法是新研发的水磨皮技术。水磨皮采用含氧气和水的溶液、负压清洁、MDA 构成的研磨系统来去除表皮[16]。水磨术可拓宽表皮和真皮中的微通道，并进行皮肤水合作用。Freedman 等在 2008 年进行了一项试验研究水磨术的效果[17]。10 名健康的女性志愿者实施了 6 次水磨术治疗，每隔 7~10 天用多酚类抗氧化剂的血清，而另外 10 名志愿者仅接受抗氧化血清治疗。皮肤活检显示，与治疗前相比，水磨术 + 抗氧化血清试验组的表皮和真皮乳头层厚度明显增加，而仅使用血清的试验组皮肤变化并不明显[17]。在这种情况下，外用多酚类抗氧化剂可能会增强 MDA 的整体治疗效果，有效改善细纹、肤质、毛孔粗大、色素沉着等问题[18]。随着水磨术日益普及，将可能替代传统微晶磨皮。然而，目前关于这项技术的文献稀少，需要进一步研究。

3. 使用报道　鉴于 MDA 的微创性和总体优异的安全性适用于多数患者。尽管学者建议对肤色

较深（在 Fitzpatrick 皮肤分型中Ⅳ～Ⅵ型）的患者进行更保守的治疗，以降低炎症后发生皮肤色素改变的风险，而 MDA 实际仍可安全地用于任何皮肤类型（Ⅰ～Ⅵ型）的患者[5]。

由于手术效果主要取决于皮肤具体情况，医生应根据治疗的预期反应选择患者。但是，很少有设计良好的临床试验评估 MDA，并将其疗效与其他微创手术进行对比[1]。现有证据中，似乎有浅表性皮肤问题［如面部皱纹、细纹、皮肤暗沉、毛孔粗大和（或）肤质问题］的患者可能通过 MDA 治疗效果最好[7, 19, 20]。MDA 可用于治疗痤疮瘢痕形成的特定病例，但可能需要更长的治疗时间和（或）更深的消融[9, 21]。有报道称，MDA 亦可轻度甚至中度改善萎缩纹[1]。关于 MDA 对于寻常痤疮、色素沉着（如黄褐斑）、红斑性疾病（如玫瑰痤疮和毛细血管扩张症）治疗效果证据不一[14, 19, 22, 23]。因此，有意向接受 MDA 治疗的患者应接受适当咨询，了解治疗的适应证、替代方案、风险和益处。此外，患者在初次治疗前，设定现实的期望值亦十分关键。再者，患者还应进行全面的病史调查和皮肤检查，以确保没有治疗的主要禁忌证。

在为有意向的患者规划 MDA 治疗时，另一需考虑的因素便是治疗费用。作为一项美容手术，MDA 通常不在保险公司的承保范围内，价格可能会因为供应商、地理区域和治疗范围 / 持续时间而有所不同。大概的治疗价格至少为 100 美元，并且美国各地价格差异颇大。此外，建议患者进行多次治疗以达到最佳效果[14]。医生需要提前告知患者预计总费用，确保患者在启动治疗方案前了解其财务影响。

4. 技术 MDA 门诊和非临床环境（例如诊所、美容院、医疗护理机构），由各类受训过的专业人员（包括皮肤科医生、整形外科医生、护士和持证美容师）进行（图 10-2）。不需要局部麻醉，若患者感到过度不适，应停止手术。技术标准可能因医生而异，表 10-2 为根据 Small 等和

Karimipour 等资料改编的常规操作程序[14, 19]。治疗技术也根据设备制造商的建议而不同。需注意，表面磨皮情况可通过调整器械头尺寸、颗粒物大小、重复次数、探针移动速度、磨皮深度、晶体流速、曝光时间和真空压力而改变[6]。

术后指导也根据治疗参数而有所不同。与激光术后指导类似，通常推荐润肤剂、防晒霜，避免使用刺激产品和避免阳光直晒。在较长的时期内进行多次治疗，可以取得更显著的效果[19]。通常建议患者每周或每 2 周进行一次治疗，持续 4～6 周，以获得明显改善。治疗计划完成后，可根据个体情况提供补充治疗，以维持和（或）增强治疗效果。

5. 治疗附加亮点 在单独的咨询中，可以建议患者联合其他美容治疗，包括使用光疗型设备、注射疗法、化学换肤术和皮肤紧致。这些治疗可增强整体治疗效果，但是，不建议在 MDA 的同一天进行。

6. 风险与禁忌证 作为一种微创手术，MDA 总体上安全性高，产生不良反应的风险小。轻微并发症包括治疗部位的触痛、水肿和瘀青。应告知患者，术后可能会出现轻微发红，但 1～5 天内会消失[14]。对于明显红斑，可使用冰袋，并可考虑外用类固醇。患者也可能反映其出现轻微的短暂不适和刺痛，由于疼痛不是预期的，应立即向

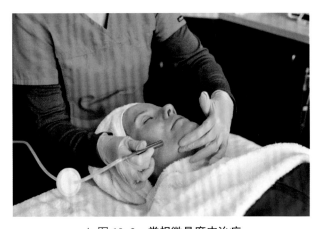

▲ 图 10-2　常规微晶磨皮治疗

图片由 Dr. Charles E Crutchfield Ⅲ, Crutchfield Dermatology, Eagan, MN 提供

表 10-2	常规微晶磨皮制剂及治疗技术概述
术前 1~2 周	• 建议患者停止使用刺激性皮肤产品（如维 A 酸、乙醇酸） • 对有单纯疱疹病毒或水痘带状疱疹病毒感染史的患者考虑疱疹和水痘预防
手术日	• 取得患者同意 • 确认患者近期未晒黑 • 检查患者皮肤是否有活动性感染、严重的脓疱性痤疮、治疗区域存在皮肤恶性肿瘤和其他皮肤病 • 拍摄基准照片 • 在非治疗区域进行皮肤测试（尤其是在较高的 Fitzpatrick 皮肤类型中）
术前准备	• 提供护目镜 • 清洁皮肤以去除多余油脂 • 保持治疗区域完全干燥 • 进行设备治疗设置。建议参数取决于所用设备，遵循相应设备制造商的使用说明
术中	• 确认设备的治疗设置 • 将设备手柄置于皮肤表面 • 施加张力和持续、均匀的压力 • 根据制造商建议在皮肤上移动，建议向每一不同方向移动 3 次[18] • 在皮肤角质层较薄部位减轻吸力和压力
患者监测	• 持续监测患者是否出现过度不适、刺激反应或立即出现瘀斑 / 紫癜等 • 持续至治疗终点，即转为轻度红斑
术后	• 用湿润的毛巾清除碎屑 • 使用润肤霜和广谱防晒霜 • 建议患者在 1~2 周内避免使用刺激皮肤的物质（如维 A 酸、乙醇酸） • 按照制造商的建议对设备进行消毒或灭菌

主管医生报告。缺乏适当的眼部保护会出现角膜刺激症状[19]。与其他皮肤外科手术类似，如果患者皮肤特别薄，或在围术期服用抗血小板药物或抗凝血药物，可能会出现严重瘀青。尽管瘢痕和擦伤较为罕见，但如果治疗设置过于激进，则可能发生。与任何皮肤手术一样，医生应提醒患者

注意色素减退和色素沉着的风险。同时，还可能发生因自体接种引起的病毒感染（如单纯疱疹病毒、皮肤疣、传染性软疣）。一些学者建议，对有单纯疱疹或水痘感染史的患者使用阿昔洛韦或伐昔洛韦进行预防性治疗[14]。设备使用后始终彻底清洁或消毒，以避免传染病传播。对医疗人员而言，有学者认为吸入氧化铝晶体可能造成肺纤维化或患上阿尔茨海默病，但仍需深入研究以确定两者的直接关系[9, 19]。

MDA 的禁忌证包括但不限于妊娠或哺乳、活动性感染、增生性病变或出血性损伤、瘢痕疙瘩或肥厚性瘢痕病史、免疫抑制、皮肤萎缩、出血异常、治疗区域的皮肤病、治疗区域的皮肤恶性肿瘤，以及严重脓疱性痤疮[14]。尽管《皮肤外科》（*Dermatologic Surgery*）中提到，Waldman 等在 2017 年版异维 A 酸共识指南中讨论了皮肤磨削术，但未明确说明异维 A 酸与 MDA 联合使用的情况。

7. 结论　本节重点介绍了微晶磨皮的临床应用。这是一种微创手术，利用机械摩擦重塑表皮，促进胶原蛋白形成，并随着皮肤愈合达到美容效果。自早期引入微晶磨皮以来，其已迅速发展成为一项常规美容手术，可用于各类门诊。尽管微晶磨皮在美国 FDA 的豁免状况使其临床试验受限，但微晶磨皮后发生不良反应的风险低，因此适用于多数患者。此外，尚需进一步研究以确定能从治疗中获益最大的合适患者群体。

二、脂肪团治疗

1. 概述　脂肪团亦称为妇科脂肪营养不良、水肿性脂肪病、水肿性纤维硬化性脂膜病、结节性脂肪硬化症，其特点是皮肤出现不均匀的凹陷或结节（图 10-3）[25-28]。脂肪团在女性中极为常见。据文献记载，所有人种中，85%~98% 的女性在其一生中经历过某种形式的脂肪团[25, 29, 30]。然而，研究脂肪团患病率的原创性学术论文十分缺乏。相较于女性，男性出现脂肪团的概率非常低，仅为

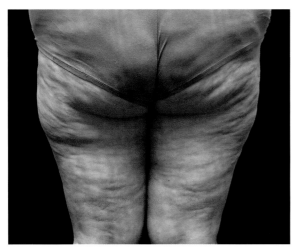

▲ 图 10-3　该图展示了一位 34 岁女性，其皮肤显示出不均匀的凹陷和结节

图片由 Dr. Charles E Crutchfield Ⅲ, Crutchfield Dermatology, Eagan, MN 提供

1%～2%，通常只发生在患有相对雄激素缺乏症的男性中，如 Klinefelter 综合征和先天性腺功能减退症[30-33]。尽管脂肪团患病率很高，但相关流行病学数据十分稀少。另外，与亚洲女性相比，脂肪团更常见于高加索女性[30]。脂肪团通常更倾向于出现在 20—30 岁的女性中，但有些女性在青春期过后（最早 15 岁）便可出现[31]。

在 PubMed 数据库上搜索发现，研究脂肪团对生活质量影响的原始文章有限。在 Hexsel 等开展的研究［由 Goldman 发表于《脂肪团——病理生理学及治疗》（Cellulite：Pathophysiology and Treatment）］中，评估了 62 名出现脂肪团的 18—45 岁女性患者。其中，70% 的参与者反馈脂肪团"极大地影响了他们的正常生活"[34]。Hexsel 等还评估了另外 50 名女性受试者，并发现脂肪团限制了她们的户外活动和着装类型，降低了自尊心，并使其对配偶的关注和评价感到恐惧（由 Goldman 发表于《脂肪团——病理生理学及治疗》）[35]。然而，尚无法获得该研究细节，因此还需额外研究来量化脂肪团对生活质量的影响。

尽管"脂肪团"一词于 19 世纪中期由法国学者初创，但这一病症直到 1920 年才得以研究，并被法国科学家 Alquier 和 Paviot 认为是水分代谢异常[32, 36]。50 年后，得益于一本非常受欢迎的书《脂肪团——你之前无法减掉的肿块、凸块和肥胖部位》（Cellulite：Those Lumps，Bump，and Bulges You Couldn't Lose Before），"脂肪团"这一概念为美国民众熟知。该脂肪团相关书籍由纽约一家美容院的老板 Nicole Ronsard 出版[37, 38]。"脂肪团"这一概念在 20 世纪 70 年代风靡一时，推动专注于治疗这一病症的行业发展。脂肪团最初治疗方法着眼于加速淋巴回流和改善受影响区域的血液循环，通常为各种物理疗法（如按摩和外用脂肪团去除霜）的结合运用[31]。如今，脂肪团治疗逐渐侧重于脂肪团的结构异常问题[31]。

在 21 世纪，脂肪团治疗已成为全球一项规模巨大且发展迅速的行业。过去几十年里，物理减压、局部治疗、射频、声波治疗、微聚焦超声、冷冻溶脂、使用注射剂和皮下切除术等治疗手段得到了发展。这些治疗方法中，尽管多数是针对治疗脂肪团建立的，但部分治疗方法需以超出说明书范围的方式使用，涉及下述几类：物理和局部治疗、射频设备、皮下切除术和注射治疗的组合[31]。这些治疗可能非常昂贵。对于接受脂肪团治疗所需的平均治疗费用，尚缺乏同行评议的数据。然而，显示用户评论和流行美容手术费用的在线网站报道，接受脂肪团治疗的患者平均总花费约 1650 美元，最高可达 5000 美元[39]。

2. 病因　Goldman 和 Hexsel 将脂肪团描述为一种生理状态而非病理状态。学者认为，脂肪团可确保女性青春期后有足够脂肪组织储备，从而保证有足够热量用于高能量需求状态（如妊娠和哺乳）[40]。脂肪团的病因不甚明了，但许多已知风险因素会导致患者形成脂肪团。除遗传因素外，年龄的增长、性别（女性）、人种（白种人）、雌性激素、妊娠、其他激素变化、碳水化合物摄入过多、久坐不动的生活方式等均与脂肪团的形成有关（表 10-3）[27, 31, 36]。

形成脂肪团的病理生理学，有几个主要理论，涉及不同性别的解剖学差异、结缔组织松弛、血

表 10-3	脂肪团形成风险因素 [31, 36]
基因	• 血管紧张素转换酶（ACE）和缺氧诱导因子（HIF）-1α 的变异性 [41] • 脂联素基因表达潜在减少 [42]
人口特征	• 青春期过后的患者 [31, 33] • 年龄增长 [43] • 女性 [32, 33, 40, 43] • 高加索女性中患病率更高（与亚裔或非裔美国女性相比）[31, 36]
激素	• 雌性激素，可能促进脂质合成 [36] • 妊娠和哺乳 [36] • 胰岛素促进脂肪组织的净生成 [36] • 催乳素通过局部水肿使脂肪团外观恶化 [36]
饮食	• 高碳水化合物饮食 [30, 36] • 高盐饮食导致脂肪团因液体潴留时长增加而外观恶化 [36, 44]
社会因素	• 低活动量的生活方式 [36] • 饮酒 [36] • 体重指数增高 [36, 43] • 吸烟会增加脂肪团的患病率 [36]

管和淋巴功能障碍，但仍存在争议，尚未明确阐述 [30]。据 Nürnberger 和 Müller 的最初描述，与男性的脂肪小叶相比，女性的皮下脂肪小叶突出到真皮上层，称为"脂肪乳头"，体积更大，更直立 [33, 43]。然而，其他研究发现，脂肪小叶突出程度与脂肪团的形成之间的相关性并不明确 [33, 45-47]。Pierard 等提出，相反，皮下组织的垂直拉伸导致结缔组织松弛，容易形成脂肪乳头和脂肪团 [45]。同时，其他研究也指出了淋巴引流异常、慢性炎症和局部水肿在脂肪团形成中的作用 [30, 36, 48, 49]。实际上，脂肪团成因非常复杂，可能涉及上述三种途径的综合作用。

3. 临床评估和体格检查　如 Goldman 和 Hexsel 所言，脂肪团是一种更常见于女性的生理状态 [25, 29, 40]。脂肪团通常无症状地出现于女性身上。然而，XXY 综合征、性腺功能减退和治疗前列腺恶性肿瘤的激素疗法可能导致男性具有脂肪团 [30-33]。体格检查中，临床医生应评估疑似出现脂肪团的皮肤区域，从而努力将其与肥胖或其他类似于脂肪团的症状相区别。尽管肥胖与脂肪团可能看起来相似，但脂肪团往往更常见于腹部、骨盆区、臀部和下肢的皮肤 [27]。其他类似于脂肪团且应在鉴别诊断中考虑的异常情况包括脂肪水肿、淋巴水肿、脂肪萎缩或臀下皱襞 [31, 50]。医生必须了解脂肪团和类似于脂肪团的皮肤问题之间的区别，因为脂肪团治疗可能导致其他皮肤状况恶化 [31]。

有几种方法用于评估脂肪团患者。患者站立时进行检查可使潜在脂肪团更加明显 [26]；也可对患者进行捏压测试或肌肉收缩，使潜在脂肪团更加突出 [26]。在开始任何治疗前，应拍摄高清照片，以记录疗效或对治疗无反应的情况 [31]。拍摄时需确保灯光、背景和体位尽可能保持一致。Nikolas 等亦概述了一种标准化的脂肪团拍摄方法 [31, 51, 52]。此外，二维（2D）磁共振成像（MRI）和超声成像等诊断工具也被用于评估脂肪团 [26]。

4. 脂肪团分级　脂肪团严重程度可通过量表分级，常用的两个量表便是 Nürnberger-Müller 量表和脂肪团调查表（Cellulite Survey Scale，CSS）[33, 53, 54]。Nürnberger-Müller 量表是最早用于划分脂肪团严重程度的量表之一，它根据脂肪团的可见位置和对捏压测试或肌肉收缩的反应来描述其严重程度 [33, 47]。CSS 是一个较新的量表，除包含 Nürnberger-Müller 量表所评估的特征外，还包含其他形态特征。CSS 量表将五大要素：凹陷数量、凹陷深度、皮肤松弛度、皮肤改变形态和 Nürnberger-Müller 量表纳入总分中 [54]。基于总体 CSS 评分，可根据每名患者的情况考虑不同的治疗方法。近日，Hexsel 等设计并验证了新的量表 [55]，即"脂肪团凹陷 - 静态"和"脂肪团凹陷 - 动态"量表 [55]。脂肪团对患者的影响也可以通过对生活质量的影响来衡量，一种评估方法是 Hexsel 等在 2011 年创建的 CelluQOL 调查 [35, 56]。

5. 治疗干预措施（表 10-4）

表 10-4　脂肪团治疗方法一览 [a]

物理减压	● 按摩 ● 用真空吸引器和组织按摩手法进行按摩（如 Endermologie®）
局部药物	● 甲基黄嘌呤 ● 维 A 酸 ● 草本药膏
射频	● 有回路单极射频（如 Thermage®、Exilis®、TruScuplt®） ● 双极射频（如 Profound®、VelaShape®、VelaSmooth®） ● 多极射频（如 Venus Freeze®、Venus Legacy®） ● 无回路单极射频（如 Accent®）
声波	● 如 Cellactor®、Z-wave®
可视化微聚焦超声	● 如 UltraShape®、Ultherapy®
冷冻溶脂	● 如 CoolSculpt®
注射疗法	● 胶原酶 ● 填充剂 ● 磷脂酰胆碱
二氧化碳疗法	
皮下分离术	● 手动 ● 真空辅助（如 Cellfina®） ● 激光（如 Cellulaze®）

a. 免责声明：尽管上述多数疗法是由美国 FDA 特别批准，用于治疗脂肪团，但其中一些疗法不是且以超出说明书范围的用药方式用于脂肪团治疗

6. 物理减压疗法　治疗脂肪团的最古老方法之一便是简单的物理操作，如传统按摩。而新式设备将正压按摩与真空辅助技术提供的负压相结合[26, 47]。由于不良反应极小且禁忌证非常少，按摩疗法被认为有助于淋巴引流和改善局部血液循环，进而改善脂肪团外观[26]。市面上最常见的经美国 FDA 批准的脂肪团治疗按摩设备为

Endermologie®（LPG Systems，Valence，France），该设备集组织按摩、滚动和操作于一体[57, 58]。术语 Endermologie® 源于 "ende" 和 "derm"，分别指 "皮下" 和 "皮肤"[58]。Endermologie® 是由一个真空泵和两个组织滚轮组成的手持设备，旨在通过提供负压和组织操作来移动深层组织和皮下脂肪[57, 58]。常规治疗方案包括每周 2 次 45min 的治疗，共 10 次，直至脂肪团外观得以改善[30, 57, 58]。尽管该方法较为常用，但关于其疗效的数据有限。一些研究显示该方法能够使脂肪团轻微改善[57, 58]，而其他研究则显示没有统计学显著差异[59]。Collis 等对 52 名有脂肪团的女性进行了研究，将她们随机分为两个治疗组，分别使用 Endermologie® 和外用氨茶碱乳膏进行治疗。对研究对象的评估发现，35 名接受 Endermologie® 治疗的女性中，仅有 10 人的脂肪团外观得到了改善。外用氨茶碱乳膏和使用 Endermologie® 的两组均未发现统计学显著差异[59]。研究者对脂肪团改善情况进行评估，疗效未达理想水平。Kutlubay 等的研究描述了从统计学角度，脂肪团严重程度等级和身体围度明显下降。Gulec 的研究也显示出从统计学角度，脂肪团等级有轻微降低。患者的体重减轻和水合状态也可能影响这些研究结果。需要更多研究来确定该疗法的疗效。

7. 局部治疗　最早可用且创伤最小的脂肪团药物治疗是药妆。然而，由于这些均为局部用药，其疗效受皮肤渗透限制[28]。虽然药妆品大量销售给消费者用于治疗脂肪团，但疗效有限，没有任何已知的局部用药可治愈脂肪团[57]。尽管作用机制尚不明确，但药妆品已被吹捧为具备加速血液循环、促进脂肪分解、刺激胶原蛋白产生并减少炎症等功效[31, 60, 61]。

虽然局部用药选择较多，但最常用且评价最高的治疗方法是应用甲基黄嘌呤，例如咖啡因和氨茶碱，以及类维生素 A 化合物。甲基黄嘌呤被归为 β- 受体激动药，通过促进脂肪分解和减少脂肪生成来发挥其作用。此外，甲基黄嘌呤被认为

可通过抑制磷酸二酯酶来提高 CAMP 环磷酸腺苷水平[31, 62]。有趣的是，咖啡因被视为最安全和最有效的甲基黄嘌呤，但支持使用甲基黄嘌呤的文献十分有限[60, 63]。

外用维 A 酸被认为主要通过增加血管的形成和促进胶原蛋白及其他结缔组织的合成来减少脂肪团的出现[28, 62]。Kligman 等通过研究评估了 0.3% 维 A 酸乳膏对 19 名患者的影响。与对照组相比，近 70% 的患者反映治疗区域有改善[64]。然而，Piérard-Franchimont 的研究得出，尽管皮肤的弹性和黏性有所改善，但脂肪团的整体凹陷外观几乎没有改善[65]。

除甲基黄嘌呤和维 A 酸外，学者们还研究了其他治疗脂肪团的药妆品[60]。2011 年，Hexsel 和 Soirefmann 发表了一篇文献综述，讨论了其他可用的药妆品成分，包括银杏、己酮可碱、积雪草、假叶树、活性硅、木瓜（番木瓜）、菠萝（凤梨）、提子（葡萄）、朝鲜蓟、常春藤、草木犀、维生素 E 和维生素 C[60]。与甲基黄嘌呤和维 A 酸情况相同，目前几乎没有数据支持其用于脂肪团治疗[60]。

一般而言，大多数患者对局部治疗的耐受性非常好。然而，应告知患者，这些治疗疗效参差不齐，往往疗效不佳，还存在发生过敏反应（如接触性皮炎）的风险[61, 66]。此外，由于大多数研究这些药物的著作受到样本量和随访时间的限制，这些疗法的长期疗效还未得到充分证实[28]。

8. 射频疗法 过去数十年里，使用医疗设备来治疗脂肪团的情况已呈爆炸性增长。射频（RF）长期以来一直是美国 FDA 批准的脂肪团治疗技术。射频设备在美容皮肤方面还有许多其他用途，包括但不限于紧致肌肤、塑身纤体、祛除瘢痕和减少脂肪团[67-69]。射频产生热能并将其以规定方式传递至脂肪团区域[28]。射频被认为是通过局部提高身体组织的温度来发挥作用，刺激胶原蛋白的再生，同时降解并重塑现有胶原蛋白[28]。根据使用的电极数量，射频设备被划分不同类别。最早的几代射频设备包括无回路单极、有回路单极、双极和三极射频设备。新型射频设备通常具备多极、多发生器和温控模式（图 10-4）[28, 70]。射频设备也可以与其他疗法（包括真空疗法、按摩、超声波疗法、靶向压力能量疗法等）结合运用[28, 71, 72]。

有回路单极射频是在单个电极片和接地片之间施加电流[68, 73]。通常，有回路单极比无回路单极或双极设备穿透更深，可能导致患者痛感更为明显[68]。Thermage®（Solta Medical，Hayward，

射频类型

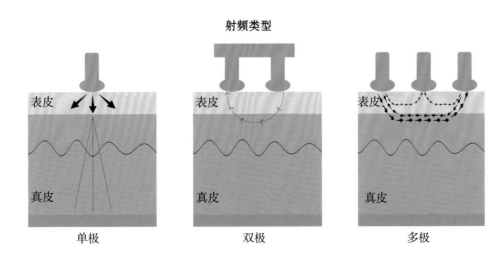

▲ 图 10-4 有回路单极、双极和多极射频设备探头和射频波图示

图片由 Ronda S. Farah, MD, University of Minnesota, Department of Dermatology, MN, USA 提供

CA）是首个被美国 FDA 批准用于治疗脂肪团的有回路单极射频设备（2002）。此后，经美国 FDA 批准，用于治疗脂肪团的新型设备逐渐投入市场，例如 Exilis®（BTL Aesthetics，Prague，Czech Republic）、TruSculpt®（Cutera，Brisbane，CA）等[68]。目前，有回路单极射频已有支持性研究证明其耐受性和对于脂肪团的改善情况[72]。

双极射频涉及在单个手具探头上的两个电极之间传输电流，穿透深度由两个电极之间的距离决定[68, 73]。双极治疗往往穿透不深，因此患者耐受性可能更佳。但在某些情况下，效果较差[68]。Beasley 和 Weiss 于 2014 年进行的综述中写道，市面上有许多双极射频设备，每一种均具备独特的双极射频技术[68]。例如，Profound® 射频设备（Syneron/Candela，CA，USA）除具备分层双极射频外还包含微针疗法，而 VelaShape® 和 VelaSmooth®（Syneron/Candela，CA，USA）除具备双极射频外还包括红外光[74]。这三种设备均已获美国 FDA 批准用于治疗脂肪团。然而，关注这些设备的大部分文献都是关于身体塑形的，而非脂肪团。VelaSmooth® 和 VelaShape® 设备将双极射频与红外光、负压和按摩相结合，在临床研究中对减少脂肪团的疗效显著[31, 68, 75-77]。在一项评估 16 名患者通过 VelaSmooth® 治疗大腿脂肪团的研究中，超过一半的患者脂肪团的外观改善了 25%[75]。在另一项评估 35 名患者通过 VelaSmooth® 进行治疗的研究中，Sadick 等发现 70% 的患者大腿围度变小，所有患者的脂肪团有一定程度的减少。然而，这两项研究中脂肪团的改善均基于医生的评估[31, 76]。显然，这种改善程度与射频技术有关，而非前文讨论的其他技术。此外，这些研究都获得了业界赞助。

多极射频设备采用了与有回路单极设备和双极射频设备同样的理念，但至少使用 3 个电极[78, 79]。正如 Sadick 等在一项关于射频的综述中所言，多极射频设备将电极轮流作为正极，而其余所有电极则作为负极[79]。在多个电极中这种正

极交替可规避不必要的组织损伤，并将等量的靶向热能传递至皮肤受影响区域[78, 79]。与其他类型的射频相同，多极射频可与其他技术［如脉冲电磁场（PEMF）、吸引器和真空疗法］结合使用[79]。市场上脂肪团治疗常用设备包括 Venus Freeze®（未经美国 FDA 批准用于脂肪团治疗）和由 Venus Concept（Ontario，Canada）开发的（图 10-5）[70] Venus Legacy®（经美国 FDA 批准用于脂肪团治疗设备）。有研究评估了结合多极射频、PEME 和吸引器的 Venus Legacy® 设备，结果令人满意。Wanitphakdeedecha 等利用 Venus Legacy® 美容仪，对 25 名女性进行了为期 8 周、每周 1 次的腹部脂肪团治疗。在开始治疗后的短短 1 周内，脂肪团外观便得到明显的改善，并且许多患者的改善能够维持 12 周[80]。该疗法不良反应很小，60% 的患者对治疗结果表示满意[80]。

无回路单极设备只有一个电极，不含接地垫，以电磁辐射而非电流形式提供射频[68, 73]。使用单极射频技术治疗脂肪团最常见的美国 FDA 批准的仪器是 Accent® 设备（Alma Lasers，Caesarea，Israel），它结合运用了无回路单极射频和双极射频[73]。Goldberg 等的研究发现，在接受无回路单极射频治疗的 30 名受试者中，27 名受试者的脂肪团在临床上得到改善[81]。Alexiades-Armenakas 等进行的另一项研究评估了同一设备对 10 名受试者的疗效，发现所有受试者的脂肪团在视觉上得到改善，但不具统计学意义[73]。总之，有回路单极射频治疗结果令人欣喜，但由于缺乏调查，相关文献综述有限。

总体而言，患者对于射频设备的耐受性较好[68]。射频设备具备明确的益处，多项研究的受试者均在视觉上呈现出明显的皮肤紧致效果和脂肪团改善[53]。射频设备经常与其他疗法（如按摩和红外能量）结合使用，因为它们机制不同但互补[47]。此外，应向患者详细说明射频治疗的性质、目的、相关风险、潜在后果、并发症和替代治疗方案。这包括但不限于烧灼感、红斑、肿胀、疼

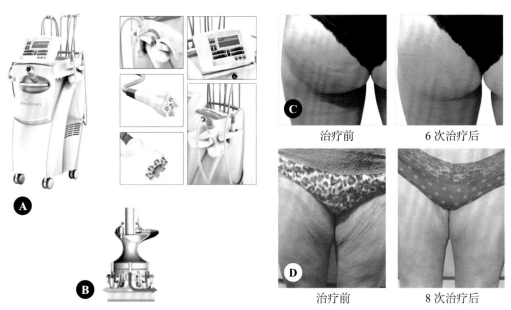

▲ 图 10-5　**A.** 采用多极射频技术的 **Venus Legacy®** 设备（**Venus Concept，Ontario，Canada**）图示；**B. Venus Legacy®** 设备采用的 **Varipulse** 吸引器图示；**C. 6** 次治疗后臀部脂肪团外观改善情况图像；**D. 8** 次治疗后大腿脂肪团外观改善情况图像

A 和 B. 图片由 Venus Concept.Images 提供；C 和 D. 图片由 Revive Wellness and Body Care by Angie，respectively，obtained through Venus Concept 提供

痛、瘀青、烧伤、瘢痕、水疱和皮肤变色[73, 81]。结果可能为以下任何一种情况：没有改善、略有改善或需进行多次治疗。治疗前后的照片应标准化，因为体重变化可能影响最终身体外观。医生应了解其设备及设备所用技术，具备解剖学、皮肤深层结构知识，并清楚了解目标皮肤区域与起搏器/除颤器、植入物/植入板、螺钉、磁铁或珠宝饰物的相互作用。由于这些设备会带来烧伤风险，温度至关重要，应精确监测。一般而言，射频治疗是重复性操作，需多次治疗。医生可能还需要购买凝胶或其他一次性设备来操作射频设备。总体而言，射频治疗结果令人欣喜，患者可能会看到临床改善，但疗效远不及完全治愈。由于许多评估射频设备的文献质量较差，因而尚需更多设计良好的研究来评估射频设备[82]。

9. 声波疗法　声波，亦称为体外冲击波，近期被发现在皮肤美容（包括减少脂肪团）方面用途颇多[26]。尽管声波的明确作用机制尚不清楚，但据推测，其包括以下各项的组合：①破坏和削弱纤维间隔；②减少局部淋巴水肿；③刺激脂肪分解；④加速局部血液流动，并促进新的胶原蛋白和弹性蛋白形成[26, 28, 83]。目前，有两种类型的声波疗法已被发现对脂肪团有效：聚焦声波和放射状体外冲击波[28]。

经美国 FDA 批准，用于治疗脂肪团的市面常用设备有 Cellactor®（Storz Medical AG，Switzerland）和 Z-wave®（Zimmer Biomet，Warsaw，Indiana，USA）[28]。Hexsel 等使用 Cellactor® 系统对 25 名患者开展的研究发现，经过 12 次治疗后，患者在脂肪团严重程度量表中的评分从 11.1 分降至 9.5 分，具有统计学意义，表明严重脂肪团的患者比例有所下降[84]。此外，89% 的患者对治疗结果表示满意[84]。Knobloch 和 Kraemer 进行的 Meta 分析对 11 项临床研究进行了分析，其中 5 项为随机对照试验。他们评估了声波疗法，证明放射状体外冲击波和聚焦声波疗法能有效治疗脂肪团[85]。

与射频疗法类似，声波疗法无创、微痛、所需恢复时间较短。迄今为止，所有试验均为每周 1~2 次的治疗，患者总共需进行 6~8 次治疗，平均随访时间为 3~6 个月[85]。声波疗法可与其他疗法（包括射频疗法、冷冻溶脂和激光疗法）结合使用。患者不良事件报告罕见，实施这种治疗的医生反映，治疗中的噪音会让人不适，因此建议使用防护设备[83]。

10. 可视化微聚焦超声 可视化微聚焦超声（MFU-V）是另一种无创的脂肪团治疗方式，曾用于紧致面部、胸部、手臂、大腿和臀部皮肤[31, 62, 86, 87]。Khan 等在综述中讨论道，超声波通过多种机制，包括热力损伤、组织微结构破坏和空化，来破坏局部脂肪组织[62]。这种疗法的可视化组件使医生能够确定超声换能器置于皮肤的正确位置，从而更有效、更准确地传递超声波[31]。尽管超声波疗法的疗效还未得到很好的证实，但许多研究确实证明了脂肪团外观的适度[62, 71, 82]。

两种常用的可视化微聚焦超声设备包括 Ultherapy®（Ulthera Inc，AZ，USA）和 UltraShape®（Syneron/Candela，CA，USA），但这两种设备均未被美国 FDA 批准用于治疗脂肪团。Moreno-Moraga 等对 30 名进行了 3 次治疗的患者进行了评估，这些患者通过 UltraShape® 进行治疗，每次治疗间隔 1 个月[88]。所有患者的脂肪厚度都有所减少，平均腹围减少 3.95cm，结果具有统计学意义[88]。没有观察到患者体重变化，因此脂肪厚度的减少直接归因于 UltraShape® 治疗。值得注意的是，这种改善特别见于非肥胖组患者中，表明这种疗法可能更适合较瘦的患者[88]。Davis 等介绍了他们使用 MFU-V 治疗脂肪团的经验，指出其在紧致肌肤和脂肪团整体外观改善方面有明显功效[31]。此外，MFU-V 的不良反应较为轻微。在众多研究中，不良事件是罕见的，通常只存在轻度瘀青、红斑和疼痛，两三天可自行消退[88-90]。

11. 冷冻溶脂 冷冻溶脂，或局部皮下脂肪组织的冷冻，近年来已被美国 FDA 批准用于减脂和脂肪团治疗（这类设备包括 CoolSculpting®，Zeltiq Aesthetics，CA，USA），并被认为可通过造成局部冷诱导性脂膜炎来改善脂肪团外观[91, 92]。正如 Ingargiola 等在综述中对冷冻溶脂术的探讨，冷冻溶脂的禁忌证包括因暴露于低温而恶化的病症，包括但不限于阵发性冷性血红蛋白尿症、冷球蛋白血症、寒冷性荨麻疹[91]。关于冷冻溶脂功效的证据不多，一些研究显示患者受益不大[62]。Ingargiola 等通过对 19 项研究进行分析，发现治疗区域的局部性肥胖得到改善，但未根据脂肪团外观的改善来评估患者[91]。冷冻溶脂与其他治疗方法（如射频疗法、声波疗法和微聚焦超声波疗法）结合使用有一定的疗效[31]。与其他治疗脂肪团的方法相比，冷冻溶脂的一大优点在于其疼痛和红斑等不良反应最小[91]。由于治疗脂肪团的冷冻溶脂术是一种新的治疗方法，治疗方案尚未完善，其长期效果也正在研究分析中[26, 91]。

12. 注射疗法 由于脂肪团患病率高且广泛流行，大量研究正在进行新疗法。其中一种便是注射疗法，如使用由溶组织梭菌产生的可注射胶原酶。Qwo 于 2020 年获得美国 FDA 批准，是首个获得该批准的溶组织梭菌胶原酶[28, 31]。在治疗过程中，胶原酶（即溶组织梭菌）被直接注射到臀部或大腿上的脂肪团区域[93]。可注射胶原酶通过破坏胶原蛋白的三螺旋结构（尤其是在将皮肤真皮层与底层筋膜相粘连的纤维纵隔处）来改善脂肪团外观[93]。不良反应包括瘀青和注射部位的反应（如注射部位疼痛）[93]。

另一种可能的新型脂肪团治疗方法是注射真皮填充剂，通常包括羟基磷灰石或聚左乳酸[28, 31]。然而，使用这些填充剂治疗脂肪团的方式是超出说明书范围的，需要通过研究证明其对于脂肪团的适当缓解及改善效果，并需要呈现其长期疗效。

其他需被进一步研究的脂肪团治疗注射方案包括磷脂酰胆碱和二氧化碳疗法。磷脂酰胆碱可能通过肿瘤坏死因子（TNF）-α 造成脂肪组织细胞凋亡和脂肪分解，从而改善脂肪团外观[94, 95]。与此相反，羧基疗法则通过仪器将二氧化碳气体注入皮肤[26]。皮内二氧化碳作为血管扩张剂，通过加速血液循环和淋巴循环，增强皮肤弹性，减少脂肪沉积量来改善脂肪团外观[26]。Eldsouky 等的研究表明，这两种疗法在治疗脂肪团方面效果类似，但仍需要更大规模的研究和更长的随访期，以更好地了解这些疗法的作用[96]。

13. 皮下分离术疗法　皮下分离术是一种微创手术，将针头直接插入脂肪组织的皮下层，进而破坏纤维间隔。保持在皮肤下适当深度的治疗对于取得良好疗效至关重要。深入到目标组织的皮下分离可能会对脂肪团的浅层凹陷改善极小，而浅层皮下分离则可能导致皮肤坏死[47]。此前，皮下分离术分为手动、真空抽吸辅助和激光抽吸辅助三类[26, 31, 47]。

人工皮下分离治疗脂肪团的疗效也得到了评估（图 10-6）。手术中，医生使用局部麻醉药（含利多卡因血管收缩剂）麻醉脂肪团区域后，将穿刺针（18G）插入皮下，并用扇形技术释放脂肪团纤维束。在 Hexsel 和 Mazzuco 进行的研究中，近 80% 的患者对手术非常满意，另有 20% 的患者对其部分反应[97]。此外，近 10% 的患者仅接受一次皮下分离术治疗后，在 2 年的随访中持续有效[97]。尽管有效，但该疗法的主要缺点在于不良反应，包括水肿、不适、疼痛和瘀青[97]。由于存在结果不一致的风险，以及疼痛和瘀青等显著副作用，近年来，相较于真空辅助和激光辅助式皮下分离术，手动皮下分离术已不再盛行[31, 47]。

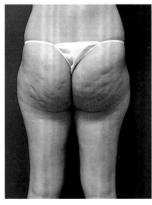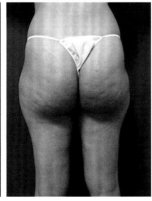

▲ 图 10-6　一位女性脂肪团患者接受皮下分离术前后的照片
图片由 Dr.Neil Sadick 提供

近日，一种新型组织稳定引导式皮下分离（tissue stabilized-guided subcision，TS-GS）系统（Cellfina System®；Merz North America，Inc.，Raleigh，NC）开发，并被美国 FDA 批准用于改善成年女性臀部和大腿区域的脂肪团[26]。与传统使用穿刺针的手动皮下分离术相比，Cellfina® 的优势在于，能够精确控制治疗深度和组织区域（纤维纵隔），并带有独特的真空抽吸辅助设计。由于这种设备为真空辅助式，因此操作精准且可重复，其效果可能比传统的手动皮下分离术更持久[26]。多中心临床研究表明，Cellfina® 能够改善脂肪团且效果可维持 3 年之久[98]。在最新临床研究中，研究人员对 55 名通过 TS-GS 系统接受了 1 次治疗的受试者，进行了长达 3 年的长期随访。Geronemus 等开展的另一项研究表明，受试者和医生通过打分，认为脂肪团外观有了明显改善，并且在使用 TS-GS 系统 1 次后，患者生活质量也达到了统计学意义上的显著改善[99]。这项试验的结果有力地支持了美国 FDA 批准 TS-GS 设备用于改善脂肪团外观[31, 98]。

皮下分离技术历经多次迭代，现已运用于激光设备中。Cellulaze®（Cynosure Inc，MA，USA）是市场上常用的激光辅助式皮下分离设备，经美国 FDA 批准用于脂肪团治疗。该设备为 1440nm 的 Nd:YAG 激光[28, 82]。激光疗法（例如 Cellulaze®）。通过向真皮和皮下组织靶向性地提供能量，来改善脂肪团外观，刺激新胶原蛋白生成并促进局部血液流动[28]。大量研究已证实激光辅助设备的益处，多达 90% 的患者在接受治疗后 6 个月内得到持续改善[47, 100, 101]。有学者提出，与手动皮下分离和真空辅助式皮下分离相比，采用激光辅助设备带来的疼痛和瘀青更少[47]。然而，这种技术对于纤维间隔重塑和脂肪分解的作用有限。

综上所述，采用皮下分离和皮下分离组合设备进行治疗前景可观，随着技术不断发展，精准度不断提高，该脂肪团疗法将可能继续在患者治疗中发挥重要作用。

14. 结论 由于脂肪团治疗涉及复杂的病理生理学和多种因素，并且因人而异，因此极具挑战性。目前，市场上出现了越来越多的脂肪团治疗方法，普遍涉及靶向治疗。每种治疗方法都有局限性，即使是最有效的治疗方法只能提供有限的改善，并且通常只能维持很短的时间。因此患者咨询和期望设定非常重要[62, 102]。此外，进行正确的脂肪团分期、分级并选择合适的患者对于取得最佳结果至关重要。治疗医生应获得全面的病史和体格检查，以便选择最有可能成功的疗法。

随着关于疗效的新证据出现，许多新技术和设备开始用于治疗脂肪团。未来，脂肪团治疗前景乐观，可能主要采用联合疗法；应鼓励进一步的调查和发展。

三、微针疗法

1. 概述 微针疗法，亦称经皮胶原蛋白诱导（percutaneous collagen induction，PCI）或胶原蛋白诱导疗法，是一种新型皮肤病治疗方式。该疗法利用排布微针在皮肤上形成微孔。1995 年，Orentreich 和 Orentreich 描述了微针疗法的早期版本，并引起广泛关注[102]。该疗法利用针头来破坏皱纹和瘢痕下的结缔组织[103]。1997 年，Camirand 和 Doucet 使用"文身枪"用针头进行磨皮来治疗瘢痕[104]。随后，Fernandes 于 2006 年改进了这项技术，采用覆盖有嵌入式针头的鼓状滚筒，在表皮和真皮中形成无数微通道，为当代微针治疗设备奠定了基础[105]。现有设备继续利用这种集中式微创过程来促进皮肤重塑，继而导致有限的表皮损伤和组织愈合，并且随之而来的疤痕风险较低[106]。微针疗法被公认为是非剥脱式光疗的潜在替代方案，可用于治疗瘢痕、萎缩纹和面部皱纹。最近，微针疗法也被提出用于脱发和经皮给药。本部分探讨微针疗法在当前临床实践中的定位，并提供其实用指南。

2. 设备 如今，市面上存在许多已于美国 FDA 处注册的微针设备。根据美国 FDA 文件，微针设备为带有针头、尖头或针状物，可于皮肤上滚动或进行戳印的仪器[107]。不同的微针设备针头长度不尽相同，并且针头尖锐度也不同。这些设备可被称为微针仪、针疗仪、皮肤滚轮、微针滚轮、微针戳印器或皮肤戳印器[107]。微针设备主要分为两大类：手动微针滚轮和电动微针笔[108]。固定微针滚轮为带有嵌入针的圆柱形设备，当设备经过所需治疗区域时，针刺入皮肤。与此相反，电动微针笔利用带有弹簧的微针进行重复式、垂直式"戳印类"运动，其速度和深度可调节（图 10-7）[109]。通常，微针滚轮和微针笔以垂直方式移动，直至出现针尖大小出血，治疗便达到临床终点[110]。然而，描述微针的确切深度、时间和移动次数的各类文献差异显著。不同设备的针头数量、针头长度、直径和移动方向亦不同。此外，操作者施加的压力也可能影响治疗和临床终点。

两种器械均能在表皮和真皮内形成微型伤口（图 10-8），造成可控的损伤，刺激新血管的生成和真皮生长因子的释放，例如，血小板衍化生长因子（PDGF）、成纤维细胞生长因子（FGF）和转化生长因子（TGF）α 和 β[111, 112]。成纤维细胞的激活，与随后胶原蛋白和弹性蛋白在真皮乳头层的沉积可随组织愈合改善美容外观[112-114]。

与传统的手动微针滚轮相比，电动微针笔具有一些理论上的优势，包括对重点治疗区域的控制更精准、治疗深度可调节、通过使用一次性针头降低感染风险（表 10-5）[110]。电动微针笔还可治疗较小的区域或损伤，如瘢痕或上唇皮损[110]。市面上家用设备和医疗级设备均存在，主要区别在于皮肤渗透深度[114, 115]。家用设备在护肤品消费者中越来越受欢迎，通常针头较短。而穿透性更强的设备也可从不同制造商处购买。考虑使用家用设备进行治疗的人士应警惕出血、感染和留瘢风险。由于设备使用取决于压力和操作者，目前尚不清楚家用微针设备的安全性。

2017 年，美国 FDA 为美容行业和美国 FDA 工作人员发布了一份关于微针疗法及何时将微针设备划分为医疗器械的指导草案[107]。根据该草案，可治疗瘢痕、皱纹、面部深纹、脂肪团、妊娠纹、皮肤病、痤疮或脱发的微针设备符合标准。此外，刺激胶原蛋白和血管生成，或促进伤口愈合的设备也属于医疗设备范畴。不穿透表皮或真皮的微针设备不被视为医疗设备，这包括那些声称能去除角质、改善皮肤外观或使皮肤更光滑或有光泽的设备可获得Ⅰ类或Ⅱ类器械获得上市许可，医生在购买这类设备时应了解其FDA状态[107]。

3. 临床应用 微针已被研究作为许多疾病的非侵入性治疗替代方案。随着医生对该疗法的操作经验逐渐丰富，微针疗法的用途也在不断发展。后文详述了微针疗法的用途及相关文献资料。值得注意的是，相关研究除包含小型随机临床试验外，还包括各类病例及病例报道。此外，还需进行更大规模的研究来进一步确定微针疗法的安全性和有效性，并将研究结果与其他微创疗法进行比较[108]。

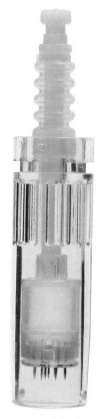

▲ 图 10-7 圆尖排布微针示例
图片由 Eclipse 提供

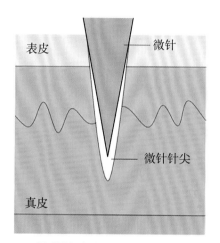

▲ 图 10-8 通过微针在表皮和真皮形成的微通道示意图
图片由 Sarika Uppaluri, University of Minnesota, Department of Dermatology 提供

表 10-5 两类主要微针设备对比		
	手动滚轮	**电动微针笔**
微创方法	● 固定鼓形滚针	● 电动笔状装置，针头带弹簧且为一次性
机制	● 微细针头在表皮和真皮形成微创口	● 微细针头在表皮和真皮形成微创口
皮肤穿透	● 多向	● 垂直
优势	● 恢复时间最短化 ● 色素沉着的风险低	● 恢复时间最短化 ● 色素脱失风险低 ● 治疗深度可订制 ● 对局部小病灶/区域的治疗精确度更高 ● 由于使用一次性针头，感染风险可能降低

4.瘢痕 微针疗法因治疗痤疮萎缩性瘢痕而闻名[116]。多项研究强调了固定微针滚轮在改善瘢痕方面的功效，这些研究基于几种已建立的瘢痕评定量表，最常用的是 Goodman 和 Baron 全球痤疮瘢痕分级系统。其中一项更有力的研究是由 Alam 等进行的半张脸模式前瞻性试验，结果表明，15 名痤疮瘢痕患者在使用手动微针滚轮 6 个月后平均感觉改善 41%[117]。这种疗效似乎也适用 Fitzpatrick 皮肤类型为Ⅳ～Ⅵ型的深色皮肤患者。与传统美容设备（如剥脱性和非剥脱性激光治疗，以及化学换肤）相比，微针的色素沉着和瘢痕风险降低[118]。有学者指出，使用微针疗法对冰锥样瘢痕的改善程度低于对厢车样瘢痕或碾压样瘢痕的效果[110, 115]。而微针疗法的临床疗效已在组织学上得到证实。El-Domyati 等对接受微针疗法治疗痤疮瘢痕的患者进行穿刺活检，检查于治疗 1 个月和 3 个月进行。在 3 个月后，患者Ⅰ型和Ⅲ型真皮胶原蛋白显著增加[119]。微针疗法还可能产生效果的其他瘢痕类型包括萎缩纹、萎缩性烧伤瘢痕和术后瘢痕[113, 120, 121]。在治疗上述病症中，微针疗法似乎是一种前景可观的治疗方法，副作用有限。

5.皮肤年轻化和面部皱纹 鉴于每次微针治疗的恢复时间极短，并且其在减少面部细纹方面的效果明显，微针疗法对寻求皮肤年轻化的患者极富吸引力。Fabbrocini 等对 10 名有上唇纹的女性进行了 2 次微针滚轮治疗，间隔时间为 8 周。经面部皱纹严重级别表评定，治疗后皱纹严重程度明显下降[122]。El Domyati 等的另一项研究对 10 名 GlogauⅡ～Ⅲ类皱纹患者进行了固定微针滚轮治疗，间隔时间为 2 周。结果显示，所有患者的面部皱纹和皮肤纹理在外观上得到了客观的临床改善，患者对微针疗法高度满意。发生的组织学变化包括在治疗 1 个月和 3 个月后，表皮厚度明显增加，皮嵴发育[123]。根据超声波图像，Fabbrocini 等指出，在两次微针治疗后，患者颈部皱纹变浅，皮肤厚度增加[124]。就达到皮肤年轻化目的而言，疗效似乎是累积性的。此外，Alster 等

的研究也对患者进行了 3～6 次微针治疗，治疗间隔为 2～4 周[110]。

6.黄褐斑 黄褐斑是一种慢性色素异常疾病，可能是另一种适合微针疗法的病症（图 10-9）。在一项研究中，Lima 证实，对 22 名难治性黄褐斑患者进行微针治疗 24 小时后使用脱色配方，患者满意度达到了 100%[125]。Fabbrocini 等对 20 名具有黄褐斑的女性患者进行了两次微针治疗，并在其半边脸部使用祛斑血清（含云香醇和 sephora-α），而在另外半边脸部仅使用祛斑血清。在黄褐斑面积及严重程度评分（Melasma Area Severity Index，MASI）中，含两种成分的祛斑血清治疗降低幅度大于单独外用祛斑血清[126]。Budamakuntla 等进行了一项更大型的随机对照试验，将 60 名中国患者分为微针联合微量氨甲环酸注射治疗组与单独注射组。两组均观察到 MASI 评分下降，联合治疗组下降幅度更大[127]。目前尚不清楚，若不使用辅助药物，联合治疗是否会取得类似成效，但这些初步报道对未来的黄褐斑治疗是令人鼓舞的。

7.脱发 最近，据相关文献介绍，微针疗法可改善几类脱发问题，其通常与局部药物结合使用。Dhurat 等发现，对 100 名患有雄激素源性脱发的男性受试者使用米诺地尔，并结合每周 1 次的微针疗法，12 周后，其发量平均增量比仅使用米诺地尔的患者更大[128]。然而，该研究缺乏与仅使用微针组的对比，并且受试者被要求在两次治疗之间使用米诺地尔，从而提高了仅是米诺地尔效应的可能性。在另一项研究中，4 名使用非那雄胺和 5% 米诺地尔溶液的难治性雄激素源性脱发男性患者接受了微针治疗，治疗为期 6 个月。据报道，患者满意度和头发密度均有所提高[129]。2012 年，研究人员对 11 名韩国女性脱发患者使用微针疗法配合生长因子的效果进行了调查。在这项研究中，受试者一半头皮上使用了微针疗法，用以加强生长因子在头皮角质层上的渗透。研究发现，毛干密度明显增加[130]。其他文献亦为微针用于斑秃患者提供了初步支持，但这些文献仅限于各类

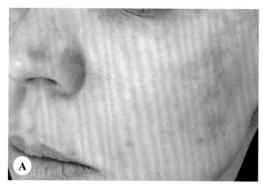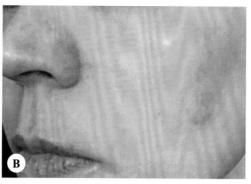

▲ 图 10-9　微针疗法治疗黄褐斑一个疗程前（A）后（B）的患者照片
图片由 Ronda S. Farah, MD, University of Minnesota Department of Dermatology, MN, USA 提供

病例及病例报道，为此还需进行深入研究[131, 132]。

8. 经皮给药　近期，研究人员探索了微针疗法作为经皮给药方案的可能性，因为微针疗法无须使用光能便可对皮肤屏障造成物理破坏。药物递送可通过微针疗法后的局部用药、空心针给药或使用带有药物涂层的微针来完成[133]。值得注意的是，学者们建议谨慎使用非灭菌药物，因为理论上，感染性微生物进入皮肤的风险会增加[108]。更复杂的是，药物递送存在使局部药物被全身吸收的可能性，这可能导致潜在毒性反应。在这一技术得到更广泛应用前，还需更多的研究证明这一经皮给药方案的有效性，并调查潜在的全身性影响。

9. 技术　与所有临床治疗相同，有兴趣接受微针疗法的患者应该咨询医生，了解治疗的适应证、替代方案及相关风险和益处。患者须进行全面的病史和身体检查，以确保进行微针疗法没有重大禁忌证。医生应在手术前 1~2 周开始对患者进行简短的治疗前访问或电话联系，以确保正确传达必要的指导。具体而言，医生应考虑到患者使用刺激性产品或药物，包括维 A 酸、乙醇酸、水杨酸、蜜蜡、微晶磨皮和磨砂膏。但是，Alster 等认为，患者在手术前不必停止使用维 A 酸、抗氧化剂、抗凝血药和生长因子[110]。某些医生建议对有单纯疱疹或水痘感染史的患者口服阿昔洛韦 / 伐昔洛韦进行治疗前预防[110]。此外，应嘱咐患者在手术前避免过度暴晒和（或）晒黑，因其会导致色素沉着风险增加。

表 10-6 为电动微针笔治疗建议概要。这些治疗步骤不一定适用于所有手持式电动微针设备。此外，步骤可能因医生偏好而不同（图 10-10 和图 10-11）。

对于较厚的组织可采用较长针头进行治疗。在面部、脸颊和口周区域，Alster 等建议，微针穿刺深度为 1.5~3mm[110]。对于包括眼睑和鼻梁在内的角质层较薄皮肤区域，通常建议微针穿刺深度为 0.5~1mm。由于存在穿刺眼部的风险，医生在眼周区域进行微针治疗时应谨慎操作。此外，在骨突处进行微针治疗时，理论上可能会增加受损风险。通常由透明质酸制成的顺滑凝胶，对于表皮保护必不可少。

尽管尚无正式微针治疗后护理指南，但医生可考虑在手术部位愈合后，让患者每天使用广谱防晒霜、物理阻隔防晒霜。在治疗后 48h 内，患者应避免使用化妆品[110]。尽管医生建议患者治疗后停止使用刺激性的非处方护肤品（尤其是磨砂膏或爽肤水），因为它们可能过度刺激皮肤，但患者仍可用温和的日常洗面奶清洁治疗区域。在术后最初 72h 内，预计会出现一过性的红斑、肿胀和皮肤剥脱现象[110]。应告知患者，可能需要重复治疗以达到最佳效果[110]。

10. 风险与禁忌证　作为一种微创治疗，微针通常耐受性良好，不良反应的风险很低。治疗后第一天晚上冷敷和倾斜睡觉可以使肿胀最小化。

表 10-6　术前准备和常规微针疗法步骤概要

术前准备

- 手术前考虑抗病毒药物进行预防
- 拍摄标准化照片
- 指导患者仰卧在治疗床上，或采取其他体位，以便更好地观察治疗区域
- 用毛巾或发带将患者头发从治疗区域拨开
- 提供黏附性护目镜等产品保护眼部
- 用温和洁面产品卸除皮肤上的护肤品和化妆品
- 查看患者过敏情况
- 考虑在治疗前使用局部麻醉化合物控制疼痛
- 用外科消毒剂清洁皮肤
- 进行设备治疗设置。建议参数取决于所用设备、操作者施加的压力和通过次数，根据制造商指导和文献综述进行具体设置
- 考虑在进行整体治疗前，先进行局部测试
- 确保治疗室所有人员均穿戴个人防护设备（如眼镜、手套和口罩）

治疗

- 确认设备的治疗设置
- 按照制造商指导，使用顺滑凝胶（如透明质酸凝胶或其他产品）
- 将微针设备垂直置于治疗区域
- 引导微针设备在治疗区域连续移动。依照传统，需在选定的区域上向不同方向（如水平、垂直和斜向）移动 3 遍[110]
- 重复治疗步骤，直至达到所需的临床终点（如针尖大小出血）（图 10-10 和图 10-11）
- 在新治疗区域内进行治疗。继续至治疗完所有需要治疗的区域
- 在病历中记录移动次数和方向
- 用无菌纱布和溶液清除碎屑和（或）多余出血。任何冷却液都应该无菌，以尽量降低细菌或其他病原体侵入皮肤的概率
- 对任何活动性出血进行按压
- 按照制造商要求，在术后薄涂一层外用药（透明质酸）

尽管微针诱发色素沉着的风险很低，但仍可通过适当避免阳光直晒而进一步降低。与所有光疗方案一样，活动性晒黑的患者不应接受治疗。

　　微针治疗后，患者有报告出现灼伤、瘀青、

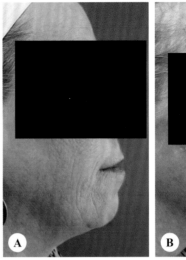
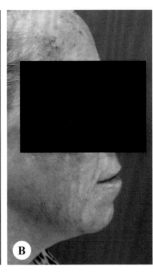

▲ 图 10-10　微针治疗前（A）和达到临床终点时（B）（伴有针尖大小出血）的患者照片

术后右脸颊有轻度浆液性分泌物，伴有轻度红斑（图片由 Ronda S. Farah, MD, University of Minnesota Department of Dermatology, MN, USA 提供）

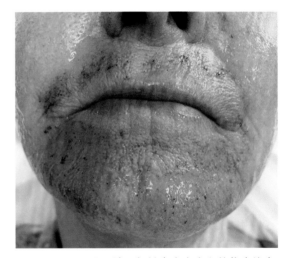

▲ 图 10-11　显示脸下部针尖大小出血的临床终点

图片由 Ronda S. Farah, MD, University of Minnesota Department of Dermatology, MN, USA 提供

浆液性渗出、结痂和成瘢等现象[116]。任何水疱、瘀青、脓疱、疼痛、结痂、活动性出血或日益严重的不适症状或体征，均需立即告知医生并进行处理。有患者在 2 次微针治疗后出现预期以外的轨道样瘢痕或"纵横交错"的图案化瘢痕[134]。除日常防晒外，应建议患者避免使用医生不推荐使用的局部外用产品，因为出现超敏反应的风险会增加[110]。事实上，已有报道描述使用外用维生素 C

出现超敏反应和异物性肉芽肿的情况[135]。

医生应谨慎对待或避免对下述患者进行微针治疗：有活动性痤疮、瘢痕史、肥厚性瘢痕、白斑性皮肤病、面部疣、活动性感染、未经治疗的肿瘤、活动性化疗、使用抗凝血药、妊娠、未经控制的糖尿病或免疫抑制的患者。在近期注射了肉毒杆菌的区域附近进行微针治疗时，医生也应谨慎处理，因为联合治疗可能导致毒素扩散[110]。任何未灭菌的物质均不应被用于有开放性微通道的皮肤上。微针治疗的感染风险总体上较低，因为微针设备的针尖是一次性的或可灭菌的，并且每次用于患者时，均对设备进行了清洁。然而，已报道 1 例患者感染人类免疫缺陷病毒（human immunodeficiency virus，HIV）的病例，这可能与新墨西哥州一家水疗中心提供的"吸血鬼面部护理"（通过微针注射富血小板血浆）有关[136]。因此，患者在接受微针治疗之前，应确保实施治疗的机构信誉良好并持有相关执照。

11. 结论　微针是皮肤科和医学美容领域一种相对新颖的治疗方法。鉴于整体疗效良好，不良反应小，恢复时间短，微针疗法正逐渐被纳入诸多临床实践中。研究人员正致力于研究微针疗法在雄激素源性脱发治疗和经皮给药等新型用途中的效果，而其常见用途包括用于痤疮萎缩性瘢痕治疗和皮肤年轻化项目。后续研究需要确定更精确的治疗参数，并关注微针疗法的长期疗效。

四、富血小板血浆

1. 概述　富血小板血浆（PRP）指离心后血小板数量高于全血的自体血浆[137]。该概念最初由血液学家在 20 世纪 70 年代定义，但此宽泛的定义并未阐明制备富血小板血浆所需的确切血小板浓度。无论如何，PRP 已用于各医学领域，涉及伤口愈合、骨骼再生、肌肉骨骼损伤和抗炎的治疗[137]。PRP 长期用于骨科医学，并且在网络上非常热门。此外，也有科学依据支持其在皮肤病学中的应用[138]。这包括但不限于用于脱发、光

老化、面部重塑、瘢痕管理和溃疡的超范围使用[137]。由于上述诸多应用在美国前景广阔且发展迅速，相关文献也急剧增多。然而，PRP 的确切作用机制和多数情况的最佳配制参数尚不清楚。在此，我们对 PRP 疗法进行了概述，并讨论了其当前皮肤和美学效用的文献。

2. 机制　虽然 PRP 的确切机制暂不清楚，但据推测，PRP 通过释放能够激活下游细胞信号通路的混合生长因子，并通过血小板活化，来促进细胞生长和组织修复。推测是高浓度的血小板，即通常超过 1 000 000 血小板 /uL 的浓度，可能在组织修复、伤口愈合和刺激血管生成中发挥重要作用[139]。血小板通过血小板脱粒和随后从 α 颗粒中释放生长因子，然后裂解纤维蛋白原得以活化[140]。一旦发生活化，数百种生长因子［包括血小板衍化生长因子（PDGF）、转化生长因子（IGF-β）-β、血管内皮生长因子（VEGF）、胰岛素样生长因子（IGF）-1 和成纤维细胞生长因子（FGF）］可从 α 颗粒中被分泌出来[139]。值得注意的是，PRP 中生长因子水平的变化是假定影响 PRP 注射疗效的多种因素之一。

3. 富血小板血浆制备　多个设备在满足 510（k）法规规定后，已被美国 FDA 批准从全血中制备 PRP[138]。然而，富血小板血浆注射不受美国 FDA 监管，有各种用于产生自体浓度的 PRP 的方案。目前尚无标准的 PRP 治疗方案，但所有方案均遵循类似原则以获得富血小板血浆（图 10-12）。首先，将患者的全血抽出 10～60ml，放入加有抗凝剂溶液（如柠檬酸钠或柠檬酸 - 葡萄糖）的试管中，以便在注射前防止血小板活化[141]。施加特定重力使各类细胞分离[141, 142]。制备 PRP 时，两种常用的离心方法被用于分离不同细胞类型，即一次离心法和二次离心法（图 10-13）。一次离心法中，一次分离使血液分离成三种成分，从上至下分别为贫血小板血浆（platelet-poor plasma，PPP）、富血小板血浆（PRP）和红细胞（RBC）。去除 PPP 并收集 PRP。使用二次离心法需进行两

静脉抽血　　　　　　　　　　离心步骤（s）

PRP 收集　　　　　　　　　　　　　　　　PPP 去除

PRP 配用

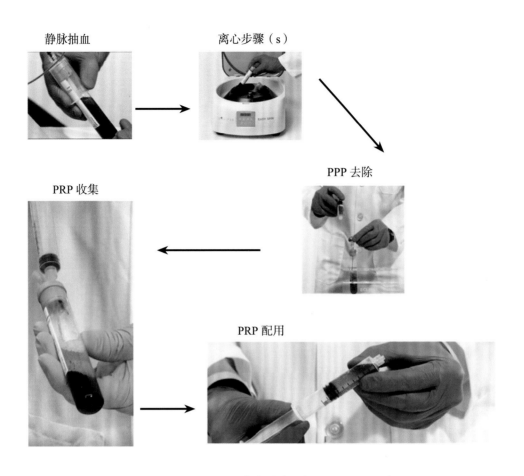

▲ 图 10-12　利用一次离心系统制备 PRP、PPP 过程
图片由 Eclipse 提供

次离心。在初次离心中，全血样本被分离成两部分，含有血浆的成分位于顶层，含有红细胞的成分位于底层[143]。含血浆的成分被分离出来转移到第二个试管中，进行第二次离心。PPP 部分（顶层）被去除，保留富血小板血浆（底层）。一些研究表明，二次离心法优于一次离心法，浓缩血小板的效果可能更佳[143]。虽然存在这两种离心方法，但在 PRP 制备过程中仍存在若干因素，包括设备类型、使用的抗凝血药、抽取的全血量和血液制品的温度，这些额外变量需要进一步研究。在脱发和面部美容等各类皮肤病学应用中，最佳 PRP 浓度尚不清楚。有学者报道，可促进人体内皮细胞血管生成的最理想血小板浓度为 1.5×10^6 血小板 /μl[144]。而据其他学者报道，全血样本中血小板的 3 倍浓度最为理想[145]。

注射前，应考虑到内源性或外源性的血小板活化。血小板活化会导致 α 颗粒释放生长因子，这被认为是临床改善的基础。内源性活化剂包括细胞外基质（extracellular matrix，ECM）等成分（如宿主的真皮胶原蛋白和凝血酶），这些成分一旦被注入便会激活血小板[141]。外源性活化剂有氯化钙、葡萄糖酸钙、牛凝血酶、名为 A- 细胞基质的细胞外基质产品，以及达肝素鱼精蛋白等微粒，亦可在注射前被添加到富血小板血浆中[146-150]。

脂肪干细胞和滤泡干细胞的添加可以介导在用各种生长因子刺激后的组织再生[151-153]。相关文献已探讨了是否使用外源性产品或允许内源性产品激活血小板的难题[141, 142, 146, 148]。然而，仍需更多研究来充分了解 PRP 的机制，并确定外源性激活是否更有效。如果是这样，则需确定在何种临

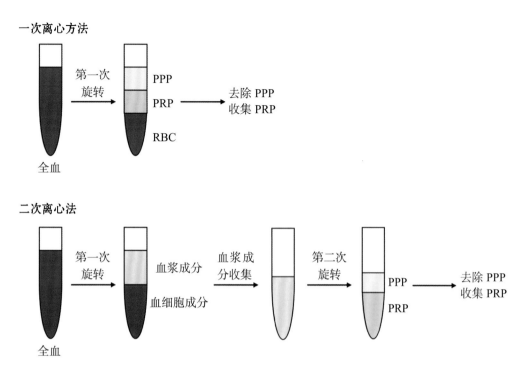

一次离心方法

第一次旋转 → PPP / PRP / RBC → 去除 PPP 收集 PRP

全血

二次离心法

第一次旋转 → 血浆成分 / 血细胞成分 → 血浆成分收集 → 第二次旋转 → PPP / PRP → 去除 PPP 收集 PRP

全血

▲ 图 10–13　一次离心（上图）与二次离心（下图）法对比示意图
图片由 Ronda S. Farah, MD, University of Minnesota, Department of Dermatology, MN, USA 提供

床情况下使用以及使用哪些激活剂。

应注意的是，PRP 是一种血液制品，因此对操作人员和患者而言，会存在暴露于血源性病原体的风险。这种风险包括接触到乙型肝炎、丙型肝炎和 HIV。2018 年，在新墨西哥州，有患者因操作人员对 PRP 操作不当而感染 HIV[154]。医生和患者应该意识到适当的血源性病原体知识培训的必要性。在医疗机构中使用其他血液制品时，应遵循严格的血源性病原体保护方案，同时进行适当的消毒、灭菌和适当使用材料。

类似于任何新型微创治疗，医生在临床中使用 PRP，需要严格的临床评估，并且严格按规范操作。同时，还应记录全面的临床病史和拍摄标准化照片。再者，应审查相关风险，包括但不限于出血、感染、疼痛、瘀斑、水肿、肿胀、红斑、神经损伤、麻木、头痛、血管堵塞和失明等风险[155]。应探讨无改善、稍有改善、恶化及需多次治疗的可能性。还应披露任何以超出说明书范围的用药方式进行的产品使用。许多医生主张

在注射前，要获得全血细胞计数。有过出血性疾病、血液稀释剂贫血症、活动性恶性肿瘤或其他血液病史，使用过血液稀释剂，进行过化疗，治疗部位接受过活动性辐射，以及皮肤结构发生改变的患者，应避免 PRP，或至少应考虑与血液科或其他治疗医生进行彻底讨论。此外，有免疫抑制、使用非甾体抗炎药（NSAID）、有癌前皮肤病变或使用皮质类固醇的患者，应格外小心。根据 Garg 等[139] 的建议绝对禁忌证包括血流动力学不稳定、活性抗凝血药的使用、血小板功能障碍综合征、肝病、治疗部位的活动性感染、脓毒症和纤维蛋白原浓度较低。疼痛是治疗的预期结果，医生已利用局部外用和可注射的局部麻醉药、振动、按摩、感官玩具、音乐和局部冷却设备来缓解治疗中的不适。

4. 富血小板血浆与脱发　PRP 用于治疗脱发的超范围使用在过去 10 年中愈加普遍。总体而言，相关文献中的大量研究都支持其疗效，尤其是在治疗雄激素源性脱发方面[139, 140, 147, 156–162]。尽

管 PRP 在非瘢痕性脱发中的应用前景可观，但研究这方面应用的文献有限。

目前，仍不清楚 PRP 改善脱发患者临床症状的作用机制。据推测，生长因子和细胞因子的释放刺激了毛囊，促进了新毛发的生长[157]。这些生长因子包括血小板衍化生长因子（PDGF）、血管内皮生长因子（VEGF）、转化生长因子（TGF）-β、表皮细胞生长因子（EGF）和成纤维细胞生长因子（FGF）。它们与真皮毛乳头细胞的表面受体相互作用，增加血管形成并促进毛囊形成[163]。此外，这些生长因子促进了真皮毛乳头细胞的增殖和分化，从而增加了下游的信号传导效应，使毛发生长从休止期过渡到生长期。然而，2019 年，Rodrigues 等对生长因子假说提出了质疑，但他们的研究缺乏与血小板计数或生长因子水平的相关性[160]。此外，Li 等报道了通过激活细胞外信号调节激酶（extracellular signal-regulated kinase，ERK）和 Akt 信号来提高毛囊中毛发的存活率[164]。PRP 的确切作用机制及其对毛发生长的影响仍有待确定，因此，需要进行更多研究。

5. 非瘢痕性脱发 非瘢痕性脱发是一类可逆性脱发症，患者毛囊口无瘢痕。诊断包括雄激素源性脱发（androgenetic alopecia，AGA）、斑秃（alopecia areata，AA）、休止期脱发（telogen effluvium，TE）和拔毛癖。过去 10 年中，使用 PRP 治疗非瘢痕性毛发疾病越来越受欢迎。雄激素源性脱发拥有最多支持性文献和疗效证据[165]。一些随机对照试验对用 PRP 治疗雄激素源性脱发进行了评估[158-160, 162, 166]。大多数文献报道了使用 PRP 治疗后脱发改善。Gentile 等的一项研究[167]对比了雄激素源性脱发患者使用非活化 PRP 和活化 PRP 进行治疗的情况。他们将头部治疗区域分为两部分，即用非活化 PRP 或活化 PRP 治疗患者头部的一半区域，另一半区域使用安慰剂。与安慰剂相比，非活化 PRP 和活化 PRP 治疗区域的头发数量和头发密度均有所改善。这项研究还揭示了不同采集系统之间血小板的浓度差异[167]。

值得注意的是，也有文献报道缺乏疗效[166]。疾病严重程度、同步疗法、研究规模、研究设计、血小板浓度和治疗方案仅仅是导致疗效变化的几个潜在因素。近日，Hausauer 等建议采用统一的治疗方案，即每月注射持续 3 个月，3 个月后再加强注射一次[159]。对上述变量的持续研究可能会使治疗方案更完善并使疗效更显著。

对于其他非瘢痕性脱发，一些著作中描述了将 PRP 应用于斑秃的研究。非瘢痕性脱发是一种 T 细胞介导的毛囊自身免疫性疾病[168]。Marchitto 等的文献综述和 Meta 分析表明，PRP 是一种有前景的、潜在的斑秃治疗方案[169]。但即便有随机临床试验验证了 PRP 对于斑秃的疗效，其使用仍存在争议。研究显示，PRP 对某些斑秃患者的头发生长未起作用。临床结果变化的根本原因尚未确定[170]。与雄激素源性脱发相同，影响疗效变化的因素可能包括脱发的临床特征、疾病持续时间、疾病严重程度、过往病史和 PRP 组成。还缺乏 PRP 用于其他非瘢痕性脱发（如休止期脱发或拔毛癖）的相关数据（图 10-14）。

6. 瘢痕性脱发 瘢痕性脱发会破坏毛囊口，传统上为毛囊的永久性损失。然而，医生可能会注意到早期干预的毛发再生。除身体症状外，患者还可能在心理和情绪上受到严重困扰[171]。目前，瘢痕性脱发难以控制，因为目前的治疗方法，例如外用皮质类固醇、病灶内注射类固醇、免疫抑制剂、羟氯喹和口服抗生素，远远无法达到治愈效果。据皮肤病学文献记载，瘢痕性脱发包括扁平苔藓（lichen planopilaris，LPP）、前额纤维化脱发（frontal fibrosing alopecia，FFA）、盘状狼疮、中央离心性瘢痕脱发（central centrifugal cicatricial alopecia，CCCA）、剥离性蜂窝组织炎和脱发性毛囊炎。与雄激素源性脱发相同，使用 PRP 治疗瘢痕性脱发尚未得到美国 FDA 批准。较少有文献研究 PRP 对各类瘢痕性脱发的疗效，大部分文献仅侧重于研究其对 LPP 的疗效，而至少有 4 份病例报道是关于这一疗效的。2016 年的一份初始病例

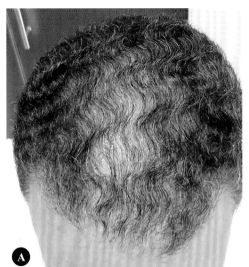
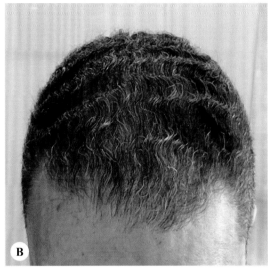

▲ 图 10-14 男性雄激素源性脱发患者接受 PRP 治疗之前（A）和之后（B）的照片

图片由 Dr. Charles E Crutchfield Ⅲ, Crutchfield Dermatology, Eagan, MN 提供

报道记载，一名 LPP 患者采用了 PRP 和微针设备进行治疗[172]。此外，一名活动性 LPP 患者连续 3 个月接受了 PRP 治疗，治疗后其症状完全消退。尽管不清楚这种情况改善是否与 PRP、微针疗法或两者的联合治疗相关，但该病例研究是首份报道 PRP 成功治疗 LPP 的研究[172]。2018 年和 2019 年报道的其余 3 份病例中，显示了患者的头发生长和头发增厚情况[173-175]。然而，值得一提的是，这些病例报道中，至少有 2 例缺乏标准化的照片。此外，还需要针对更广泛人群的长期研究。另有 2 份病例报道了用 PRP 治疗瘢痕性脱发。在关于中央离心性瘢痕脱发（即 CCCA，头顶出现脱发，并呈圆形向外扩散）的病例中，有一位患者反映情况有改善[175]。而关于前额纤维化脱发（FFA），即一种导致前额发际线后退和眉毛脱落的瘢痕性脱发，2019 年的一份病例报道采用 PRP 治疗后，在 5 个月后的随访中观察到改善。

7. 富血小板血浆与美容　虽然尚未得到美国 FDA 批准，但使用 PRP 来美容的做法已普及。许多研究和医生的轶事性报道叙述了光老化、肤质、肤色、面部重塑和瘢痕的改善情况。在对于着眼光损害的文献进行综述时，Alam 等的研究了单次 PRP 注射能否改善 27 名光损害患者的皮肤外观[177]。每名患者在一侧脸颊接受 PRP 注射，在另一侧脸颊接受生理盐水无菌注射。PRP 治疗 6 个月后，患者反映，与生理盐水治疗的脸颊相比，PRP 治疗侧皱纹外观与肤质明显改善。然而，医生评估显示 PRP 和生理盐水之间无显著差异[177]。Redaelli 等在另一项研究中评估了每 3 个月注射一次 PRP 对面部和颈部的影响[178]。他们使用皮肤镜、数码相机和摄影成像系统拍摄患者照片，用以评估 PRP 治疗后面部和颈部的外观。他们报道，鼻唇沟平均改善 24%，皮肤均匀性和肤质改善 33%，皮肤弹性改善 22.5%，而眼周皱纹改善 30%[178]。虽然这些研究结果较为乐观，但还需要进一步的调查来充分了解 PRP 对光老化和肤质的影响。

PRP 也被认为对面部容量减少有所帮助。据推测，通过使用 PRP 中的生长因子刺激成纤维细胞的活动，进而促进胶原蛋白产生[179]。Elnehrawy 等在研究中对 20 名有面部皱纹的女性单次注射 PRP 的效果[180]。结果显示，患者鼻唇沟外观出现明显改善且具有统计学意义[180]。

也有研究报道了将 PRP 与其他成熟的美容疗法结合使用。Willemsen 等的研究表明，将 PRP 添加到面部脂肪填充手术中，能够缩短整体恢复时间，并改善美学效果[181]。Yuksel 等也研究了 PRP

对人面部皮肤的影响[182]。他们用微针滚轮在患者额头、颧骨和下颏上使用3次，每次间隔2周，并注射到鱼尾纹处。经皮肤科医生对试验结果进行评估，在3次PRP治疗后，患者皮肤紧致度 – 松弛度得到了统计学意义上的明显改善[182]。Shin等对韩国女性对比PRP联合点阵激光与单独点阵激光治疗发现，患者肤质和皮肤弹性得到了改善[183]。Hersant等进行的前瞻性研究考察了通过面部皮内注射PRP和透明质酸联合治疗的效果[184]。与基准情况相比，根据面部整形美容患者评价量表，在治疗后第6个月时，患者面部情况有明显改善[184]。然而，该研究未设置仅使用透明质酸进行治疗的对照组。整体而言，尽管上述美容联合疗法结果令人欣喜，但仍需继续研究，以充分了解将其临床应用的有效性与具体参数。

由痤疮造成的瘢痕是诸多患者关注的问题，PRP同样被尝试用于治疗该症。PRP是痤疮瘢痕患者的辅助治疗选择，已被用作目前痤疮瘢痕修复术的辅助疗法。Deshmukh等将PRP和皮下分离术联合，与仅使用皮下分离术治疗痤疮瘢痕，进行了疗效对比[185]。受试者在右侧脸部接受皮下分离术后，瘢痕处被注射PRP，而左侧脸部仅接受皮下分离术。结果显示，富血小板血浆和皮下分离术的联合疗法将痤疮瘢痕改善了32.08%，而仅使用皮下分离术的疗法则改善了8.33%[185]。Nofal等在治疗不同程度的痤疮萎缩性瘢痕时，通过皮

内PRP注射取得了不错的疗效[186]。创伤性瘢痕也可能从PRP治疗中受益[187]。由于PRP具备使伤口愈合的能力，也被用作帮助伤口恢复的治疗手段。Lee等对14名韩国患者进行了研究，他们使用二氧化碳点阵激光换肤疗法治疗痤疮瘢痕，并用PRP来促进伤口愈合[188]。研究发现，在激光换肤后再用PRP治疗的半边脸部恢复得更快，红斑的消退也更快。还观察到水肿减轻，但未达到统计学意义[188]。

总之，在美容领域使用PRP的做法较为新颖，并迅速扩大。然而，目前还缺乏大量的大型随机对照试验。再者，对于PRP在美容领域的应用，包括最理想的制备参数、治疗间隔，以及长期安全性和有效性还有待阐明。

8. 结论 随着PRP在临床上的应用范围不断扩大，其在新型皮肤医学中的应用也不断得到测试。迄今为止，这些应用包括PRP与毛发移植、溃疡治疗及白癜风治疗[189-192]。总而言之，PRP在医疗领域的应用潜力增长迅猛，并为人类疾病治疗带来了巨大的希望。然而，在为每种应用场景制订标准化和有效的PRP协议之前，仍有许多变量需要被阐明。PRP的制备和管理尚未标准化，加之学者们对PRP相关的基础医学问题认识有限，PRP已成为绝佳的未来研究对象。此外，还需要开展更多研究，进而充分了解PRP注射疗法在患者中的应用。

参 考 文 献

[1] El-Domyati M, Hosam W, Abdel-Azim E, Abdel-Wahab H, Mohamed E. Microdermabrasion: a clinical, histometric, and histopathologic study. *J Cosmet Dermatol*. 2016;15:503–513. doi:10.1111/jocd.12252.

[2] Monteleone G. *Microdermabrasion with aluminum hydroxide powder in scar camouflaging*. In: *Proceedings of the 3rd Meeting of Southern Italy Plastic Surgery Association*. Benevento, Italy: 1988.

[3] *The American Society for Aesthetic Plastic Surgery*. New York, NY: Cosmetic Surgery National Data Bank Statistics; 2017. Available at https://www.surgery.org/sites/default/files/ASAPS-Stats2017.pdf.

[4] Karimipour DJ, Kang S, Johnson TM, et al. Microdermabrasion with and without aluminum oxide crystal abrasion: a comparative molecular analysis of dermal remodeling. *J Am Acad Dermatol*. 2006;54:405–410. doi:10.1016/j.jaad.2005.11.1084.

[5] Bhalla M, Thami GP. Microdermabrasion: reappraisal and brief review of literature. *Dermatol Surg*. 2006;32:809–814. doi:10.1111/j.1524–4725.2006.32165.x.

[6] Andrews SN, Zarnitsyn V, Bondy B, Prausnitz MR. Optimization of microdermabrasion for controlled removal of stratum corneum. *Int J Pharm*. 2011;407:95–104. doi:10.1016/j.ijpharm.2011.01.034.

[7] Spencer JM. Microdermabrasion. *Am J Clin Dermatol*. 2005;6(2):89–92. doi:10.2165/00128071–200506020–00003.

[8] Freedman BM, Rueda-Pedraza E, Waddell SP. The epidermal and dermal changes associated with microdermabrasion. *Dermatol Surg*. 2001;27:1031–1033. doi:10.1046/j.1524–4725.2001.01031.x.

[9] Shim EK, Barnette D, Hughes K, Greenway HT. Microdermabrasion: a clinical and histopathologic study. *Dermatol Surg*. 2001;27:524–530.

doi:10.1046/j.1524–4725.2001.01001.x.

[10] Tan MH, Spencer JM, Pires LM, Ajmeri J, Skover G. The evaluation of aluminum oxide crystal microdermabrasion for photodamage. *Dermatol Surg.* 2001;27:943–949. doi:10.1046/j.1524–4725.2001.01120.x.

[11] Fernandes M, Pinheiro NM, Crema VO, Mendonça AC. Effects of microdermabrasion on skin rejuvenation. *J Cosmet Laser Ther.* 2014;16:26–31. doi:10.3109/14764172.2013.854120.

[12] Rajan P, Grimes PE. Skin barrier changes induced by aluminum oxide and sodium chloride microdermabrasion. *Dermatol Surg.* 2002;28:390–393. doi:10.1046/j.1524–4725.2002.01239.x.

[13] Lew BL, Cho Y, Lee MH. Effect of serial microdermabrasion on the ceramide level in the stratum corneum. *Dermatol Surg.* 2006;32:376–379. doi:10.1111/j.1524–4725.2006.32076.x.

[14] Small R, Hoang D, Linder J. *Chemical Peels, Microdermabrasion & Topical Products.* Philadelphia, PA: Lippincott Williams & Wilkins; 2013.

[15] Lee WR, Shen SC, Wang KH, Hu CH, Fang JY. Lasers and microdermabrasion enhance and control topical delivery of vitamin C. *J Invest Dermatol.* 2003;121:1118–1125. doi:10.1046/j.1523–1747.2003.12537.x.

[16] Loesch MM, Travers JB, Kingsley MM, Travers JB, Spandau DF. Skin resurfacing procedures: new and emerging options. *Clin Cosmet Investig Dermatol.* 2014;7:231–241. doi:10.2147/CCID.S50367.

[17] Freedman BM. Hydradermabrasion: an innovative modality for nonablative facial rejuvenation. *J Cosmet Dermatol.* 2008;7:275–280 doi:10.1111/j.1473–2165.2008.00406.x.

[18] Freedman BM. Topical antioxidant application enhances the effects of facial microdermabrasion. *J Dermatolog Treat.* 2009;20(2):82–87. doi:10.1080/09546630802301818.

[19] Karimipour DJ, Karimipour G, Orringer JS. Microdermabrasion: an evidence-based review. *Plast Reconstr Surg.* 2010;125:372–377. doi:10.1097/PRS.0b013e3181c2a583.

[20] Hernandez-Perez E, Ibiett EV. Gross and microscopic findings in patients undergoing microdermabrasion for facial rejuvenation. *Dermatol Surg.* 2001;27:637–640. doi:10.1046/j.1524–4725.2001.00291.x.

[21] Tsai R-Y, Wang C-N, Chan H-L. Aluminum oxide crystal microdermabrasion: a new technique for treating facial scarring. *Dermatol Surg.* 1995;21:539–542. doi:10.1111/j.1524–4725.1995.tb00258.x.

[22] Lloyd JR. The use of microdermabrasion for acne: a pilot study. *Dermatol Surg.* 2001;27:329–331. doi:10.1046/j.1524–4725.2001.00313.x.

[23] Kolodziejczak A, Wieczorek AM, Rotsztejn HP. The assessment of the effects of the combination of microdermabrasion and cavitation peeling in the therapy of seborrhoeic skin with visible symptoms of acne punctata. *J Cosmet Laser Ther.* 2019;21:286–290. doi:10.1080/14764172.2018.1525751.

[24] Waldman A, Bolotin D, Arndt KA, et al. ASDS Guidelines Task Force: consensus recommendations regarding the safety of lasers, dermabrasion, chemical peels, energy devices, and skin surgery during and after isotretinoin use. *Dermatol Surg.* 2017;43:1249–1262. doi:10.1097/DSS.0000000000001166.

[25] Janda K, Tomikowska A. Cellulite – causes, prevention, treatment. *Ann Acad Med Stetin.* 2014;60(1):29–38.

[26] Atamoros FMP, Pérez DA, Sigall DA, et al. Evidence-based treatment for gynoid lipodystrophy: a review of the recent literature. *J Cosmet Dermatol.* 2018;17(6):977–983. doi:10.1111/jocd.12555.

[27] Khan MH, Victor F, Rao B, Sadick NS. Treatment of cellulite: part I. Pathophysiology. *J Am Acad Dermatol.* 2010;62(3):361–370. doi:10.1016/j.jaad.2009.10.042.

[28] Sadick N. Treatment for cellulite. *Int J Womens Dermatol.* 2019;5(1):68–72. doi:10.1016/j.ijwd.2018.09.002.

[29] Draelos ZD, Marenus KD. Cellulite: etiology and purported treatment.

[30] Avram MM. Cellulite: a review of its physiology and treatment. *J Cosmet Laser Ther.* 2004;6(4):181–185. doi:10.1080/14764170410003057.

[31] Davis DS, Boen M, Fabi SG. Cellulite: patient selection and combination treatments for optimal results – a review and our experience. *Dermatol Surg.* 2019;45:1171–1184.

[32] Scherwitz C, Braun-Falco O. So-called cellulite. *J Dermatol Surg Oncol.* 1978;4(3):221–229. doi:10.1111/j.1524–4725.1978.tb00416.x.

[33] Nürnberger F, Müller G. So-called cellulite: an invented disease. *J Dermatol Surg Oncol.* 1978;4(3):221–229.

[34] Hexsel D, Hexsel CL. Social impact of cellulite and its impact on quality of life. In: Goldman MP, Hexsel D, Leibaschoff G, Bacci PA, eds. *Cellulite Pathophysiology and Treatment.* Boca Raton, FL: CRC Press; 2006: 2–4.

[35] Hexsel D, Fonte De Souza J, Weber M, Taborda ML. Preliminary results of the elaboration of a new instrument to evaluate quality of life in patients with cellulite: CELLUQOL. *J Am Acad Dermatol.* 2009;60(3):AB62. doi:10.1016/j.jaad.2008.11.285.

[36] Rossi ABR, Vergnanini AL. Cellulite: a review. *J Eur Acad Dermatol Venereol.* 2000;14(4):251–262. doi:10.1046/j.1468–3083.2000.00016.x.

[37] Barnhill W. *The Cellulite Myth. The Washington Post.* 1985. Available at https://www.washingtonpost.com/archive/lifestyle/wellness/1985/03/06/the-cellulite-myth/661b5726-da95-43ec-9459-dfabb505bbcf/?utm_term=.3fc5465a1ac4.

[38] Ronsard N. *Cellulite: Those Lumps, Bumps and Bulges You Couldn't Lose Before.* New York, NY: Beauty and Health Publishing and Co; 1973.

[39] *Cellulite Treatment. RealSelf.com.* 2019. Available at https://www.realself.com/cellulite-treatment/cost.

[40] Goldman MP, Hexsel D. *Cellulite: Pathophysiology and Treatment (Basic and Clinical Dermatology).* 2nd ed. Boco Raton, FL: CRC Press; 2010.

[41] Emanuele E, Bertona M, Geroldi D. A multilocus candidate approach identifies ACE and HIF1A as susceptibility genes for cellulite. *J Eur Acad Dermatol Venereol.* 2010;24(8):930–935. doi:10.1111/j.1468–3083.2009.03556.x.

[42] Emanuele E, Minoretti P, Altabas K, Gaeta E, Altabas V. Adiponectin expression in subcutaneous adipose tissue is reduced in women with cellulite. *Int J Dermatol.* 2011;50(4):412–416. doi:10.1111/j.1365–4632.2010.04713.x.

[43] Rudolph C, Hladik C, Hamade H, et al. Structural gender dimorphism and the biomechanics of the gluteal subcutaneous tissue: implications for the pathophysiology of cellulite. *Plast Reconstr Surg.* 2019;143(4):1077–1086. doi:10.1097/PRS.0000000000005407.

[44] Puddu P, Ventrice C, Pennasilico G, et al. An open randomized controlled study on the efficacy of low-sodium water intake evaluated by non-invasive methods in patients with cellulite. *Eur J Inflamm.* 2017;1(1):43–48. doi:10.1177/1721727x0300100109.

[45] Piérard GE, Nizet JL, Piérard-Franchimont C. Cellulite: from standing fat herniation to hypodermal stretch marks. *Am J Dermatopathol.* 2000;22(1):34–37.

[46] Mirrashed F, Sharp JC, Krause V, Morgan J, Tomanek B. Pilot study of dermal and subcutaneous fat structures by MRI in individuals who differ gender, BMI, and cellulite grading. *Skin Res Technol.* 2004;10(3):161–168. doi:10.1111/j.1600–0846.2004.00072.x.

[47] Friedmann D, Vick G, Mishra V. Cellulite: a review with a focus on subcision. *Clin Cosmet Investig Dermatol.* 2017;10:17–23. doi:10.2147/CCID.S95830.

[48] Curri S. *Las paniculopatías de estasis venosa: diagnostico clínico e instrumental.* Barcelona, Spain: Hausmann; 1991.

[49] Draelos ZD. Cellulite pathophysiology. In: *Cellulite Pathophysiology and Treatment.* 2nd ed. New York, NY: Informa Healthcare; 2010.

[50] Angelini F, Orlandi C, Di Fiore P, et al. *Medical therapy*. In: *Cellulite Pathophysiology and Treatment*. 2nd ed. New York, NY: Informa Healthcare; 2010.

[51] Nikolis A, Enright KM. Methods of standardizing photography for cellulite in the buttocks and thighs. *Dermatol Surg*. 2019;45:1208–1210. doi:10.1097/DSS.0000000000001666.

[52] Hexsel D, Hexsel CL, Dal'Forno T, Schilling de Souza J, Silva AF, Siega C. Standardized methods for photography in procedural dermatology using simple equipment. *Int J Dermatol*. 2017;56(4):444–451. doi:10.1111/ijd.13500.

[53] Zerini I, Sisti A, Cuomo R, et al. Cellulite treatment: a comprehensive literature review. *J Cosmet Dermatol*. 2015;14(3):224–240. doi:10.1111/jocd.12154.

[54] Hexsel DM, Dal'Forno T, Hexsel CL, Dal'forno T, Hcxscl CL. A validated photonumeric cellulite severity scale. *J Eur Acad Dermatol Venereol*. 2009;23(5):523–528. doi:10.1111/j.1468–3083.2009.03101.x.

[55] Hexsel D, Fabi SG, Sattler G, et al. Validated assessment scales for cellulite dimples on the buttocks and thighs in female patients. *Dermatol Surg*. 2019;45:S2–S11. doi:10.1097/dss.0000000000001993.

[56] Hexsel D, Weber MB, Taborda ML, Forno TD, Dal'Forno T, Prado D. Celluqol® – a quality of life measurement for patients with cellulite. *Surg Cosmet Dermatol*. 2011;3(2):96–101.

[57] Kutlubay Z, Songur A, Engin B, Khatib R, Calay Ö Serdaroğlu S. An alternative treatment modality for cellulite: LPG endermologie. *J Cosmet Laser Ther*. 2013;15(5):266–270. doi:10.3109/14764172.2013.787801.

[58] Tülin Güleç A. Treatment of cellulite with LPG endermologie. *Int J Dermatol*. 2009;48(3):265–270. doi:10.1111/j.1365–4632.2009.03898.x.

[59] Collis N, Elliot LA, Sharpe C, Sharpe DT. Cellulite treatment: a myth or reality. A prospective randomized, controlled trial of two therapies, endermologie and aminophylline cream. *Plast Reconstr Surg*. 1999;104(4):1110–1114. doi:10.1097/00006534–199909020–00037.

[60] Hexsel D, Soirefmann M. Cosmeceuticals for cellulite. *Semin Cutan Med Surg*. 2011;30(3):167–170. doi:10.1016/j.sder.2011.06.005.

[61] Hexsel D, Zechmeister Ddo P, Goldman MP. *Topical management of cellulite*. In: *Cellulite Pathophysiology and Treatment*. 2nd ed. New York, NY: Informa Healthcare; 2010.

[62] Khan MH, Victor F, Rao B, Sadick NS. Treatment of cellulite: part Ⅱ. Advances and controversies. *J Am Acad Dermatol*. 2010;62(3):373–384. doi:10.1016/j.jaad.2009.10.041.

[63] Lupi O, Semenovitch IJ, Treu C, Bottino D, Bouskela E. Evaluation of the effects of caffeine in the microcirculation and edema on thighs and buttocks using the orthogonal polarization spectral imaging and clinical parameters. *J Cosmet Dermatol*. 2007;6(2):102–107. doi:10.1111/j.1473–2165.2007.00304.x.

[64] Kligman AM, Pagnoni A, Stoudemayer T. Topical retinol improves cellulite. *J Dermatol Treat*. 1999;10(2):119–125. doi:10.3109/09546639909056013.

[65] Piérard-Franchimont C, Piérard GE, Henry F, Vroome V, Cauwenbergh G. A randomized, placebo-controlled trial of topical retinol in the treatment of cellulite. *Am J Clin Dermatol*. 2000;1(6):369–374. doi:10.2165/00128071–200001060–00005.

[66] Sainio EL, Rantanen T, Kanerva L. Ingredients and safety of cellulite creams. *Eur J Dermatol*. 2000;10(8):596–603.

[67] Belenky I, Margulis A, Elman M, Bar-Yosef U, Paun SD. Exploring channeling optimized radiofrequency energy: a review of radiofrequency history and applications in esthetic fields. *Adv Ther*. 2012;29(3):249–266. doi:10.1007/s12325–012–0004–1.

[68] Beasley KL, Weiss RA. Radiofrequency in cosmetic dermatology. *Dermatol Clin*. 2014;32(1):79–90. doi:10.1016/j.det.2013.09.010.

[69] Sadick NS, Malerich SA, Nassar AH, Dorizas AS. Radiofrequency: an update on latest innovations. *J Drugs Dermatol*. 2014;13(11):1331–1335.

[70] Narsete T, Narsete DS. Evaluation of radiofrequency devices in aesthetic medicine: a preliminary report. *J Dermatol Ther Case Rep Eval*. 2017;1(1):5–8.

[71] Kapoor R, Shome D, Ranjan A. Use of a novel combined radiofrequency and ultrasound device for lipolysis, skin tightening and cellulite treatment. *J Cosmet Laser Ther*. 2017;19(5):266–274. doi:10.1080/14764172.2017.1303169.

[72] Fritz K, Salavastru C, Gyurova M. Clinical evaluation of simultaneously applied monopolar radiofrequency and targeted pressure energy as a new method for noninvasive treatment of cellulite in postpubertal women. *J Cosmet Dermatol*. 2018;17(3):361–364. doi:10.1111/jocd.12525.

[73] Alexiades-Armenakas M, Dover JS, Arndt KA. Unipolar radiofrequency treatment to improve the appearance of cellulite. *J Cosmet Laser Ther*. 2008;10(3):148–153. doi:10.1080/14764170802279651.

[74] Alexiades M, Munavalli G, Goldberg D, Berube D. Prospective multicenter clinical trial of a temperature-controlled subcutaneous microneedle fractional bipolar radiofrequency system for the treatment of cellulite. *Dermatol Surg*. 2018;44(10):1262–1271. doi:10.1097/DSS.0000000000001593.

[75] Sadick N, Magro C. A study evaluating the safety and efficacy of the VelaSmooth system in the treatment of cellulite. *J Cosmet Laser Ther*. 2007;9(1):15–20.

[76] Sadick NS, Mulholland RS. A prospective clinical study to evaluate the efficacy and safety of cellulite treatment using the combination of optical and RF energies for subcutaneous tissue heating. *J Cosmet Laser Ther*. 2004;6(4):187–190. doi:10.1080/14764170410003039.

[77] Sadick NS. *VelaSmooth and VelaShape*. In: *Cellulite Pathophysiology and Treatment*. 2nd ed. New York, NY: Informa Healthcare; 2010.

[78] Sadick N, Rothaus KO. Aesthetic applications of radiofrequency devices. *Clin Plast Surg*. 2016;43(3):557–565. doi:10.1016/j.cps.2016.03.014.

[79] Sadick NS, Nassar AH, Dorizas AS, Alexiades-Armenakas M. Bipolar and multipolar radiofrequency. *Dermatol Surg*. 2014;40:S174–S179. doi:10.1097/DSS.0000000000000201.

[80] Wanitphakdeedecha R, Sathaworawong A, Manuskiatti W, Sadick NS. Efficacy of multipolar radiofrequency with pulsed magnetic field therapy for the treatment of abdominal cellulite. *J Cosmet Laser Ther*. 2017;19(4):205–209. doi:10.1080/14764172.2017.1279332.

[81] Goldberg DJ, Fazeli A, Berlin AL. Clinical, laboratory, and MRI analysis of cellulite treatment with a unipolar radiofrequency device. *Dermatol Surg*. 2008;34(2):204–209. doi:10.1111/j.1524–4725.2007.34038.x.

[82] Luebbering S, Krueger N, Sadick NS. Cellulite: an evidence-based review. *Am J Clin Dermatol*. 2015;16(4):243–256. doi:10.1007/s40257–015–0129–5.

[83] Modena DAO, da Silva CN, Grecco C, et al. Extracorporeal shockwave: mechanisms of action and physiological aspects for cellulite, body shaping, and localized fat—systematic review. *J Cosmet Laser Ther*. 2017;19(6):314–319. doi:10.1080/14764172.2017.1334928.

[84] Hexsel D, Camozzato FO, Silva AF, Siega C. Acoustic wave therapy for cellulite, body shaping and fat reduction. *J Cosmet Laser Ther*. 2017;19(3):165–173. doi:10.1080/14764172.2016.1269928.

[85] Knobloch K, Kraemer R. Extracorporeal shock wave therapy (ESWT) for the treatment of cellulite – a current metaanalysis. *Int J Surg*. 2015;24(2015):210–217. doi:10.1016/j.ijsu.2015.07.644.

[86] Werschler WP. Evaluation of microfocused ultrasound with visualization (MFU-V) for lifting and tightening of facial and neck skin laxity using a customized, high-density and vectoring treatment approach. *J Am Acad Dermatol*. 2014;70(5):AB43. doi:10.1016/j.jaad.2014.01.177.

[87] Goldberg D, Bard S, Kassim A, Payongayong L. *A Single-center, Prospective Study of the Efficacy and Safety of Micro-focused Ultrasound With Visualization for Lifting, Tightening, and Smoothing of the Buttocks and Thighs*. 2013. Available at https://onlinelibrary.wiley.com/doi/full/10.1002/lsm.22127.

[88] Moreno Moraga J, Valero-Altés T, Martínez Riquelme A, Isarria-Marcosy MI, Royo De La Torre J. Body contouring by non-invasive transdermal focused ultrasound. *Lasers Surg Med.* 2007;39(4):315–323. doi:10.1002/lsm.20478.

[89] Casabona G, Pereira G. Microfocused ultrasound with visualization and calcium hydroxylapatite for improving skin laxity and cellulite appearance. *Plast Reconstr Surg Glob Open* 2017;5(7):1–8. doi:10.1097/GOX.0000000000001388.

[90] Harris MO, Sundaram HA. Safety of microfocused ultrasound with visualization in patients with Fitzpatrick skin phototypes Ⅲ to Ⅵ. *JAMA Facial Plast Surg.* 2015;17(5):355–357. doi:10.1001/jamafacial.2015.0990.

[91] Ingargiola MJ, Motakef S, Chung MT, Vasconez HC, Sasaki GH. Cryolipolysis for fat reduction and body contouring. *Plast Reconstr Surg.* 2015;135(6):1581–1590. doi:10.1097/prs.0000000000001236.

[92] Coleman KM, Pozner J. Combination therapy for rejuvenation of the outer thigh and buttock. *Dermatol Surg.* 2016;42:S124–S130. doi:10.1097/dss.0000000000000752.

[93] Sadick NS, Goldman MP, Liu G, et al. Collagenase clostridium histolyticum for the treatment of edematous fibrosclerotic panniculopathy (cellulite): a randomized trial. *Dermatol Surg.* 2019;45:1047–1056. doi:10.1097/DSS.0000000000001803.

[94] Jung TW, Kim ST, Lee JH, et al. Phosphatidylcholine causes lipolysis and apoptosis in adipocytes through the tumor necrosis factor alpha-dependent pathway. *Pharmacology.* 2018;101(3–4):111–119. doi:10.1159/000481571.

[95] Mahmud K, Crutchfield CE. Lipodissolve for body sculpting: safety, effectiveness, and patient satisfaction. *J Clin Aesthet Dermatol.* 2012;5(10):16–19..

[96] Eldsouky F, Ebrahim HM. Evaluation and efficacy of carbon dioxide therapy (carboxytherapy) versus mesolipolysis in the treatment of cellulite. *J Cosmet Laser Ther.* 2018;20(5):307–312. doi:10.1080/14764172.2017.1400175.

[97] Hexsel DM, Mazzuco R. Subcision: a treatment for cellulite. *Int J Dermatol.* 2000;39(7):539–544. doi:10.1046/j.1365-4362.2000.00020.x.

[98] Kaminer MS, Coleman WP, Weiss RA, Robinson DM, Coleman WP, Hornfeldt C. Multicenter pivotal study of vacuum-assisted precise tissue release for the treatment of cellulite. *Dermatol Surg.* 2015;41(3):336–347. doi:10.1097/DSS.0000000000000280.

[99] Geronemus RG, Kilmer SL, Wall SH, et al. An observational study of the safety and efficacy of tissue stabilized–guided subcision. *Dermatol Surg.* 2019;45(8):1057–1062. doi:10.1097/dss.0000000000001911.

[100] DiBernardo BE, Sasaki GH, Katz BE, et al. A multicenter study for cellulite treatment using a 1440–nm Nd:YAG wave-length laser with sidefiring fiber. *Aesthet Surg J.* 2016;36(3):335–343. doi:10.1093/asj/sjv203.

[101] Katz B. Quantitative & qualitative evaluation of the efficacy of a 1440 nm Nd:YAG laser with novel bi-directional optical fiber in the treatment of cellulite as measured by 3–dimensional surface imaging. *J Drugs Dermatol.* 2013;12(11):1224–1230.

[102] Alster TS, Tehrani M. Treatment of cellulite with optical devices: an overview with practical considerations. *Lasers Surg Med.* 2006;38(8):727–730. doi:10.1002/lsm.20411.

[103] Orentreich DS, Orentreich N. Subcutaneous incisionless (subcision) surgery for the correction of depressed scars and wrinkles. *Dermatol Surg.* 1995;21:543–549. doi:10.1111/j.1524-4725.1995.tb00259.x

[104] Camirand A, Doucet J. Needle dermabrasion. *Aesthetic Plast Surg.* 1997;21:48–51. doi:10.1007/s002669900081

[105] Fernandes D. Minimally invasive percutaneous collagen induction. *Oral Maxillofac Surg Clin North Am.* 2005;17:51–63. doi:10.1016/j.coms.2004.09.004

[106] Ramaut L, Hoeksema H, Pirayesh A, Stillaert F, Monstrey S. Microneedling: Where do we stand now? A systematic review of the literature. *J Plast Reconstr Aesthetic Surg.* 2018;44:397–404. doi:10.1016/j.bjps.2017.06.006

[107] U.S. Food & Drug Administration. *Regulatory Considerations for Microneedling Devices: Draft Guidance for Industry and Food and Drug Administration Staff.* Rockville, MD: Food & Drug Administration; 2017.

[108] Iriarte C, Awosika O, Rengifo-Pardo M, Ehrlich A. Review of applications of microneedling in dermatology. *Clin Cosmet Investig Dermatol.* 2017;10:289–298. doi:10.2147/CCID.S142450

[109] Mccrudden MTC, Mcalister E, Courtenay AJ, González-Vázquez P, Raj Singh TR, Donnelly RF. Microneedle applications in improving skin appearance. *Exp Dermatol.* 2015;24:561–566. doi:10.1111/exd.12723

[110] Alster TS, Graham PM. Microneedling: A review and practical guide. *Dermatol Surg.* 2018;44:397–404. doi:10.1097/DSS.0000000000001248

[111] Aust MC, Reimers K, Repenning C, et al. Percutaneous collagen induction: Minimally invasive skin rejuvenation without risk of hyperpigmentation – fact or fiction? *Plast Reconstr Surg.* 2008;122:1553–1563. doi:10.1097/PRS.0b013e318188245e

[112] Fernandes D, Signorini M. Combating photoaging with percutaneous collagen induction. *Clin Dermatol.* 2008;26:192–199. doi:10.1016/j.clindermatol.2007.09.006

[113] Aust MC, Knobloch K, Vogt PM. Percutaneous Collagen Induction Therapy as a Novel Therapeutic Option for Striae Distensae. *Plast Reconstr Surg.* 2010;126:219e-220e. doi:10.1097/prs.0b013e3181ea93da

[114] Doddaballapur S. Microneedling with dermaroller. *J Cutan Aesthet Surg.* 2009;2:110–111. doi:10.4103/0974-2077.58529

[115] Singh A, Yadav S. Microneedling: Advances and widening horizons. *Indian Dermatol Online J.* 2016;7:244–254. doi:10.4103/2229-5178.185468

[116] Harris AG, Naidoo C, Murrell DF. Skin needling as a treatment for acne scarring: an up-to-date review of the literature. *Int J Womens Dermatology.* 2015;1:77–81. doi:10.1016/j.ijwd.2015.03.004

[117] Alam M, Han S, Pongprutthipan M, et al. Efficacy of a needling device for the treatment of acne scars: a randomized clinical trial. *JAMA Dermatology.* 2014;150:844–849. doi:10.1001/jamadermatol.2013.8687

[118] Cohen BE, Elbuluk N. Microneedling in skin of color: a review of uses and efficacy. *J Am Acad Dermatol.* 2016;74:348–355. doi:10.1016/j.jaad.2015.09.024

[119] El-Domyati M, Barakat M, Awad S, Medhat W, El-Fakahany H, Farag H. Microneedling therapy for atrophic acne scars an objective evaluation. *J Clin Aesthet Dermatol.* 2015;8:36–42.

[120] Aust MC, Knobloch K, Reimers K, et al. Percutaneous collagen induction therapy: An alternative treatment for burn scars. *Burns.* 2010;36:836–843. doi:10.1016/j.burns.2009.11.014.

[121] Eilers RE, Ross EV, Cohen JL, Ortiz AE. A combination approach to surgical scars. *Dermatol Surg.* 2016;42:S150–S156. doi:10.1097/DSS.0000000000000750.

[122] Fabbrocini G, De Vita V, Pastore F, et al. Collagen induction therapy for the treatment of upper lip wrinkles. *J Dermatolog Treat.* 2012;23:144–152. doi:10.3109/09546634.2010.544709.

[123] El-Domyati M, Barakat M, Awad S, Medhat W, El-Fakahany H, Farag H. Multiple microneedling sessions for minimally invasive facial rejuvenation: an objective assessment. *Int J Dermatol.* 2015;54:1361–1369. doi:10.1111/ijd.12761.

[124] Fabbrocini G, De Vita V, Di Costanzo L, et al. Skin needling in the treatment of the aging neck. *Skinmed.* 2011;9(6):347–351.

[125] Lima Ede A. Microneedling in facial recalcitrant melasma: report of a series of 22 cases. *An Bras Dermatol.* 2015;90(6):919–921. doi:10.1590/abd1806-4841.20154748.

[126] Fabbrocini G, De Vita V, Fardella N, et al. Skin needling to enhance

depigmenting serum penetration in the treatment of melasma. *Plast Surg Int.* 2011;2011(6):158241. doi:10.1155/2011/158241.

[127] Budamakuntla L, Loganathan E, Suresh D, et al. A randomised, open-label, comparative study of tranexamic acid microinjections and tranexamic acid with microneedling in patients with melasma. *J Cutan Aesthet Surg.* 2013;6(3):139–143. doi:10.4103/0974–2077.118403.

[128] Dhurat R, Sukesh M, Avhad G, Dandale A, Pal A, Pund P. A randomized evaluator blinded study of effect of microneedling in androgenetic alopecia: a pilot study. *Int J Trichology.* 2013;5(1):6–11. doi:10.4103/0974–7753.114700.

[129] Dhurat R, Mathapati S. Response to microneedling treatment in men with androgenetic alopecia who failed to respond to conventional therapy. *Indian J Dermatol.* 2015;60(3):260–263. doi:10.4103/0019–5154.156361.

[130] Lee YB, Eun YS, Lee JH, et al. Effects of topical application of growth factors followed by microneedle therapy in women with female pattern hair loss: a pilot study. *J Dermatol.* 2013;40(1):81–83. doi:10.1111/j.1346–8138.2012.01680.x.

[131] Mysore V, Chandrashekar B, Yepuri V. Alopecia areata – successful outcome with microneedling and triamcinolone acetonide. *J Cutan Aesthet Surg.* 2014;7(1):63–64. doi:10.4103/0974–2077.129989.

[132] Harris AG, Murrell DF. Combining microneedling and triamcinolone-a novel way to increase the tolerability of intralesional corticosteroid delivery in children with alopecia areata. *Australas J Dermatol.* 2015;56:40–41. doi:10.1111/ajd.12337.

[133] Hou A, Cohen B, Haimovic A, Elbuluk N. Microneedling: a comprehensive review. *Dermatol Surg.* 2017;43:321–339. doi:10.1097/DSS.0000000000000924.

[134] Pahwa M, Pahwa P, Zaheer A. "Tram track effect" after treatment of acne scars using a microneedling device. *Dermatol Surg.* 2012;38:1107–1108. doi:10.1111/j.1524–4725.2012.02441.x.

[135] Soltani-Arabshahi R, Wong JW, Duffy KL, Powell DL. Facial allergic granulomatous reaction and systemic hypersensitivity associated with microneedle therapy for skin rejuvenation. *JAMA Dermatol.* 2014;150:68–72. doi:10.1001/jamadermatol.2013.6955.

[136] Howard J. *"Vampire facial" may have exposed spa clients to HIV, New Mexico health officials say.* 2018. Cable News Network (CNN). https://www.cnn.com/2019/04/30/health/vampire-facial-hiv-cases-new-mexico-bn/index.html. Accessed July 16, 2019.

[137] Alves R, Grimalt R. A review of platelet-rich plasma: history, biology, mechanism of action, and classification. *Skin Appendage Disord.* 2018;4(1):18–24. doi:10.1159/000477353.

[138] Crutchfield CE Ⅲ, Shah N. *PRP: What Dermatologists Should Know.* 2018. https://practicaldermatology.com/articles/2018–oct/prp-what-dermatologists-should-know. Accessed November 25, 2019.

[139] Garg S, Manchanda S. Platelet-rich plasma – an 'Elixir' for treatment of alopecia: personal experience on 117 patients with review of literature. *Stem Cell Investig.* 2017;4:64. doi:10.21037/sci.2017.06.07.

[140] Cavallo C, Roffi A, Grigolo B, et al. Platelet-rich plasma: the choice of activation method affects the release of bioactive molecules. *Biomed Res Int.* 2016;2016:6591717. doi:10.1155/2016/6591717.

[141] Hesseler MJ, Shyam N. Platelet-rich plasma and its utility in medical dermatology: a systematic review. *J Am Acad Dermatol.* 2019;81(3):834–846. doi:10.1016/j.jaad.2019.04.037.

[142] Dhurat R, Sukesh M. Principles and methods of preparation of platelet-rich plasma: a review and author's perspective. *J Cutan Aesthet Surg.* 2014;7:189–197. doi:10.4103/0974–2077.150734.

[143] Nagata MJH, Messora MR, Furlaneto FAC, et al. Effectiveness of two methods for preparation of autologous platelet-rich plasma: an experimental study in rabbits. *Eur J Dent.* 2010;4(4):395–402. doi:10.1055/s-0039–1697859.

[144] Giusti I, Rughetti A, D'Ascenzo S, et al. Identification of an optimal concentration of platelet gel for promoting angiogenesis in human endothelial cells. *Transfusion.* 2009;49(4):771–778. doi:10.1111/j.1537–2995.2008.02033.x.

[145] Graziani F, Ivanovski S, Cei S, Ducci F, Tonetti M, Gabriele M. The in vitro effect of different PRP concentrations on osteoblasts and fibroblasts. *Clin Oral Implants Res.* 2006;17(2):212–219. doi:10.1111/j.1600–0501.2005.01203.x.

[146] Everts PAM, Knape JTA, Weibrich G, et al. Platelet-rich plasma and platelet gel: a review. *J Extra Corpor Technol.* 2006;38(2):174–187. Available at http://www.ncbi.nlm.nih.gov/pubmed/16921694.

[147] Takikawa M, Nakamura S, Nakamura S, et al. Enhanced effect of platelet-rich plasma containing a new carrier on hair growth. *Dermatol Surg.* 2011;37(12):1721–1729. doi:10.1111/j.1524–4725.2011.02123.x.

[148] Gupta AK, Versteeg SG, Rapaport J, Hausauer AK, Shear NH, Piguet V. The efficacy of platelet-rich plasma in the field of hair restoration and facial aesthetics – a systematic review and meta-analysis. *J Cutan Med Surg.* 2019;23(2):185–203. doi:10.1177/1203475418818073.

[149] Delong JM, Russell RP, Mazzocca AD. Platelet-rich plasma: the PAW classification system. *Arthroscopy.* 2012;28:998–1009. doi:10.1016/j.arthro.2012.04.148.

[150] Rose P. Hair restoration surgery: challenges and solutions. *Clin Cosmet Investig Dermatol.* 2015;8:361–370. doi:10.2147/CCID.S53980.

[151] Zhang L, Zhang B, Liao B, et al. Platelet-rich plasma in combination with adipose-derived stem cells promotes skin wound healing through activating Rho GTpase-mediated signaling pathway. *Am J Transl Res.* 2019;11:4100–4112.

[152] Tobita M, Tajima S, Mizuno H. Adipose tissue-derived mesenchymal stem cells and platelet-rich plasma: stem cell transplantation methods that enhance stemness. *Stem Cel Res Ther.* 2015;6(1):215. doi:10.1186/s13287–015–0217–8.

[153] Gentile P, Scioli MG, Bielli A, et al. Platelet-rich plasma and micrografts enriched with autologous human follicle mes-enchymal stem cells improve hair re-growth in androgenetic alopecia. Biomolecular pathway analysis and clinical evaluation. *Biomedicines.* 2019;7(2):27. doi:10.3390/biomedicines7020027.

[154] New Mexico Department of Health. *Free Testing for Persons Who Received Any Injections.* Available at https://nmhealth.org/news/alert/2019/4/?view=762. Accessed November 25, 2019.

[155] Kalyam K, Kavoussi SC, Ehrlich M, et al. Irreversible blindness following periocular autologous platelet-rich plasma skin rejuvenation treatment. *Ophthal Plast Reconstr Surg.* 2017;33:S12–S16. doi:10.1097/IOP.0000000000000680.

[156] Alves R, Grimalt R. Randomized placebo-controlled, double-blind, half-head study to assess the efficacy of platelet-rich plasma on the treatment of androgenetic alopecia. *Dermatol Surg.* 2016;42:491–497. doi:10.1097/DSS.0000000000000665.

[157] Gentile P, Garcovich S, Bielli A, Scioli MG, Orlandi A, Cervelli V. The effect of platelet-rich plasma in hair regrowth: a randomized placebo-controlled trial. *Stem Cell Transl Med.* 2015;4(11):1317–1323. doi:10.5966/sctm.2015–0107.

[158] Gkini M-A, Kouskoukis A-E, Tripsianis G, Rigopoulos D, Kouskoukis K. Study of platelet-rich plasma injections in the treatment of androgenetic alopecia through an one-year period. *J Cutan Aesthet Surg.* 2014;7(4):213–219. doi:10.4103/0974–2077.150743.

[159] Hausauer AK, Jones DH. Evaluating the efficacy of different platelet-rich plasma regimens for management of androgenetic alopecia. *Dermatol Surg.* 2018;44(9):1191–1200. doi:10.1097/DSS.0000000000001567.

[160] Rodrigues BL, Montalvão SAL, Cancela RBB, et al. Treatment of male pattern alopecia with platelet-rich plasma: a double-blind controlled study with analysis of platelet number and growth factor levels. *J Am Acad Dermatol.* 2019;80(3):694–700. doi:10.1016/j.jaad.2018.09.033.

[161] Schiavone G, Raskovic D, Greco J, Abeni D. Platelet-rich plasma

for androgenetic alopecia. *Dermatol Surg* 2014;40(9):1010–1019 doi:10.1097/01.DSS.0000452629.76339.2b.

[162] Starace M, Alessandrini A, D'Acunto C, et al. Platelet-rich plasma on female androgenetic alopecia: tested on 10 patients. *J Cosmet Dermatol.* 2019;18(1):59–64. doi:10.1111/jocd.12550.

[163] Gupta AK, Carviel J. A mechanistic model of platelet-rich plasma treatment for androgenetic alopecia. *Dermatol Surg.* 2016;42(12):1335–1339. doi:10.1097/DSS.0000000000000901.

[164] Li ZJ, Choi H-I, Choi D-K, et al. Autologous platelet-rich plasma: a potential therapeutic tool for promoting hair growth. *Dermatol Surg.* 2012;38(7 pt 1):1040–1046. doi:10.1111/j.1524–4725.2012.02394.x.

[165] Lotti T, Goren A, Verner I, D'Alessio PA, Franca K. Platelet rich plasma in androgenetic alopecia: a systematic review. *Dermatol Ther.* 2019;32(3):e12837. doi:10.1111/dth.12837.

[166] Mapar MA, Shahriari S, Haghighizadeh MH. Efficacy of platelet-rich plasma in the treatment of androgenetic (male-patterned) alopecia: a pilot randomized controlled trial. *J Cosmet Laser Ther.* 2016;18(8):452–455. doi:10.1080/14764172.2016.1225963.

[167] Gentile P, Cole J, Cole M, et al. Evaluation of not-activated and activated PRP in hair loss treatment: role of growth factor and cytokine concentrations obtained by different collection systems. *Int J Mol Sci.* 2017;18(2):408. doi:10.3390/ijms18020408.

[168] Xing L, Dai Z, Jabbari A, et al. Alopecia areata is driven by cytotoxic T lymphocytes and is reversed by JAK inhibition. *Nat Med.* 2014;20(9):1043–1049. doi:10.1038/nm.3645.

[169] Marchitto MC, Qureshi A, Marks D, Awosika O, Rengifo-Pardo M, Ehrlich A. Emerging nonsteroid-based procedural therapies for alopecia areata. *Dermatol Surg.* 2019;45(12):1484–1506. doi:10.1097/DSS.0000000000002053.

[170] Khademi F, Tehranchinia Z, Abdollahimajd F, Younespour S, Kazemi-Bajestani SMR, Taheri K. The effect of platelet rich plasma on hair re-growth in patients with alopecia areata totalis: a clinical pilot study. *Dermatol Ther.* 2019;32:e12989. doi:10.1111/dth.12989.

[171] Hunt N, McHale S. The psychological impact of alopecia. *BMJ.* 2005;331(7522):951–953. doi:10.1136/bmj.331.7522.951.

[172] Bolanč Ž Goren A, GetaldićŠarc B, VučćM, Štum M. Platelet-rich plasma as a novel treatment for lichen planopillaris. *Dermatol Ther.* 2016;29(4):233–235. doi:10.1111/dth.12343.

[173] Jha AK. Platelet-rich plasma for the treatment of lichen planopilaris. *J Am Acad Dermatol.* 2018;79(5):e95–e96. doi:10.1016/j.jaad.2018.05.029.

[174] Jha AK. Platelet-rich plasma as an adjunctive treatment in lichen planopilaris. *J Am Acad Dermatol.* 2019;80(5):e109–e110. doi:10.1016/j.jaad.2018.09.013.

[175] Dina Y, Aguh C. Use of platelet-rich plasma in cicatricial alopecia. *Dermatol Surg.* 2019;45(7):979–981. doi:10.1097/DSS.0000000000001635.

[176] Öcan D, Tunçr Vural A, Öen Ö. Platelet-rich plasma for treatment resistant frontal fibrosing alopecia: a case report. *Dermatol Ther.* 2019;32(5). doi:10.1111/dth.13072.

[177] Alam M, Hughart R, Champlain A, et al. Effect of platelet-rich plasma injection for rejuvenation of photoaged facial skin. *JAMA Dermatol.* 2018;154(12):1447. doi:10.1001/jamadermatol.2018.3977.

[178] Redaelli A, Romano D, Marcianó A. Face and neck revitalization with platelet-rich plasma (PRP): clinical outcome in a series of 23 consecutively treated patients. *J Drugs Dermatol.* 2010;9(5):466–472.

[179] Elghblawi E. Platelet-rich plasma, the ultimate secret for youthful skin elixir and hair growth triggering. *J Cosmet Dermatol.* 2018;17:423–430. doi:10.1111/jocd.12404.

[180] Elnehrawy NY, Ibrahim ZA, Eltoukhy AM, Nagy HM. Assessment of the efficacy and safety of single platelet-rich plasma injection on different types and grades of facial wrinkles. *J Cosmet Dermatol.* 2017;16(1):103–111. doi:10.1111/jocd.12258.

[181] Willemsen JCN, van der Lei B, Vermeulen KM, Stevens HPJD. The effects of platelet-rich plasma on recovery time and aesthetic outcome in facial rejuvenation: preliminary retrospective observations. *Aesthet Plast Surg.* 2014;38(5):1057–1063. doi:10.1007/s00266–014–0361–z.

[182] Yuksel EP, Sahin G, Aydin F, Senturk N, Turanli AY. Evaluation of effects of platelet-rich plasma on human facial skin. *J Cosmet Laser Ther.* 2014;16(5):206–208. doi:10.3109/14764172.2014.949274.

[183] Shin M-K, Lee J-H, Lee S-J, Kim N-I. Platelet-rich plasma combined with fractional laser therapy for skin rejuvenation. *Dermatol Surg.* 2012;38(4):623–630. doi:10.1111/j.1524–4725.2011.02280.x.

[184] Hersant B, SidAhmed-Mezi M, Niddam J, et al. Efficacy of autologous platelet-rich plasma combined with hyaluronic acid on skin facial rejuvenation: a prospective study. *J Am Acad Dermatol.* 2017;77(3):584–586. doi:10.1016/j.jaad.2017.05.022.

[185] Deshmukh NS, Belgaumkar VA. Platelet-rich plasma augments subcision in atrophic acne scars. *Dermatol Surg.* 2019;45(1):90–98. doi:10.1097/DSS.0000000000001614.

[186] Nofal E, Helmy A, Nofal A, Alakad R, Nasr M. Platelet-rich plasma versus CROSS technique with 100% trichloroacetic acid versus combined skin needling and platelet rich plasma in the treatment of atrophic acne scars: a comparative study. *Dermatol Surg.* 2014;40(8):864–873. doi:10.1111/dsu.0000000000000091.

[187] Cervelli V, Nicoli F, Spallone D, et al. Treatment of traumatic scars using fat grafts mixed with platelet-rich plasma, and resurfacing of skin with the 1540 nm nonablative laser. *Clin Exp Dermatol.* 2012;37(1):55–61. doi:10.1111/j.1365–2230.2011.04199.x.

[188] Lee JW, Kim BJ, Kim MN, Mun SK. The efficacy of autologous platelet rich plasma combined with ablative carbon dioxide fractional resurfacing for acne scars: a simultaneous split-face trial. *Dermatol Surg.* 2011;37(7):931–938. doi:10.1111/j.1524–4725.2011.01999.x.

[189] del Pino-Sedeño T, Trujillo-Martín MM, Andia I, et al. Platelet-rich plasma for the treatment of diabetic foot ulcers: a meta-analysis. *Wound Repair Regen.* 2018;27:170–182. doi:10.1111/wrr.12690.

[190] Garg S, Dosapaty N, Arora AK. Laser ablation of the recipient area with platelet-rich plasma – enriched epidermal sus-pension transplant in vitiligo surgery. *Dermatol Surg.* 2019;45(1):83–89. doi:10.1097/DSS.0000000000001641.

[191] Ibrahim ZA, El-Ashmawy AA, El-Tatawy RA, Sallam FA. The effect of platelet-rich plasma on the outcome of short-term narrowband-ultraviolet B phototherapy in the treatment of vitiligo: a pilot study. *J Cosmet Dermatol.* 2016;15(2):108–116. doi:10.1111/jocd.12194.

[192] Westerhof W. Treatment of vitiligo with UV-B radiation vs topical psoralen plus UV-A. *Arch Dermatol.* 1997;133(12):1525–1528. doi:10.1001/archderm.1997.03890480045006.

第 11 章　微创美容外科手术
Minimally Invasive Aesthetic Surgical Procedures

Christopher J. Rizzi　John J. Chi　著

本章重点

- 尽管微创美容的普及率持续上升，但外观的显著改善有时仍然需要更具侵入性的手术方式。
- 眼睑成形术、面部（拉皮）除皱手术和颈部提升手术可以提供比非侵入性技术更明显的年轻化效果。
- 线（雕）提升术越来越受欢迎，是治疗面部和颈部老化的开发式外科手术的替代方法。

　　面部年轻化可以通过非手术、无创的方式来实现，并且效果惊人；然而，高龄征象更明显的患者从这些干预措施中看到的效果有限。无论如何，这类患者都需要手术干预。对于美容外科医生来说，擅长多种手术技术来治疗面部衰老是很重要的。对面部老化的手术治疗可能会在术后获得显著的效果，但也需要患者和施术者的更多投资，即时间、精力、花费和风险。将这些手术技术应用于实践中，需要全面深入了解内在的解剖学和每种技术操作。本章将简要地讨论面部的几个重要治疗，包括眼睑成形术、面部除皱手术、颈部提升手术和线技术。

一、眼睑成形术

　　处理眶周区域老化的重要性不能被低估。眼睑和眉毛复合体通常显示出衰老的最早迹象，而这个区域的外观可能会分散人们对面部其他有益的美学干预的注意力[1]。为此，美容医生必须具备评估和治疗眶周区域的能力。眼睑成形术是一个很好的方法，以解决过度的皮肤松弛、眼睑丰满

肿泡和重塑重睑线。上眼睑和下眼睑成形术都能显著改善眶周区域和中面部的外观[1]。上睑成形术的技术和解剖学相对简单，变异性最小。相比之下，下睑成形术的应用解剖、技术和可能的并发症需要更全面的理解和临床经验。本章只讨论上睑成形术。通过适当的术前评估、注重细节和手术技术，可以以最小的风险获得最显著的结果。

　　1. 术前评估　为了最大限度地提高美学效果和减少术后并发症，对眼睑成形术的术前评估是非常重要的。不仅需要评估这些患者是否符合手术指征，还必须注意与眼睛健康状况相关的潜在并发症的风险。术后有干眼症、眼裂闭合不全和上睑下垂风险的患者可以在术前识别并给予相应的建议[2]。在眉 – 眼睑复合体的更大背景下行综合眼部评估也很重要[3]。只切除多余的上眼睑皮肤，而不解决眉毛下垂问题可能导致患者不满，常常需要重新手术修复。眉毛下垂应始终在上眼睑手术前进行矫正，因为矫正眉毛下垂会对上眼睑有影响。一些手术者选择同时进行这些手术，而另一些人先进行眉毛上提手术，然后二期进行上眼睑成形术[4]。

具备上眼睑手术指征的求美者通常会出现上眼睑皮肤过多和上眼睑丰满肿泡，并抱怨有疲劳的外观。通常随着年龄的增长，上眼睑皮肤变薄和皮肤出现冗余。眶隔松弛伴脂肪突出和肥厚的眼轮匝肌常导致上眼睑丰满肿泡。与任何其他美容手术一样，了解患者的手术动机是很重要的，以便充分解决他们的具体问题。还应询问并记录眼科病史，特别是关于干眼症的症状、其他眼部不适和既往的手术史。如果出现问题，就需要进行正式的眼科评估。

2. 体格检查　体格检查方面不仅要关注潜在的病理，而且必须评估患者术后并发症或不良美学结果的风险。眶周区域也必须在面部年轻化的更大背景下进行评估。上眼睑皮肤松弛症（上眼睑皮肤过多）在大多数老年患者中存在程度上的不同。这必须在临床上与眼睑松弛症相鉴别。这是一种复发性的眼睑病理性炎症，导致上眼睑复发性水肿和丰满肿泡。眼睑松弛症通过不同的机制导致上眼睑组织的拉伸、变薄和冗余。虽然这两种患者都可以受益于上眼睑成形术，但需要进行彻底的病史和检查，以区分这两种病因。在评估上眼睑时，应评估是否存在上眼睑皮肤过多、眼轮匝肌肥厚和假性眶脂肪疝。随着眶隔变薄，内侧和中央脂肪室的假性眶脂肪疝通常会导致上眼睑丰满，必须加以解决以获得最佳结果。术前访视时应记录上眼睑丰满肿泡的位置，并注意任何不对称情况。

为避免术后并发症，必须注意眼睛的功能。需要一般的眼科检查，特别是如果患者有任何与眼睛相关的症状[5]。未被识别的上睑下垂可导致上睑睁眼功能低下并需要再次修复手术，也可能导致上睑下垂恶化。上睑下垂的继发性体征可能包括患侧额肌功能亢进。应要求患者闭上眼睛，轻轻睁开，不要过分抬高眉毛，以显示代偿性上睑下垂。如果有上睑下垂，应将患者转给眼部整形外科医生。虽然这可能会导致患者转诊丢失，但上睑成形术后睑下垂是上睑成形术的一个可怕的

并发症，可能很难纠正[4]。如果有临床问题，可能需要干眼症和视野检查。Schirmer 试验通常用于评估干眼症。如果需要，患者也可以在上眼睑成形术前进行正式的视野测试。这通常是在功能性眼睑成形术的保险批准之前需要的。

适当的摄影记录是对评估所有的美容手术患者至关重要的，眼睑成形术也不例外。术前和术后的照片应包括图 11-1 中所描述的五个标准视图。此外，眼睛的近距离正面和侧面视图应该在平（凝）视、斜视、抬头和闭眼[6]。

3. 解剖　全面了解上眼睑的解剖结构对于进行有效的眼睑成形术至关重要。在确定哪些患者将从手术干预中受益以及制订一个全面的手术计划来讲，充分了解基础解剖结构是必要的。

眼睑的解剖层（图 11-2）。上眼睑的解剖层次与是否在睑板区域而存在差异。一般来说，所有的眼睑成形术的切口和分离都选在这个重要的标志结构上方。该区域的上眼睑层次包括皮肤、眼轮匝肌、上睑提肌腱膜和 Müller 肌。眶隔和眶脂肪室位于上睑提肌腱膜浅面，眼轮匝肌深面。眼睑上皱褶，通常在睑缘上方 8～10mm，是眼睑成形术中重要的表面标志。这种皱褶是通过上睑提肌腱膜的纤维穿入皮肤而产生的。这在亚洲眼睑中很少出现，通常是为获得上眼睑的西方化而重新创造的。在上眼睑的眶隔里是眶脂肪，分为内侧（鼻部）脂肪室、中央脂肪室和在泪腺附近的外侧脂肪室（图 11-3）。中央脂肪室内的脂肪通常覆盖在内侧脂肪室之上，因此将中央脂肪室向上拉提可显露出内侧脂肪垫。此外，内侧脂肪的颜色通常比黄色的中央脂肪更浅。

4. 手术技术

(1) 器械：通用软组织器械套件，包含 15 号刀片的手术刀、弯型组织剪、皮钩牵开器、针刀和镊子足以进行上睑成形术。许多外科医生更喜欢使用 Westcott 手术剪刀，因为可以提供更多的精细切割和更好的触觉反馈。还应提供单极或双极电灼器。

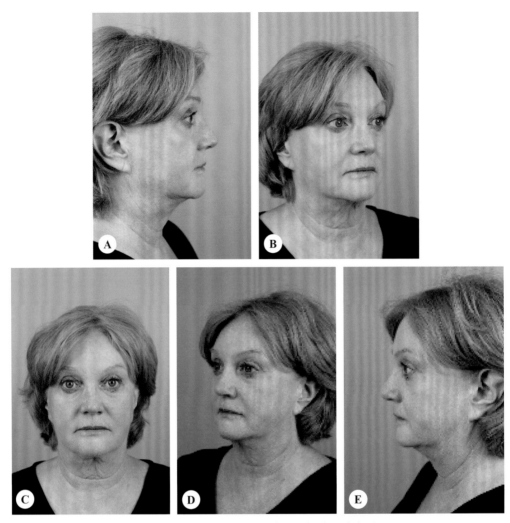

▲ 图 11-1　面部年轻化的患者的标准照片阵列
A. 右侧；B. 右斜位；C. 正面；D. 左斜位；E. 左侧

(2) 麻醉：局部麻醉通常足以进行上眼睑成形术，尽管可以根据患者舒适度或同时进行其他手术时采用全身麻醉。在双侧眼睑皮下平面注射 1~2ml 利多卡因和肾上腺素。如果使用角膜防护罩，局部丁卡因滴眼可增加患者的舒适感。

(3) 切口标记：对要切除的皮肤进行适当的标记是眼睑成形术的一个关键部分。上眼睑皮肤切除不当会导致美容效果不佳或需要再次手术修复。过度、激进的皮肤切除可导致严重并发症，包括睑裂闭合不全、巩膜过度暴露和角膜炎[7]。在注射局部麻醉药之前，患者应始终直立体位进行标记画线。下切口应放置在上睑板上皱褶的水平，通常在瞳孔中线、距上眼睑边缘上方 8~10mm 处。

在亚洲人的眼睑成形术中，该切口被放置在所需的上睑板的上皱褶处。可以使用夹捏技术来确定存在的多余皮肤的数量。为此，用光滑的镊子夹捏住多余的皮肤，并将其拉到接近眼睑外翻之前的位置。标记好上切口和要切除的皮肤。夹捏技术应该在沿眼睑的多个点进行，以确定适当皮肤整体切除量。一般的经验法则是在眼睑边缘和较厚的眉毛皮肤之间应该保留有 20mm 宽度的皮肤，以避免睑裂闭合不全。利用之前做的上、下切口画线对两条切口线之间需要切除的椭圆形皮肤进行标记。切口应向内侧逐渐变窄呈锥形，不要延伸超出内眦之外，以防止在这个区域形成网状条带。在外侧，切口可以延伸到眶外侧边缘，如果

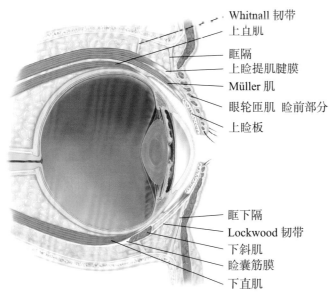

▲ 图 11-2　眼睑解剖

眼部矢状面断层解剖描述。值得注意的是，要解剖到达上睑板层次将经过皮肤、轮匝肌、眶隔并进入眶脂肪。眼眶脂肪覆盖在上睑提肌腱膜和 Müller 肌上，在上眼睑成形术中不应受到干扰（经许可转载，引自 Chung KC, van Aalst J, Mehrara B, et al. *Flaps in Plastic and Reconstructive Surgery*. 1st ed. Philadelphia, PA: Wolters Kluwer; 2019）

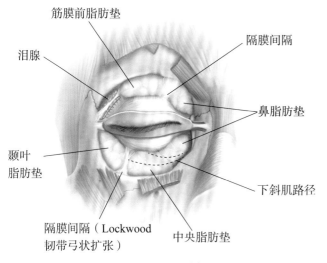

▲ 图 11-3　眶脂肪间室

右侧眼眶内的眶隔和腱膜前脂肪垫（经许可转载，引自 Chung KC, Disa JJ, Gosain A, et al. *Operative Techniques in Plastic Surgery*. 1st ed. Philadelphia, PA: Wolters Kluwer; 2019）

需要切除立式锥状畸形，切口可以略微向上弯曲成皮肤皱褶。应评估这些标记的对称性。图 11-4 描述了一个适当的皮肤标记的示例。

(4) 手术过程：在确认适当的皮肤标记后，注

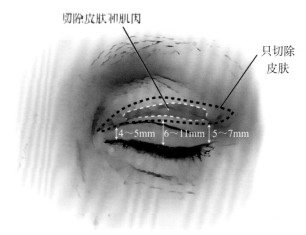

▲ 图 11-4　上眼睑成形术切口标记

标准上眼睑成形术的椭圆切口标记。下切口沿着睑板上折痕进行。椭圆呈内侧锥形，不延伸超过内眦。椭圆向外侧延伸较长，在眼眶边缘或外侧逐渐变细（经许可转载，引自 Larrabee WF Jr, Ridgway J, Patel S. *Master Techniques in Otolaryngology – Head and Neck Surgery: Facial Plastic Surgery*. 1st ed. Philadelphia, PA: Wolters Kluwer; 2017）

射局麻药并做皮肤切口。切口仅通过皮肤进行，保留下面的轮匝肌。切除眼轮匝肌可能导致一些患者的眼眶凹陷，应始终考虑保留它。从外侧开始，从眼轮匝肌表面剥离并切除皮肤。此时，如果有需要减少上眼睑的丰满度的指征，可以在皮肤切口的中间切除一条眼轮匝肌。止血是通过热凝来实现的。如果只进行皮肤切除，此时（电凝止血后）可缝合切口（图 11-5）。

如果已经确定患者需要脂肪切除，则确定眶隔并在内侧切开。这个切口可以横向外侧延伸到眼睑的中央部分。中央脂肪垫很容易被识别，如果需要，可以去除部分。保守切除中央脂肪垫将降低术后形成 A 型框架畸形和上眼睑凹陷的风险[8]。可以对眼球施加温和的压力以观察多余的脂肪是否膨出。在去除脂肪之前，应将局麻剂直接注射到脂肪中，并使用电灼器进行止血。向上和向外侧牵开中央脂肪垫会显露浅色内侧脂肪。同样，对眼球施加温和的压力，烧灼并切除内侧脂肪。通常采用 6-0prolene（强生普里灵）缝合线进行单层缝合。必须小心在内侧和外侧进行细致的缝合，以防止内侧网状条带和外侧立式锥状畸

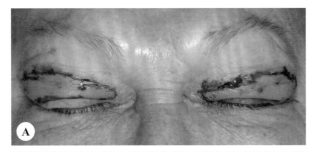

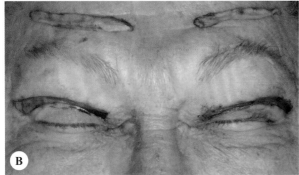

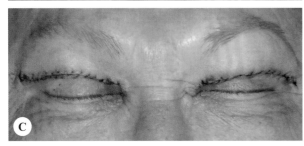

▲ 图 11-5　眼睑成形术术中

A. 术前切除标记；B. 皮肤切除后，切除的皮肤（图片上部）；
C. 皮肤闭合后

形（狗耳状隆起）。为了避免外侧立式锥状畸形，许多外科医生首先关闭切口的外侧角，因为切口中心部分的美学可以容纳轻度到中度的皮肤冗余。最后，在切口上使用眼科抗生素软膏。术前和术后照片见图 11-6。

　　(5) 术后护理：手术结束后，患者可出院。在术后 24h 内进行冷敷对减少肿胀和瘀青是必要的。应每天在切口处涂抹 3~4 次眼科抗生素软膏，以降低感染的风险。应用对乙酰氨基酚控制疼痛，可能需要低剂量的镇静剂。术后 7 天应避免使用非甾体抗炎药（NSAID）。至少 10 天应避免进行体育锻炼。Prolene 缝合线应在大约 5 天内拆除。在切除缝线时，应密切注意切口，因为部分裂开并不少见。拆线后，可在切口外侧放置胶带，以

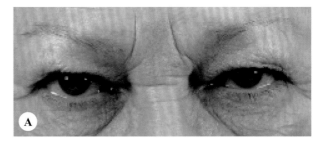

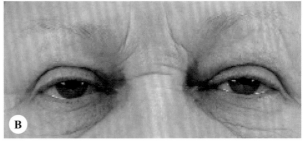

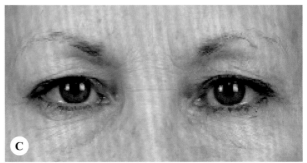

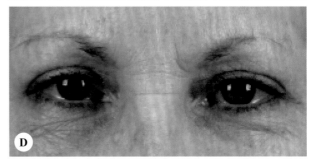

▲ 图 11-6　眼睑成形术术前及术后，2 例患者均接受了上眼睑成形术

A 和 C. 术前照片；B 和 D. 术后结果。注意侧方下垂覆盖和睑板平面的外观改善

在拆除缝线后 24~48h 提供额外的支持。

　　5. 并发症　大多数并发症可以通过适当的术前评估、手术标记和术中止血来预防。切口红斑、上眼睑紧绷感、流泪和轻度睑裂闭合不全通常会自愈。上眼睑成形术后的血肿很少见，但术后即刻疼痛和肿胀加重可能预示血肿的发生（图 11-7）。暂时的睑裂闭合不全在眼睑成形术后较常出现，应使用润滑的眼药水和眼贴治疗。

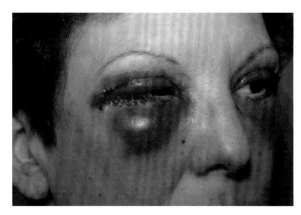

▲ 图 11-7 眼睑成形术后的血肿

上下眼睑成形术后的睑板前血肿（经许可转载，引自 Rosen CA, Johnson JT. *Bailey's Head and Neck Surgery – Otolaryngology Review*. 1st ed. Philadelphia, PA: Wolters Kluwer; 2014）

如果患者症状越来越严重，可能需要转诊至眼科医生持续的睑裂闭合不全可能需要二次植皮，也可能需要转诊给眼科医生[9]。上眼睑成形术后的失明很罕见，通常继发于未被识别的血肿[10]。过多的脂肪切除，特别是在中央室，可能导致上眼睑中央区域形成 A- 框架凹陷。这是一个难以纠正的问题，可能需要再次修复手术，即脂肪充填或填充剂注射。

二、面部除皱手术

中面部和下面部的年轻化可以通过无创技术和手术方法来完成。自 20 世纪初进行第一次面部除皱手术以来，我们对解剖学和外科技术的理解不断发展。早期的技术只涉及面部皮肤的切除和再悬吊。这种有限的方法导致了不自然的手术外观和面部软组织下垂的迅速复发。Lambros[11] 简单地说："一张年轻的脸并不是脸颊皮肤紧绷的老脸。"对整容认识的重大突破发生在 20 世纪 70 年代，当时 Mitz 和 Peyromie 在 1976 年描述了浅表肌肉腱膜系统（superficial musculoaponeurotic system，SMAS）。由于这种解剖组织结构被描述，面部除皱技术已经集中在 SMAS 的解剖和悬吊[12]。随着这种发展，当代面部除皱手术能够在有适应证的患者中产生自然、持久、令人惊艳的结果。

许多不同的技术已经发展出来，并进一步增加了面部除皱手术的神秘和困惑[13]。重要的是要认识到，理想的效果可以通过施行多种不同的面部除皱技术和理念来实现。对于成长中的美容外科医生来说，掌握具体的面部除皱技术并不比拥有对解剖学的全面了解、严格关注细节和适当的选择患者更重要。

1. 患者评估 与所有的美容手术患者一样，理解和恰当地解决患者的具体美容问题是很重要的。许多要求整容的患者可能更适合使用注射填充剂或神经调节剂的非手术治疗。相反，其他患者可能有明显的面部老化迹象，需要更积极的开放手术方法，以达到合理的美学结果。了解患者的具体目标和风险承受能力是很重要的。与许多微创技术相比，面部除皱患者可以预期显著的误工时间和严重并发症的风险。

应采集每个患者的完整病史，包括既往干预、可能使其并发症风险增高的医学合并症以及可能导致出血风险较高的任何药物。有可能影响伤口愈合的疾病的患者应接受建议和术前告知，尽管仍可能进行手术。吸烟使患者有愈合不良和皮瓣坏死的高风险。大多数外科医生不会对目前吸烟的患者进行面部除皱手术，并要求患者在围术期避免使用所有尼古丁产品[14]。

体格检查应包括评估患者的一般面部外观和皮肤质量。应该特别注意下颌和下颌前区域，因为这个区域可以通过大多数除皱技术显著改善。颈部也应该检查，以确定患者是否会受益于同期下颌成形术或直接颈部提升。面部中部的软组织很难用本章所述的面部除皱技术来解决，应该这样对患者进行咨询。理想的面部除皱候选人具有良好的骨骼解剖和足够的皮肤弹性。具体来说，颧骨突出和下颌适当突出的患者很可能会看到最好的结果。那些没有足够的骨骼支撑解剖结构的患者可能需要使用植入硅胶增强颧骨或颏部。术前了解、评估这些患者是很重要的，因为仅从软组织重新定位的手术结果可能不理想。

2. 解剖学 了解面部的组织层次对于进行安全有效的面部除皱至关重要。腮腺区域的面部各层包括皮肤、皮下脂肪、SMAS、腮腺筋膜和腮腺。在腮腺的前部，咬肌位于SMAS深面。在咬肌的深面是骨膜和骨。垂直穿过这些层并将骨膜直接附着在皮肤上的是面部支持韧带。这些韧带包括眼轮匝肌支持韧带、颧骨支持韧带和下颌支持韧带[15]。在SMAS下平面的松解这些韧带可以增加提升效果。这些层次见图11-8。

面部的运动神经都在SMAS的深面。这些神经在腮腺内向后移行，在腮腺前缘穿出后走行在咬肌浅面。颞支和下颌缘支发生损伤的风险最大，因为这些神经穿出腮腺的位置更靠后，并且没有那么多的冗余分支。这两支神经在整个走行过程中都位于SMAS的深面。颞支在耳屏前1.5～2.0cm

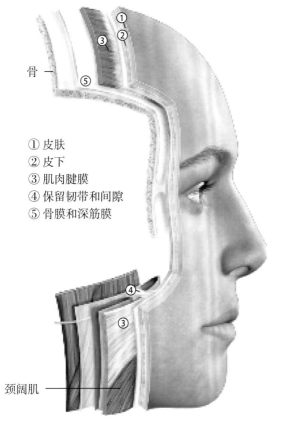

① 皮肤
② 皮下
③ 肌肉腱膜
④ 保留韧带和间隙
⑤ 骨膜和深筋膜

骨 —

颈阔肌 —

▲ **图 11-8 面部组织平面**
面部的软组织平面。面神经分支立即深入到SMAS平面（经许可转载，引自 Brown DL, Borschel GH, Levi B. *Michigan Manual of Plastic Surgery*. 2nd ed. Philadelphia, PA: Wolters Kluwer; 2014）

跨过颧弓表面，刚好在SMAS深面。其位置也可以用Pitanguy线来描述，这是一条从耳屏下5mm开始，向上延伸到眉毛外上方1.5cm的连线[16]。使用本章中描述的保守的SMAS下解剖技术，不应该遇到这些神经。随着更激进的SMAS下解剖技术，特别是深平面技术，这些神经有更高的损伤风险，必须注意识别或避开这些结构。耳大神经是面部除皱手术中最常见的损伤神经[17]。该神经为耳后皮肤、耳廓和小叶提供感觉。它位于耳后区胸锁乳突肌表面的SMAS下面。在提升耳后皮瓣时必须小心，以避免损伤该神经。

3. 手术技术

(1) 器械：一套标准的软组织手术套件可以用于进行面部除皱。一把高质量的除皱手术剪的重要性不能被低估，因为这提高了解剖组织平面的效率和准确性。当除皱术中提升皮瓣时，应使用自带冷光源的拉钩或头灯照亮手术视野。电凝和合理的止血对于减少术后血肿和瘀斑的风险至关重要。

(2) 麻醉：除皱手术可以结合局部麻醉和静脉镇静来进行。在使用镇静剂时，在整个过程中应监测患者的心肺状态。在清醒的患者中，较小的微创性"折叠"手术可以通过口服镇静和局部麻醉来进行。考虑到手术面积大和手术时间长，必须记录局部麻醉量，以避免利多卡因毒性。利用肿胀麻醉液进行水剥离、麻醉和收缩血管是有帮助的。许多外科医生更喜欢全身麻醉来让患者感到舒适。这必须在不使用肌肉松弛剂的情况下完成，因为面神经活动必须在术中可见。

(3) 切口标记：许多除皱的皮肤瘢痕可以通过精准的切口标记来避免。应特别注意颞部毛簇、耳前皮肤和耳后沟部位切口设计[18, 19]。切口前部标记设计在颞部毛簇周围，并向后延伸到耳轮的根部。然后前部切口在耳前皮肤皱褶内向下延伸。对于女性患者，耳屏后切口较耳前切口更容易被掩盖。对于有鬓角的男性，应做耳前切口而不是耳屏后切口，以避免使带毛发的皮肤进入外耳道。

然后，切口应该环绕着耳垂设计。在耳垂中点和切口之间保留下 1~2mm 的皮肤，以维持耳垂正常附着。沿着耳廓的后部，在耳后沟上标记耳后切口。如此设计切口，在术后伤口愈合和瘢痕收缩时，切口才会藏于耳后沟内。最后将切口沿发际线向后延伸（图 11-9）。

(4) 手术操作：手术标记后，应将局麻药肿胀液注射到整个计划剥离区域的面部皮下层。在该区域广泛注射可以将皮下层水分离，并将血管收缩剂分布到整个手术部位。切开整个皮肤切口。可在后发际线处斜切（顺毛囊方向），以避免损伤毛囊。

将皮瓣在皮下平面掀起。从后方开始，用手术刀在皮下层次掀起皮瓣。在拉钩的帮助下，可以从下面的胸锁乳突肌上使用除皱专用剪刀来掀起皮瓣。耳后区的皮肤软组织与骨附着更为致密，通常需要进行锐性剥离。此时可见耳大神经，所有解剖应位于该结构浅面。分离应在这个层面的下方和前面进行直到耳垂的附着处。以类似的方式掀起前皮瓣。充分的牵拉和辅助反牵拉对于有效地完成此操作至关重要。耳前皮瓣应向前提起

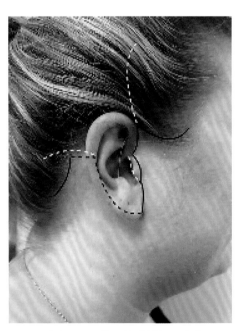

▲ 图 11-9　常见的除皱切口变化
变化可能发生于颞部毛簇、耳前切口和后发际切口（经许可转载，引自 Chung KC. *Grabb and Smith's Plastic Surgery.* 8th ed. Philadelphia, PA: Wolters Kluwer; 2019）

分离，超过与外眦与下颌角连线。该皮下囊袋与之前分离出的耳后囊袋相连（图 11-10B）。如果已经进行了颏下分离，分离将向前进行，以连接颏下和耳后囊袋。用双极电凝进行细致的止血。在皮瓣完全提升后，可见下面的 SMAS 并可以施行相关操作。有多种技术可以处理 SMAS[13]。

(5) 浅表肌肉腱膜系统重叠 / 折叠术：一种简单但有效的提升 SMAS 的技术是折叠或叠瓦的方式。SMAS 折叠是通过抓取前方的 SMAS 并提升向后上方来完成的。将多余的 SMAS 折叠起来，用多个 3-0 永久缝合线固定在耳屏前约 1cm 处。可以在折叠过程中进行连续缝合，以避免外轮廓畸形。这项技术是有益的，因为它不涉及切开 SMAS 或危及面神经的分支。SMAS 的叠瓦方式包括切除 SMAS 的冗余部分，并以类似的方式将相对的两边缘缝合在一起（图 11-10）。这也被称为 SMAS 切除术，切除冗余的 SMAS 和重新缝合两切缘。为了增加 SMAS 提升效力，可以在 SMAS 切口前方进行 SMAS 下剥离。这为 SMAS 皮瓣提供了更大的灵活性。广泛的 SMAS 前方分离可以产生最显著的提升效力，这对于改善鼻唇沟和中面部下垂是必要的（图 11-11）。这种扩展的深层提升使面神经分支处于更高的损伤风险中，只有由熟悉这种解剖结构的外科医生才能执行。

(6) 钱包挂绳法提升：钱包挂绳技术（类似荷包缝合技术）也可以用来提升 SMAS。1999 年，Saylan 首次描述了钱包挂绳技术，其优点是耳前切口小，使用局部麻醉而不用镇静剂[20]。这包括在 SMAS 内放置两个同心的钱包挂绳样缝合线以提供提升力。缝合线首先锚定在颧弓后份的骨膜上，然后将第一根线像钱包挂绳样缝合成 U 形，从颧弓向下方放置，以抓住颈阔肌上部。将第二根线像钱包挂绳样缝合穿过颧弓骨膜、一小块 SMAS 和腮腺筋膜，并缝合呈 O 形，可确保提供 SMAS 提升。可以将聚集成束的多余的 SMAS 直接切除。Brandy 在 2004 年描述了对这项技术的改进，包括耳后剥离和更垂直方向的提升[21]。这些

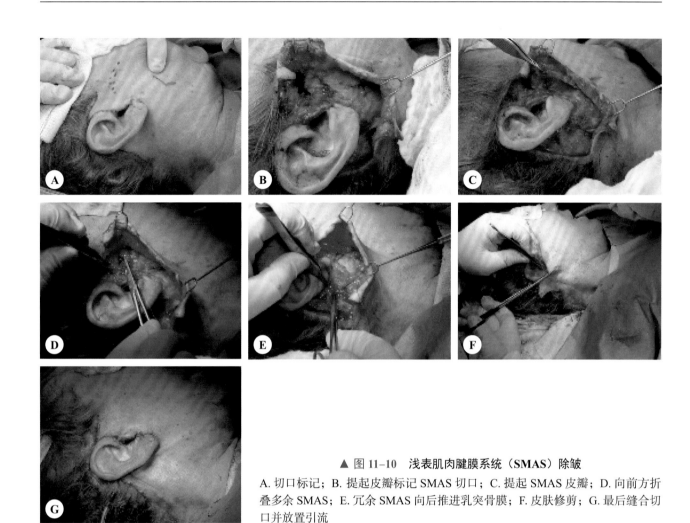

▲ 图 11-10　浅表肌肉腱膜系统（SMAS）除皱

A. 切口标记；B. 提起皮瓣标记 SMAS 切口；C. 提起 SMAS 皮瓣；D. 向前方折叠多余 SMAS；E. 冗余 SMAS 向后推进乳突骨膜；F. 皮肤修剪；G. 最后缝合切口并放置引流

◀ 图 11-11　除皱术前及术后

术前（A）和患者接受深层除皱术联合颞脂肪垫注射自体脂肪移植术术后（B）的照片。注意除了颈部轮廓的平滑外，中面部容积的改善（经许可转载，引自 Chung KC, Thorne CH, Sinno S. *Operative Techniques in Facial Aesthetic Surgery*. 1st ed. Philadelphia, PA: Wolters Kluwer; 2020）

改进可以提供更大的提升能力来解决下颌线和颈上颈部问题。

(7) 小切口头皮悬吊提升：Tonnard 在 2007 年首次描述了仅留短小瘢痕的微小通道颅顶悬吊（minimal access cranial suspension，MACS）提升[22]。这种提升涉及一个延伸到颞部毛发簇周围的耳前切口。皮下皮瓣以类似于其他除皱技术的方式提起。放置三个单独的（钱包挂绳技术）缝合线。与钱包挂绳技术提升相比，这些缝合线被固定在颞深筋膜而不是颧弓上。做 U 形垂直缝合，然后是 O 形斜行缝合。除了这两个钱包挂绳技术缝合线，MACS 提升采用了第三个颞部环形缝合。这个环锚定在眶外侧缘外的颞深筋膜上，用于提升颞部脂肪垫。在垂直方向进行皮肤提升，以避免需要耳后切口。MACS 提升相比标准的钱包挂绳技术或 SMAS 技术的不同在于，它采用了更垂直的提升方向。这种提升方法的支持者认为，垂直方向提升降低了与其他除皱技术相关的侧方下瘢痕的风险。与其他更激进的除皱手术相比，该手术也可以在局部麻醉下进行，恢复时间和并发症降低。

(8) 皮肤缝合：无论使用哪种 SMAS 技术，细致的皮肤修剪和缝合对获得良好的美学结果是至关重要的。SMAS 固定后，皮肤应铺平放置，无张力进行修剪。用剪刀垂直于原始切口剪开以确定需要切除的多余皮肤量（图 11-10G）。这个操作可以在多个点完成，并在各个缺口处将皮肤暂时缝合。在每两个缺口间确定要去除的多余皮肤的量后，对皮肤进行修剪并进行分层缝合。可以在伤口内放置一个细的引流管，但也并不总是需要的。皮肤必须在无张力下缝合。相反，皮肤应该铺平放置即可，即在切除时不要拉紧。过度的皮肤紧张会导致瘢痕变宽和手术失真外观。术后站立时出现的锥体样隆起畸形可能需要在颞部处切除。如有需要，切口可以沿着发际线向前延伸、修剪平整。保守的皮肤切除和最小的切口张力是最重要的，以避免耳垂的扭曲畸形。应注意匹配耳垂附着的术前外观。在后面，发际线应该重新

调整，以避免小切口明显的阶梯状。

(9) 穿衣：除皱术后可以采用环周弹力头罩，这减少了术后水肿、瘀斑和血肿的风险。应在术后第 1 天打开更换，以检查是否存在血肿或其他并发症。

4. 并发症　血肿是最常见的并发症，发生率为 1%～15%，必须及时识别（图 11-12）[23, 24]。这可能预示着术后疼痛增加并伴随着局部肿胀。任何不对称疼痛或肿胀都应密切评估是否有血肿。细致的术中止血是必要的，但并不总是足以防止血肿的形成。绝大多数急性血肿可以用针吸和加压包扎治疗，但可能需要再次手术[25]。

未被识别和治疗的血肿可导致皮瓣坏死，愈合延迟和瘢痕外观不良。男性、高血压、吸烟和围术期使用抗血小板治疗与血肿风险增加相关[26]。围术期的血压控制也对预防这种并发症至关重要[27]。

皮瓣坏死可由血肿、伤口缝合张力过高、提升的皮瓣太薄或其他患者相关因素引起。深平面技术降低了皮瓣坏死的风险，因为 SMAS 附着在 SMAS 切口远端的皮瓣上。吸烟可使皮肤坏死的风险增加 12 倍，因此患者应该在围术期避免摄入尼古丁。一些外科医生在术前当天进行尿可替宁

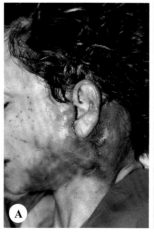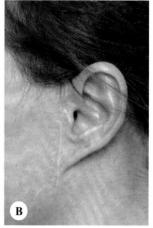

▲ 图 11-12　除皱术并发症

A. 除皱术后即刻血肿；B. 术后精灵耳畸形，耳垂向下移位，耳前明显的切口瘢痕（经许可转载，引自 Larrabee WF Jr, Ridgway J, Patel S. *Master Techniques in Otolaryngology–Head and Neck Surgery: Facial Plastic Surgery*. 1st ed. Philadelphia, PA: Wolters Kluwer; 2017）

测试以确保患者的依从性。皮肤坏死通常用保守治疗的伤口护理方式处理，也允许通过伤口二次愈合达到康复。如果需要，可以在以后进行瘢痕修复或换肤术。

避免除皱术后的严重瘢痕是一个重要的考虑因素。虽然这些患者可能会得到整体外观的改善，但不自然的外观是不受欢迎的。大多数这些严重瘢痕可以通过适当的切口标记和细致的缝合来避免。应特别注意颞部毛发簇提升是否超过耳轮根部，因为这是除皱术看起来不自然的典型表现。如果耳垂在张力下缝合，则可能会发生 Satyr 耳（精灵耳畸形）（图 11-12）。当愈合和期间挛缩发生时，耳垂被拉向下方。这是一个难以修复的并发症，需要再次手术。后发际线也必须小心缝合，以避免在这个区域出现阶梯状降低。后发际线不自然的患者需要修改他们的头发造型，以使其不那么明显。侧面部扫帚样拉扯畸形常见于单纯皮肤拉提手术患者，通过使用 SMAS 技术可以在很大程度上预防[28]。然而，如果术中没有发现，横向过度的皮肤张力会导致横向拉扯样的外观。

除皱术后的神经损伤很罕见，但也是最可怕的并发症之一。除皱手术中最常损伤的神经是耳大神经。耳大神经为耳廓、耳垂和耳后的皮肤提供皮肤的感觉。感觉异常会随着时间的推移而改善；然而，如果神经被切断，耳垂可能会发生永久性感觉异常。运动神经损伤是较少见的，颞支和下颌缘支最常出现。如果在术中发现了这一点，就应该进行显微修复；然而，这种情况很少发生。如果术后确诊面神经损伤，约 85% 会自行恢复[29]。因此，安抚对这些患者至关重要。

5. 辅助治疗　面部老化不仅涉及面部软组织的下垂，而且还包括面部容积的减少[1]。这发生在软组织和骨组织两方面。脂肪注射通常在除皱时进行，以为颧骨、颞部和眶周区域提供容积。颧骨或下颏植入物可在除皱手术时放置，以改善骨突出度。激光换肤术也可以与除皱术同时进行。激光换肤术只能在极少量（约 3.0cm）皮瓣提升的

情况下进行，以尽量减少皮肤坏死的风险。在除皱术恢复之前进行换肤术是合适的，可以保证除皱术皮瓣的血管完整性。

三、颈部提升

为了在面部年轻化治疗中获得一种和谐平衡的结果，评估和处理的颈部老化是极其重要的。事实上，许多患者主要要求改善颈部的外观和轮廓。重要的是，任何美容面部整形外科医生都想要满意地处理颏下组织的肥厚和松弛。广泛的外科技术已经被报道出来，并且所选择的这些干预措施应该是针对患者的病理和外科医生满意的产品。许多无创紧肤方式是可用的；然而，这些超出了本章的范围。

1. 患者评估　每个出现面部老化问题的患者都应该对颈部和颏下区域进行评估。一些患者自己会特别关注颈部的外观。另一些表现更显著的患者，可能会被他们面部老化的其他方面分散注意力。在处理面部的同时未处理颈部可能会导致不自然的外观和不那么理想的结果。全面了解既往颈部年轻化干预以及光电或既往腮腺手术史。应该检查患者是否有任何可能表明既往干预的瘢痕。应注意颈阔肌条带、皮肤过度松弛和皮下脂肪过多。有大量多余皮肤的患者可能更适合直接进行颈部提升。还应该评估皮肤的质地和厚度，以确定隐蔽切口的能力。颈颏角必须通过侧视图进行评估，因为这是衰老征象最明显的区域。应该注意舌骨的位置，因为相对较低和前位舌骨的患者可能不是颏下成形术的最佳候选者。检查还应包括触诊颈部软组织，以确定颈部皮肤的弹性和柔韧性。应拍摄标准的美学照片。除了标准序列外，如果计划对颈部进行干预，头部屈伸的侧视图也是很有用的。

2. 解剖学　颈部的解剖层次类似于在除皱手术中遇到的解剖层次。颈阔肌是面部 SMAS 的延伸，存在于皮下脂肪的深处。该肌肉通常在中线缺乏或裂开。大多数施行的颈阔肌下成形术的技

术，都首先会剥离出皮下平面，然后是颈阔肌下平面。这类似于在 SMAS 下除皱术中剥离的平面。就像面部一样，所有重要的神经血管结构都位于这一肌肉层的深处。这些分支包括面神经的下颌缘分支、颈外静脉和颈前静脉。在颏下区域，二腹肌存在于颈阔肌深面。在二腹肌之间的中线是颏下脂肪[31]。这个深层脂肪室与皮下脂肪是分离的，通常需要解决。下颌下腺也位于二腹肌的深处，位于二腹肌的前、后腹部之间。下颌下腺处理可能是必要的，以实现下面部和颈部轮廓美化，可采用不同程度的部分下颌下腺切除术[14]。

3. 手术操作

(1) 颏下吸脂：轻度颏下皮下脂肪堆积的年轻患者是皮下吸脂的极好候选者。该手术包括一个小的颏下切口，可以在局部麻醉下舒适地完成，只需最少的误工时间，并可以为合适的患者提供优异的结果。患者的选择是非常重要的，因为术后皮肤有收缩和上提效果是颏下吸脂手术的最好结果。皮肤过度松弛的老年患者不适合这个手术。颏下吸脂的理想候选者选择有一定灵活性，健康的皮肤和高位 – 后舌骨位置患者是最佳人选。

(2) 手术技术：在注射局麻剂之前，应该首先标记需要去除的多余脂肪区域。局麻肿胀液浸润注射到双侧胸锁乳突肌之间的整个颈前区域。标记颏下皱褶，在皱褶内的颏中线处做一个小切口（4～8mm）。在胸锁乳突肌之间、环状软骨以下的区域用 4mm 或 6mm 的吸脂管挑起皮下平面（并不带负压穿行隧道），这个操作的分离范围是以患者多余的脂肪分布范围为依据的。在术区穿行好隧道后，才对吸脂管施加负压，并吸除皮下脂肪。吸脂管的锋利的（管口）一侧应该远离真皮，朝向皮下脂肪方向，以防止覆盖的真皮变薄、凹凸不平和瘢痕的形成。一旦多余的脂肪区域被处理好，就移除吸脂套管。术后可放置颈部弹力敷料，以减少瘀斑和水肿。

(3) 颏下成形术 / 颈阔肌成形术：对于皮下脂肪过多和颈阔肌松弛的患者，单独颏下吸脂不会产生理想的结果。为了在这些患者中达到最佳的效果，必须直接解决颈阔肌松弛和颏下脂肪问题。在颏下吸脂术的基础上增加颈阔肌成形术有助于重建和收紧支撑深颈部内容物的肌肉条索。这些操作通常与面部除皱一起进行，这有利于将多余的颈部皮肤从外侧除皱切口处切除。对于皮肤更有弹性的患者，可以进行颏下成形术和颈阔肌下成形术，并允许多余的皮肤得到处理并收紧。在一些患者中，可能需要直接切除颈前部冗余皮肤，不解决该区域多余的皮肤会导致火鸡颈状畸形。

(4) 手术技术：在进行局部麻醉前，应标记颏下皱褶和前方颈阔肌条带。局麻肿胀溶液应该和颏下吸脂术一样，注射到整个颈前区。此外，应在颏下皱褶处注射浓的局部麻醉药。在颏下皱褶中做一个 3～4cm 的水平切口，沿标记切开表皮和真皮。在颈阔肌浅面的皮下平面，以类似于面部除皱的方式锐性分离提升。此时将进行颏下开放性吸脂手术。用钳子抓起颈阔肌，切开并锐性分离颈阔肌下平面。可能的情况下，该操作应该在颏下切口放置牵开器，从而直接可视化完成。重要的血管可能紧邻颈阔肌下平面，需要通过双极电凝止血。手术分离范围的限制在环状软骨下方和向两侧到达胸锁乳突肌（sternocleidomastoid，SCM）的前缘即可。

在颈阔肌瓣被提起后，可在中线上切除或折叠多余的颈阔肌（图 11-13）。如果要切除深层颏下脂肪，需要仔细辨认并确定前方的二腹肌。颈部深层脂肪可以在这些肌肉之间切除，直到下颌舌骨肌。进行垂直方向收紧的颈阔肌成形术。颈阔肌的内侧边缘以连续方式缝合在一起。连续缝合线在上方从颏下开始，向下到剥离的极限位置，再向后上返回打结。在中线切除多余的颈阔肌，以防止前方轮廓畸形（图 11-14）。分层缝合颏下切口，并放置颈部弹力敷料。

(5) 直接颈部提升术：解决颈部皮肤松弛的最激进的技术是直接颈部提升术。这包括通过颈部前中线切口直接切除多余的皮肤和皮下组织。患

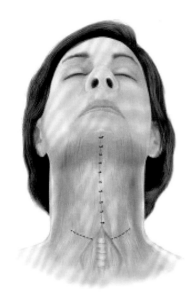

▲ 图 11-13　颈阔肌成形术

垂直方向收紧的颈阔肌成形术。颈阔肌在中线被重新拉近收紧，并去除多余的颈阔肌。在颈阔肌上可以做一些小的外侧松弛切口来离断颈阔肌条带（经许可转载，引自 Chung KC, Thorne CH, Sinno S. *Operative Techniques in Facial Aesthetic Surgery*. 1st ed. Philadelphia, PA: Wolters Kluwer; 2020）

者的选择是至关重要的，因为考虑采用直接颈部提升手术时，切口将是可见的，伤口愈合不良也可能导致较差的美学结果。直接颈部提升专门针对颏下入路无法解决的多余中线颈部皮肤。老年男性患者通常是这种手术的最佳候选者，尽管一些女性患者也可能受益。如果皮肤弹性不佳导致颈阔肌成形术后前颈部皮肤多余，这也可以作为二期的手术选择。

（6）手术技术：在注射局麻药之前，多余的颈前部皮肤两侧标记两条垂直切口线，呈椭圆形。做两处水平切口，一处在颏下皱褶处，另一处在紧邻胸骨上凹上方的颈部皱褶处（图 11-15A）。将局麻药浸润到标记好的切口皮下层次。通过皮肤进行全层切开，切除多余的皮肤（图 11-15B 和 C）。这种方法提供了极好的术区皮下脂肪和颈阔肌结构显露，有利于颈阔肌成形术。颈阔肌缝合后，关闭颈部切口（图 11-15D）。有多种技术可以处理立式锥

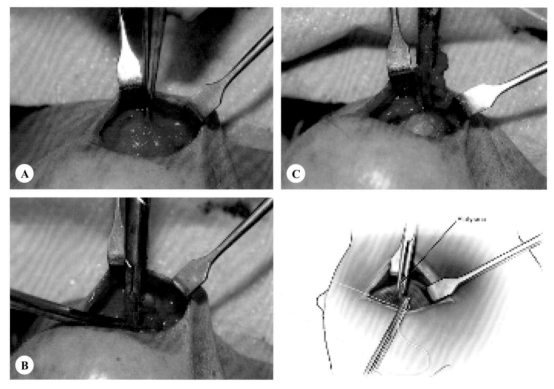

▲ 图 11-14　颏下成形并颈阔肌折叠术

A. 在皮下平面抬高后，显露出多余颈阔肌和脂肪；B. 交叉夹闭多余的颈阔肌，并在中线连续缝线以接近剩余的颈阔肌；C. 再次对合后切除多余的颈阔肌（经许可转载，引自 Larrabee WF Jr, Ridgway J, Patel S. *Master Techniques in Otolaryngology – Head and Neck Surgery: Facial Plastic Surgery*. 1st ed. Philadelphia, PA: Wolters Kluwer; 2017）

状畸形（狗耳状隆起），如在邻近区域做多个水平切开[32]。为了防止术后垂直切口条索，在颏颈角处缝合时做 Z 成形术是有益的。这种技术将瘢痕重新调整到水平位置，可防止术后瘢痕条索，并有助于确定颏颈角。细致、无张力的缝合是必要的，以尽量减少瘢痕的出现（图 11–16）。

4. 并发症　血肿是一种相对罕见的颏下成形术的并发症，发生率为 1%～3%[33, 34]。与除皱术一样，细致的止血、停用抗血小板药物、围术期血压管理对预防血肿很重要。与除皱术相比，继发于血肿的皮肤坏死在颏下成形术中是罕见的。当血肿确实发生时，它会导致延迟愈合和增加感染风险。血肿应当通过针吸引流，或通过手术清除并放置弹力敷料。

不良外观在颈部年轻化后比许多其他面部美容手术更常见。如果在最初的手术中没有采用颈

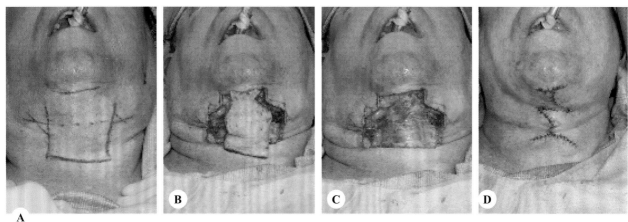

▲ 图 11–15　直接颈部提升术

A. 切口标记，要切除的区域用两个垂直的切口标记，在颏下折痕处标记切口，并在侧面标记 Z- 成形术切口；B. 做皮肤切口，抬高皮下平面；C. 颈阔肌在切除的深处保持完整，并在中线重新对合；D. 在颏颈角进行 Z- 成形术进行皮肤闭合

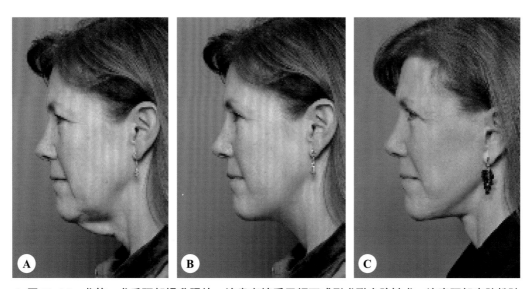

▲ 图 11–16　术前、术后颈部提升照片。该患者接受了颏下成形术联合除皱术，注意颈部皮肤松弛和下颌缘线清晰度的改善

A. 术前；B. 数字成像；C. 术后照片（经许可转载，引自 Larrabee WF Jr, Ridgway J, Patel S. *Master Techniques in Otolaryngology – Head and Neck Surgery: Facial Plastic Surgery*. 1st ed. Philadelphia, PA: Wolters Kluwer; 2017）

阔肌成形术，颈阔肌条带将会持续出现。过度去除皮下脂肪会导致眼镜蛇颈部畸形。该畸形多见于过度颏下脂肪切除后表现出来的双侧颈前部持续性颈阔肌条带。这通常需要再次手术和颈阔肌成形术来矫正。皮下脂肪的不均匀去除也会导致轮廓不规则和脂肪沉积、聚集，导致不自然的外观。这可以通过使用一个小口径（4～6mm）的吸脂管，并注意脂肪吸除的均匀性来避免。

四、线提升

线提升是一种 20 世纪 90 年代早期开发的、相对快速、廉价的中面部提升技术。这项技术涉及在皮下平面放置多个悬挂缝合线，以便主要通过提升中面部来恢复面部年轻化。与许多其他的面部年轻化方法相比，线提升并不需要去除多余的组织。提升仅在皮下层次进行，没有任何提升深面的 SMAS 或面部肌肉组织操作。多种技术已经被描述用来执行线提升操作，大部分操作方法的变化和发展都与不同的缝合线材料相关[14]。目前有许多不同的线材料。最常用的是长效性 / 永久性带刺线材；然而，短效的线材也被使用。这些带刺的线材沿着多个单向或双向的倒钩抓住皮下组织，以便沿着整个线材的长度分布提升张力。线材周围会发生轻微的纤维化，这被假定为即使线材吸收不再存在，这也会导致长期持久的结果[35]。

1. 患者评估 与任何其他的面部年轻化评估一样，应该进行完整的面部分析，并了解患者的期望。任何以前的面部手术史都应该详细说明，因为皮下瘢痕组织会导致难以穿行线材。因为线提升不能像除皱术那样效果显著，好的候选者是有早期轻度到中度软组织下垂，年龄小于 50 岁的效果最好[36]。过多的软组织冗余不能很好地纠正，因为多余的皮下组织不会被移除。线提升主要能够改善鼻唇沟和木偶纹褶皱，主要有上述问题的患者将是最好的候选者。任何对线材有反应或过度纤维化病史都应被讨论。

2. 手术技术 线提升的主要好处是尽量减少患者的不适、误工时间，而且提高手术操作的效率。一般可以 1h 完成手术操作，患者可于当天返回工作岗位。线材的放置和悬吊的角度将是针对患者的具体情况而在手术前评估决定，主要为下面部下颌部下垂的患者需要更向上方的悬吊方向。少量局部麻醉药被注射到耳屏前 1～2cm 的面部皮肤中。用一根粗针（18～21G）在该区域进行穿刺。将一根保持线的长套管通过穿刺孔插入皮下穿行，并在皮下平面通过隧道穿行至待矫正的褶皱外约 1cm 的区域，以进行矫正。慢慢地取出套管，把线留在皮下。多余的线可以轻拉，以实现视觉上直接可见的提升效果。沿着线的走行方向在皮肤施加压力，以使线材的倒齿张开并挂住组织。在与皮肤齐平处将线材多余部分剪除。

3. 并发症 线提升的并发症可能与手术技术和对置入线的异物反应有关。术后即刻的并发症包括放置线范围的瘀斑和水肿。这通常是自限性和容易解决的。皮肤的褶皱形成也可能是放置线材过浅的结果[37]。考虑到面部肌肉组织的动态特性，随着时间的推移，线材可能会发生松动或断裂。这可能导致不对称和可能需要再次手术。线提升的一个主要问题是，想要取出倒齿线非常困难，可能需要一个更大范围或损容的手术才能取出。

4. 结果 线提升在两方面受到限制，一是可达到的程度和效果，二是这种效果维持的时长。虽然发生在线周围的最小纤维化和胶原重构被认为可以提高效果的维持时间，但是线的提升效果的维持时间仍存在争议。少数评估线提升维持时间的研究结果喜忧参半。Sulamanidze 等发表了这样的一项研究[38]，评估了 186 例接受长效线提升手术的患者，大多数在 2～30 个月的随访中持续改善。然而，没有给出客观的评价标准或明确的数据。相比之下，Bertossi 等的一项研究显示[39]，在 160 例接受线提升治疗的患者中，虽然线提升的瞬间效果明显，但 1 年后面部下垂的改善不再明显。目前，这是一个有争议的领域，几乎没有数据。目前的普遍共识是，线提升可以获得短期的效果；然而，这些效果的维持时间并不能与面部除皱术相媲美。

结论

对于大量多余皮肤和软组织下垂的患者，可能需要开放手术入路以提供所需的矫正。眼睑成形术、面部除皱术和颈部提升术都是针对面部的不同区域，可以获得显著的改善。线提升是另一种可使用的方式；然而，线提升的维持时间和潜在的并发症并没有作为面部除皱术的替代方式而广泛采用。恰当的患者评估、解剖知识和技术能力都是必要的，这样才能为患者提供理想的手术结果。

参 考 文 献

[1] Chi JJ. Periorbital surgery – forehead, brow and midface. *Facial Plast Surg Clin North Am*. 2016;24:107–117.

[2] Hartstein ME, Don K. How to avoid blepharoplasty complications. *Oral Maxillofacial Surg Clin North Am*. 2009;21(1):31–41.

[3] Shadfar S, Perkins SW. Surgical treatment of the brow and upper eyelid. *Facial Plast Surg Clin North Am*. 2015;23(2):167–183.

[4] Hahn S, Holds JB, Couch SM. Upper lid blepharoplasty. *Facial Plast Surg Clin N Am*. 2016;24:119–127.

[5] Burke AJC, Wang T. Should formal ophthalmologic evaluation be a preoperative requirement prior to blepharoplasty? *Arch Otolaryngology Head Neck Surg*. 2001;127(6):719–722.

[6] Henderson JL, Larrabee WF, Krieger BD. Photographic standards for facial plastic surgery. *Arch Facial Plast Surg*. 2005;7(5):331–333.

[7] Whipple KM, Korn BS, Don OK. Recognizing and managing complications in blepharoplasty. *Facial Plast Surg Clin North Am*. 2013;21(4):625–637.

[8] Zoumalan CI, Roostaeian J. Simplifying blepharoplasty. *Plast Reconstr Surg*. 2016;137(1):196e-213e.

[9] Shorr N, Goldberg RA, McCann JD, Hoenig JA, Li TG. Upper eyelid skin grafting: an effective treatment for lagophthalmos following blepharoplasty. *Plast Reconstr Surg*. 2003;112(5):1444–1448.

[10] Callahan MA. Prevention of blindness after blepharoplasty. *Ophthalmology*. 1983;90(9):1047–1051.

[11] Lambros V. Models of facial aging and implications for treatment. *Clin Plast Surg*. 2008;35:319–327;discussion 317.

[12] Mitz V, Peyronie M. The superficial musculo-aponeurotic system (SMAS) in the parotid and cheek area. *Plast Reconstr Surg*. 1976;58(1):80–88.

[13] Derby BM, Codner MA. Evidence-based medicine: face lift. *Plast Reconstr Surg*. 2017;139(1):151e-167e.

[14] Stacey D, Warner JP, Duggal A, et al. International interdisciplinary rhytidectomy survey. *Ann Plast Surg*. 2010;64(4):370–375.

[15] Alghoul M, Codner MA. Retaining ligaments of the face:review of anatomy and clinical applications. *Aesthet Surg J*. 2013;33(6):769–782.

[16] Pitanguy I, Ramos AS. The frontal branch of the facial nerve: the importance of its variations in face lifting. *Plast Reconstr Surg*. 1966;38:352–356.

[17] Lefkowitz T, Hazani R, Chowdhry S, Elston J, Yaremchuk MJ, Wilhelmi BJ. Anatomical landmarks to avoid injury to the great auricular nerve during rhytidectomy. *Aesthet Surg J*. 2013;33(1):19–23.

[18] Webster RC, Nabil F, Smith RC. Male and female face-lift incisions. *Arch Otolaryngol*. 1982;108:299–302.

[19] Johnson CM, Adamson PA, Anderson JR. The face-lift incision. *Arch Otolaryngol*. 1984;110:371–373.

[20] Saylan Z. The S-lift: less is more. *Aesthet Surg J*. 1999;19(5):406–409.

[21] Brandy DA. The QuickLift: a modification of the S-lift. *Cosmet Dermatol*. 2004;17:351–360.

[22] Tonnard P, Verpaele A. The MACS-lift short scar rhytidectomy. *Aesthet Surg J*. 2007;27(2):188–198.

[23] Zoumalan R, Rizk S. Hematoma rates in drainless deep-plane face-lift surgery with and without the use of fibrin glue. *Arch Otolaryngol*. 2008;10(2):103–107.

[24] Perkins SW, Williams JD, Macdonald K, et al. Prevention of seromas and hematomas after face-lift surgery with the use of postoperative vacuum drains. *Arch Otolaryngol*. 1997;123:743–745.

[25] Chaffoo RAK. Complications in facelift surgery: avoidance and management. *Facial Plast Surg Clin North Am*. 2013;21(4):551–558.

[26] Gupta V, Winocour J, Shi H, Shack RB, Grotting JC, Higdon KK. Preoperative risk factors and complication rates in facelift: analysis of 11,300 patients. *Aesthet Surg J*. 2015;36(1):1–13.

[27] Ramanadham SR, Mapula S, Costa C, et al. Evolution of hypertension management in face lifting in 1089 patients: optimizing safety and outcomes. *Plast Reconstr Surg*. 2015;135:1037–1043.

[28] Miller TR, Eisbach KJ. SMAS facelift techniques to minimize stigmata of surgery. *Otolaryngologic Clin North Am*. 2007;40(2):391–408.

[29] Kamer FM. One hundred consecutive deep plane face-lifts. *Arch Otolaryngol Head Neck Surg*. 1996;122(1):17–22.

[30] Achauer BM, Adair SR, VanderKam VM. Combined rhytidectomy and full-face laser resurfacing. *Plast Reconstr Surg*. 2000;106(7):1608–1611.

[31] Hatef DA, Koshy JC, Sandoval SE, Echo AP, Izaddoost SA, Hollier LH. The submental fat compartment of the neck. *Semin Plast Surg*. 2009;23(4):288–291. © Thieme Medical Publishers.

[32] Bitner JB, Friedman O, Farrior RT, Cook TA. Direct submentoplasty for neck rejuvenation. *Arch Facial Plast Surg*. 2007;9(3):194–200.

[33] Koehler J. Complications of neck liposuction and submentoplasty.

Oral Maxillofacial Surg Clin North Am. 2009;21(1):43–52.

[34] Jasin ME. Submentoplasty as an isolated rejuvenative procedure for the neck. *Arch Facial Plast Surg*. 2003;5(2):180–183.

[35] de Pinho Tavares J, Oliveira CACP, Torres RP, Bahmad F Jr. Facial thread lifting with suture suspension. *Braz J Otorhinolaryngol*. 2017;83(6):712–719.

[36] Kalra R. Use of barbed threads in facial rejuvenation. *Indian J Plast Surg*. 2008;41(suppl):S93–S100.

[37] Sardesai MG, Zakhary K, Ellis DAF. Thread-lifts: the good, the bad, and the ugly. *Arch Facial Plast Surg*. 2008;10(4):284–285.

[38] Sulamanidze MA, Fournier PF, Paikidze TG, Sulamanidze GM. Removal of facial soft tissue ptosis with special threads. *Dermatol Surg*. 2002;28(5):367–371.

[39] Bertossi D, Botti G, Gualdi A, et al. Effectiveness, longevity, and complications of facelift by barbed suture insertion. *Aesthet Surg J*. 2018;39(3):241–247.